Silke Birgitta Gahleitner | Christina Frank | Anton Leitner (Hrsg.)
Ein Trauma ist mehr als ein Trauma

Silke Birgitta Gahleitner | Christina Frank |
Anton Leitner (Hrsg.)

Ein Trauma ist mehr als ein Trauma

Biopsychosoziale Traumakonzepte in Psychotherapie, Beratung, Supervision und Traumapädagogik

BELTZ JUVENTA

Bibliografische Information der Deutschen Nationalbibliothek

Die Deutsche Nationalbibliothek verzeichnet diese Publikation in der Deutschen Nationalbibliografie; detaillierte bibliografische Daten sind im Internet über http://dnb.d-nb.de abrufbar.

www.beltz.de · www.juventa.de
Wissenschaftliche Redaktion und Lektorat: Ilona Oestreich
Satz: text plus form, Dresden
Druck und Bindung: Beltz Bad Langensalza GmbH, Bad Langensalza
Printed in Germany

ISBN 978-3-7799-3237-6

Inhalt

Erfahrungsreflexionen

Silke Birgitta Gahleitner, Christina Frank
und Anton Leitner

Zur Einführung

„Der erste Schritt zum Frieden ist, die Traumata, die Ängste, die Hoffnungen der anderen Seite zu verstehen." (Avnery, 2002, o. S.)

Die Erschütterung über die schwerwiegenden Auswirkungen traumatischer Erfahrungen führt nicht selten zu einer Zentrierung auf die Schäden und Verletzungen, die dadurch hervorgerufen werden. Häufig wird übersehen, dass traumatisierte Kinder, Jugendliche und Erwachsene mit ihrem Leben auch weiterhin zurechtkommen müssen und dass dies vielen unter beachtlichen Leistungen und Anstrengungen auch gelingt (Birck, 2001). Richtet man den Fokus der Aufmerksamkeit daher allein auf die Symptomatik, ignoriert man die Überlebenskraft Betroffener. Diese pathogenetische Sichtweise erschwert es, Strategien aufzufinden, die eine positive Verarbeitung unterstützen. Auf Basis dieser Überlegungen soll im vorliegenden Band – ebenso wie auf der Tagung, die den Ausgangspunkt dafür gebildet hat – nicht nur ein Blick auf die schwerwiegenden Auswirkungen traumatischer Erfahrungen möglich gemacht werden, sondern auch ein Blick auf die Ressourcen.

Diese Überlegungen zeigen bereits: Trauma ist ein biopsychosoziales Geschehen. Nirgendwo sonst wird so eindrücklich deutlich, dass ein äußeres Ereignis bis ins Innerste des Menschen eindringt, ihn als Ganzes erfasst und in der weiteren – lebenslangen – Entwicklung prägt. Noch schlechter als bei anderen Belastungen und Krankheiten lassen sich Körper, Seele, Geist und Gesellschaft in ihre Einzelteile zerlegen, benötigt Unterstützung ein Zusammenwirken von mehreren Professionen – auch der Gesellschaft. Am Department für Psychotherapie und Biopsychosoziale Gesundheit der Donau-Universität Krems, an dem 2014 die Tagung „Ein Trauma ist mehr als ein Trauma …" stattfand, liegt der Lehr- und Forschungsschwerpunkt auf dieser umfassenden biopsychosozialen Forschung, Theoriebildung und Lehre. Herzstück dieser Herangehensweise ist die interdisziplinäre Zusammenarbeit mehrerer mit der Gesundheit des Menschen befassten Berufsgruppen, sie zu fördern und wissenschaftlich zu unterstützen ist daher ausgemachtes Ziel des Departments.

Unter dem Motto „Ein Trauma ist mehr als ein Trauma – Biopsychosoziale Traumakonzepte in Psychotherapie, Beratung, Supervision und Traumapädagogik" werden in diesem Sinne im vorliegenden Band aus ressourcenorientierter und biopsychosozialer Perspektive verschiedenste Schattierungen der Arbeit mit Traumatisierten sichtbar gemacht. Historische und gesellschaftliche Entwicklungen werden dabei ebenso Thema wie diagnostische Aspekte, die verschiedenen Lebensalter, transgenerationelle Weitergabeprozesse und die Vielfalt verschiedener Arbeitskonzepte in Psychotherapie, Beratung, Supervision und Traumapädagogik sowie die für alle Professionen bedeutsame ethische Perspektive. Auf diese Weise soll ein breiter Rahmen des Nachdenkens über traumatisierende und traumatisierte Menschen, Ursachen und Hintergründe, jedoch auch Behandlungs- und Begleitungsmöglichkeiten bereitgestellt werden. Unter Einbezug eines Spektrums von AutorInnen aus unterschiedlichsten Fachgebieten wird das mannigfaltige Arbeitsfeld Trauma mit allen seinen Problemen und Möglichkeiten aus medizinischer, psychologischer, pädagogischer sowie sozial- und gesellschaftswissenschaftlicher Perspektive reflektiert.

Vor dem Hintergrund dieser Überlegungen beleuchtet der erste Abschnitt des Buches das Phänomen *Trauma aus verschiedenen übergreifenden Perspektiven.* „Die Forderung, daß Auschwitz nicht noch einmal sei, ist die allererste an Erziehung", mahnte Adorno (1966/1970, S. 92) in seinem berühmten Rundfunkvortrag „Erziehung nach Auschwitz" von 1966. Diese Forderung Adornos, der seinerzeit unter dem Eindruck der Gräueltaten des Holocaust versuchte, wieder ins intellektuelle Leben zurückzukehren, macht deutlich, dass das Thema Trauma nicht bearbeitet werden kann ohne ein Gedenken an die Langzeitschäden durch den Holocaust, den Nationalsozialismus und auch die durch ihn versursachten Kriegsschäden. Erst in den letzten Jahren gelingt es der inzwischen 3. und 4. Generation einen offeneren Blick auf dieses Geschehen zu werfen. Im ersten Beitrag mit dem Titel „Transgenerationelle Weitergabe von Trauma an die Generationen nach dem Holocaust und Nationalsozialismus" wagen *Eli Somer, Silke Birgitta Gahleitner, Christina Frank, Iris Wachsmuth, Luise Krebs* und *Marie-Luise Kindler* die häufig auftauchende Frage zu stellen, ob man die Nachkommen nach dem Holocaust und Nationalsozialismus als „geschädigt", „traumatisiert" bzw. „sekundär traumatisiert" bezeichnen kann. Für die Nachkommen der Verfolgten des Holocaust ist das keine Frage, wie der Vortrag von Eli Somer auf der Tagung 2014 deutlich zeigte. Aber wie sieht es mit der transgenerationellen Weitergabe der Erfahrungen von (Mit-)TäterInnenschaft und MitläuferInnentum aus? Eingebettet in die Mehrgenerationsforschung wird diese Frage der transgenerationellen Weitergabe der Geschehnisse im vorliegenden Artikel auch aus dieser Perspektive beleuchtet.

Mit der wachsenden Aufmerksamkeit auf die eigene, traumaträchtige Vergangenheit wird offenbar auch der Blick für aktuelle Problemlagen geschärft: auf die Situation von Flüchtlingen, Missbrauchs- und Misshandlungsopfer sowie auf die Opfer von Menschenhandel und Ausbeutung. Allerdings ist dies nicht nur eine Aufgabe für Fachkräfte alleine: Letztlich geht es um eine Bewusstseinsbildung mit Breitenwirkung auf seriöser wissenschaftlicher Grundlage. Denn „Nie wieder Auschwitz" wird nur möglich bei einem angemessenen Ausmaß von Verarbeitung und einer entsprechenden Etablierung und Pflege einer angemessenen Gedenkkultur. In diesem Sinne widmet sich *Maximiliane Brandmaier* in ihrem Beitrag „Trauma und Gesellschaft – kritische Reflexionen" der gesellschaftlichen Dimension dem Phänomen Trauma. Dabei wird deutlich: Nicht nur in den vergangenen hundert Jahren vor, während und nach dem Ersten und Zweiten Weltkrieg war der Umgang mit traumatisierten Menschen immer wieder problematisch, auch heute werden Opfer von Gewalt häufig nicht als solche anerkannt, werden mit Zweifeln an der Glaubhaftigkeit ihrer Schilderungen konfrontiert und erhalten keine angemessene Behandlung oder Entschädigung. In vielen Bereichen herrscht immer noch eine „viktimisierende Kultur". Im vorliegenden Beitrag stehen besonders die Bereiche sexualisierte Gewalt sowie der Umgang mit traumatisierten Geflüchteten und Asylsuchenden im Fokus. An diesen Beispielen wird deutlich und greifbar: Die Bereitstellung einer angemessenen medizinischen und psychotherapeutischen Versorgung ist ebenso wie die Etablierung eines sensiblen und respektvollen Umgangs mit Opfern von Gewalt eine gesellschaftliche Aufgabe.

Auch psychisch kranke Menschen, z. B. Süchtige, werden in unserer Gesellschaft stigmatisiert. Häufig handelt es sich dabei wiederum um Menschen, die Opfer von Gewalt im sozialen Nahraum geworden sind. Die Stigmatisierung von außen hat für die Opfer oft die Folge, dass Prozesse der Selbststigmatisierung in Gang gesetzt werden. Selbststigmatisierungen finden u. a. Ausdruck in Scham- und Schuldgefühlen, ein Phänomen, das wiederum die Suche und Annahme von Hilfen erschweren kann. Anhand von 45 leitfadengestützten Interviews mit süchtigen Frauen, die Gewalt im sozialen Nahraum erfahren haben, haben *Irmgard Vogt* und *Juliana Fritz* untersucht, wie sich Selbststigmatisierungen in Aussagen zum Selbstbild niederschlagen. In ihrem Beitrag mit dem Titel „Welche Auswirkungen haben Stigmatisierung und Selbststigmatisierung auf das Hilfesuchverhalten von süchtigen Frauen, die zudem von Gewalt betroffen sind?" werden Interviewsequenzen zur Selbststigmatisierung in Bezug zu den Anstrengungen gesetzt, die gewaltbelastete Frauen unternehmen, um die gewalttätigen PartnerInnenschaften zu „managen". Zwei Managementstrategien werden genauer untersucht: von den Frauen, die mit ihren gewalttätigen Partnern weiterhin zusammenleben wollen, und von jenen Frauen, die sich von ihren gewalttätigen Partnern unter großen eigenen Anstrengungen getrennt haben. Dabei wird stets das begleitende Suchtgeschehen mit reflektiert. Abschließend wird darauf eingegangen, welche Konsequenzen aus den Ergebnissen für die Angebote an Frauen gezogen werden können. Bereits in diesem Beitrag klingt an, dass die Kategorie Gender ein wichtiger Aspekt in der Entstehung und Dynamik traumatischer Erfahrungen ist.

In ihrem Beitrag „Trauma und Gender im soziostrukturellen Kontext“ zeigt *Sabine Scheffler* auf, wie stark die Entwicklungen der professionellen Arbeit mit Traumabetroffenen mit der Enttabuisierung von sexualisierter Gewalt und Misshandlung an Frauen und Kindern verbunden und welchen Verleugnungs- und Verleumdungsphänomenen Betroffene und Professionelle ausgesetzt waren – und sind. Genderspezifische Traumaerfahrungs- und -verarbeitungsformen in den Blick zu nehmen, ist daher auch notwendig für wirkungsvolle Behandlungsstrategien. Denn die Kategorie Geschlecht durchdringt – ebenso wie weitere gesellschaftlich verankerte Hierarchien – unsere gesamten individuellen wie sozialen biografischen Erfahrungen. Im Zentrum steht daher die Überlegung, dass Traumabehandlung niemals das überlebende Subjekt aus den Augen verlieren darf. In den USA spricht man vor allem von „survivor“, um die Bewältigungsformen als Arbeitsansatz wertzuschätzen. Die Autorin formuliert auf dieser Basis – gesellschaftlich kontextualisiert und doch praxisnah – Möglichkeiten des Umgangs mit traumatisierten Frauen. Als zentrale Herangehensweise werden Empowerment und Psychoedukation als Basis starkgemacht, ehe man mit der therapeutischen Arbeit beginnen kann.

Diese Überlegungen leiten bereits über in den zweiten Abschnitt des Bandes, der der konkreten *Praxis der Traumatherapie, -beratung und Supervision* gewidmet ist. Qualifizierte Behandlung ist ohne qualifizierte Diagnostik nicht möglich. Der Abschnitt wird daher eingeleitet durch „Überlegungen zur Diagnostik traumatischer Belastungen“ von *Barbara Kreiner, Marlene Schrimpf, Silke Birgitta Gahleitner* und *Christoph Pieh.* Traumadiagnostik wird dabei – den Überlegungen des ersten Abschnitts folgend – als biopsychosoziales Geschehen verortet, und ein entsprechendes Modell für eine umfassende diagnostische Abklärung wird empfohlen. Dafür müssen alle Informationen, die aus den unterschiedlichen Diagnostikbereichen gesammelt werden – auch hier wieder – unter den Blickwinkeln der Saluto- und der Pathogenese betrachtet werden. Traumatische Belastungen entstehen aus Bewältigungsversuchen von Ereignissen, die den alltäglichen Erfahrungsrahmen um ein Vielfaches übersteigen. Aus entwicklungsorientierter Perspektive betrachtet, bringen komplex Traumatisierte daher außergewöhnliche Fähigkeiten hervor und entwickeln z. T. sehr kreative und vitale Überlebensstrategien. Was einst hilfreich war, kann jedoch im weiteren Lebensverlauf wieder destruktiv werden und gravierende Symptome verursachen. Resultat ist häufig ein ausgeklügeltes System vielfältiger somatischer und psychischer Symptome. In der interdisziplinären Traumadiagnostik sind in den letzten Jahren viele Konzepte dafür entstanden, wie diese verflochtene Symptomatik aufgespürt werden kann. Um posttraumatische Belastungsstörungen, komplexe Traumafolgestörungen und die Auswirkungen von schweren und frühen Traumatisierungen umfassend diagnostizieren zu können, ist demnach eine Diagnostik notwendig, die neben bereits genannten klassifikatorischen Charakteristika auch biografisch-prozessuale und Lebensweltaspekte in die diagnostische Abklärung einbezieht.

Die Perspektive der Interdisziplinarität wird fortgesetzt durch den Beitrag „Traumatisierungen in der Kindheit und Jugend. Hilfe durch Psychotherapie und Traumapädagogik". Darin zeigt *Katharina Purtscher-Penz* auf, dass insbesondere komplex traumatisierte Kinder und Jugendliche einen spezifischen therapeutischen und pädagogischen Unterstützungsbedarf haben. Dabei kommt neben den psychotherapeutischen Verfahren den pädagogisch-therapeutischen Ansätzen wachsende Bedeutung zu. Dazu ist zunächst ein entwicklungsbasiertes Verständnis traumatischer Bewältigungsprozesse Voraussetzung. Ein Trauma entfaltet seine Wirkung im Spannungsfeld subjektiver und objektiver Faktoren. Vor einem individuellen Hintergrund, der durch entwicklungstypische Verletzlichkeiten sowie individuelle und psychische Vorerfahrungen geprägt ist, erlebt ein Mensch die traumatogenen objektiven Faktoren. Das traumatische Erlebnis allerdings wird durch entwicklungsbedingte Umbau- und Umformungsprozesse und durch deren Verbindung zu anderen psychischen Abläufen ständig aktualisiert und modifiziert. Daher ist eine traumasensible Haltung und Beachtung der traumatischen Beziehungserfahrungen der Kinder und Jugendlichen im gesamten Team in stationären Settings die Grundvoraussetzung einer qualifizierten Behandlung.

In ambulanten Settings muss jedoch ein ebenso umfassendes heilsames Milieu hergestellt werden. In seinem Beitrag „Das erstarrte Mobile. Traumatisierte Familien in der Erziehungsberatung" reflektiert *Alexander Korittko* diese Herausforderung für den Bereich der Familienberatung. Bleibt dabei die Traumaintervention zu individuumsbezogen, werden zwei Phänomene häufig nicht ausreichend gewürdigt: die systemischen Auswirkungen der Traumata im Kontext der Familie und die enormen Genesungsressourcen, die gleichzeitig in der Familie mobilisiert werden können. Als Basis nutzt Korittko für seine Herangehensweise systemische Konzeptionen. Nach einer kurzen Erörterung unterschiedlicher Formen des „erstarrten Mobiles", das als Sinnbild für eingefrorene posttraumatische Interaktionen angeboten wird, stellt der Autor anhand von zwei Praxisbeispielen die Arbeit mit traumatisierten Paaren und Familien dar: eine Familie als Zeugen eines Mordes an einer jungen Frau und die Dynamik eines Paares nach dem Bundeswehr-

Afghanistan-Einsatz des Ehemanns. Der Autor formuliert auch Grenzen. In einigen Fällen bedarf es daher, so Korittko, begleitender Individualinterventionen.

Stationär wie ambulant, den Löwenanteil von TaumaklientInnen versorgen psychosoziale Fachkräfte. Aber: Worum geht es da, was ist der Bedarf? In welchen Bereichen psychosozialer Arbeit tauchen TraumaklientInnen auf, welche Kompetenzen brauchen und haben die Fachkräfte, die mit ihnen arbeiten? *Lydia Hantke* ist diesen Fragen umfassend nachgegangen und fasst ihre Ergebnisse unter dem Titel „Traumakompetenz in psychosozialen Handlungsfeldern“ zusammen. Traumazentrierte, traumasensible, traumakompetente Arbeit, so konstatiert sie, wird mittlerweile kontextübergreifend nachgefragt und angeboten. Im Miteinander der Berufe und Arbeitsfelder findet Vernetzung statt, und es entwickelt sich Stück für Stück eine gemeinsame Sprache. Die ersten gemeinsamen Standards mit einer Verbindung von stationär und ambulant erarbeiteten Aspekten im psychosozialen Feld wurden von der Deutschsprachigen Gesellschaft für Psychotraumatologie (DeGPT) 2005 aufgestellt. 2011 wurden sie in Zusammenarbeit mit der Bundesarbeitsgemeinschaft Traumapädagogik (BAG-TP) novelliert. Inzwischen hat sich ein großer Fundus an Möglichkeiten entwickelt, traumatisierten Kindern, Jugendlichen und Erwachsenen Angebote zu machen und sie in der Traumabewältigung zu unterstützen.

Auf die Arbeit mit ganzen Systemen und Organisationen verweist auch *Konstanze Eppensteiner*. In ihrem Beitrag „Interkulturelle Psychotherapie mit traumatisierten Flüchtlingen in einer Institution in Wien. Eindrücke und Aspekte aus der Praxis“ macht sie deutlich, dass für eine qualifizierte Arbeit in diesem Bereich sowohl der aktuelle Kontext wie auch der Fluchthintergrund ausreichend und angemessen einbezogen werden müssen. Das Leben als AsylwerberInnen oder anerkannte Flüchtlinge ist vielfach Teil des traumatisierenden Prozesses. Erfahrungen von existenzieller Unsicherheit und Ohnmacht bestehen über lange Zeiträume und werden durch die aktuelle europäische Asylpolitik weiter verschärft. Traumatherapie mit Flüchtlingen kann sich deshalb nicht auf Traumabewältigung „beschränken“, sie wird zur Stütze in einer von großem Stress gekennzeichneten Lebensphase. Die Lebensbedingungen der KlientInnen verlangen daher im therapeutischen Geschehen auch nach gesellschaftspolitischer Positionierung. Das psychotherapeutische Setting benötigt Parteilichkeit und reflektierte Stellungnahme gegen jegliche Form von Gewalt und Menschenrechtsverletzung. Die Sprache als bevorzugtes Kommunikationsmittel kann in der Therapie mit Menschen aus allen Ecken der Welt z. T. nur mithilfe von DolmetscherInnen zum Einsatz kommen, um den Bedürfnissen und den Lebensumständen der Zielgruppe angemessen zu entsprechen.

Eine Möglichkeit, sich Kindern umfassend und dennoch traumaspezifisch zu nähern, hat *Hildegard Pruckner* entwickelt. In ihrem Beitrag „Monodrama mit traumatisierten Kindern" entfaltet sie auf der Grundlage des in Österreich gelehrten und praktizierten Psychodramas mit Kindern und Jugendlichen eine Grundhaltung, eine einbettende Vorgehensweise und ein störungsorientiertes traumaspezifisches Symbolspiel für die therapeutische Praxis. Die humanistische Grundhaltung und die einbettenden Vorgehensweisen sind auch in einem alltagsorientierten pädagogischen oder sozialarbeiterischen Kontext nutzbar. Als Unterstützung für die verwirrenden Dynamiken von Traumabehandlungsprozessen entwickelt die Autorin eine Methodik für drei Teilbereiche, um diese einzeln betrachten und für Arbeitshypothesen zugänglich machen zu können. Der Prozess auf den drei Arbeitsbühnen kann getrennt analysiert werden – im Bewusstsein von Überschneidungen, die es zu erkennen und beachten gilt. Die Autorin profitiert in ihren Überlegungen von ihrer langjährigen Praxis als Beratungslehrerin an einer Schule und einer Spitalstation, als Fallführende bei stationärer Unterbringung von Kindern und als Psychotherapeutin.

Dem spezifischen Blickwinkel auf traumatisierte Kinder widmet sich auch *Nitza Katz-Bernstein* mit ihrem Artikel „‚Am liebsten verstecke ich mich vor dir'. Das Safe-Place-Konzept in der therapeutischen Arbeit mit 4- bis 8-Jährigen". Traumatisierte Kinder ertragen oft ein direktes therapeutisches Beziehungsangebot nicht. Sie verweigern sich, leisten Widerstand, wehren jegliche Zuwendung seitens der TherapeutInnen ab, stören, erstarren oder flattern unruhig umher. Basierend auf entwicklungspsychologischen und kindertherapeutischen Überlegungen und Konzepten entstand ein konkretes Interventionsmodell, im vorliegenden Artikel angepasst an die Entwicklungsstufe von Vorschulkindern. Zunächst werden die entwicklungspsychologischen und weiteren theoretischen Grundlagen des Konzepts erläutert und die konkrete Intervention – der „Bau einer Hütte" im Therapieraum, methodisch beschrieben. Dabei wird, mittels Ritualen, Übergangsobjekten und Puppen respektvoll „um Einlass gebeten". Dieser darf vom Kind aktiv verweigert oder eben genehmigt werden. Zur Konkretisierung werden Fallvignetten und Therapiebeispiele beschrieben.

Barbara Juen und *Ruth Warger* fokussieren eine andere, sehr spezifische Interventionssituation mit ihrem Beitrag „Psychosoziale Interventionen in der peritraumatischen Phase und deren Wirksamkeit". Unter einer peritraumatischen Phase verstehen sie dabei jene Phase, in der die traumatische Situation noch akut wirksam ist und die von der Person wahrgenommene Diskrepanz zwischen Bedrohung und Bewältigungsmöglichkeiten noch nicht vollständig abgeklungen ist. Im Rahmen eines Unfallgeschehens wäre dies z. B. die Phase vom Unfall bis zur endgültigen Versorgung im Krankenhaus und zur Wiederherstellung von Sicherheit durch die Anwesenheit von nahen Bezugspersonen und durch eine sichere Umgebung. In dieser Phase kommt es nach Ansicht der Autorinnen vonseiten der Helfenden darauf an, dass sie in all ihren psychosozialen Interventionen darauf achten, einige grundlegende, empirisch gut belegte Prinzipien einzuhalten.

Dem stationären Setting der Kinder- und Jugendhilfe wenden sich *Christina Rothdeutsch-Granzer, Wilma Weiß* und *Silke Birgitta Gahleitner* zu. Dort explodiert seit einigen Jahren das Aufkommen manifester psychischer Krankheiten bei den untergebrachten Kindern und Jugendlichen. Traumatische Belastungen nehmen dabei eine Spitzenstellung ein. Psychosoziale Fachkräfte erfahren diese Belastungen im pädagogischen Alltag als massive Überforderung. In ihrem Beitrag „Traumapädagogik – eine jungen Fachrichtung mit traditionsreichen Wurzeln und hoffnungsvollen Perspektiven" zeigen die Autorinnen auf, wie – traumapädagogischen Konzepten zufolge – der Alltag mit lebensgeschichtlich besonders belasteten Kindern und Jugendlichen trauma- und bindungssensibel gestaltet werden kann. Demnach bildet eine traumasensible Grundhaltung die Basis traumapädagogischen Geschehens. Sie prägt die Entwicklung traumapädagogischer Konzepte und bietet eine Orientierung für das Handeln im praktischen Feld, in dem auf dieser Basis eine Reihe stabilisierender und bewältigungsunterstützender Interventionen ermöglicht werden.

In seinem Beitrag „Trauma und Täterschaft" nähert sich *Gernot Hahn* der Problematik aus einer ganz anderen, aber ebenso wichtigen Perspektive. In der auf Deliktrekonstruktion, Verantwortungsübernahme, Opferempathie und Rückfallvermeidung zentrierten kriminaltherapeutischen Behandlung von Gewalt- und Sexualstraftätern hatte die Beschäftigung mit Traumata lange keinen Platz. Neuere Ansätze fragen danach, inwiefern Täterverhalten als destruktive Form der Bewältigung komplexer Traumatisierung verstanden werden kann, bzw. im Einzelfall verstanden werden muss. Die Auswirkung früher Gewalt- und Missbrauchserfahrungen auf die Persönlichkeitsentwicklung des Straftäters und die Frage nach Wiederholungsmechanismen können hinsichtlich ihrer Wirksamkeit einer Ausbildung von Delinquenz nicht übersehen werden. Die Verantwortung für einen aufdeckenden und behandelnden Umgang mit Opfern von Gewalt- und Missbrauchshandlungen bedeutet eben auch Prävention von schweren Gewaltstraftaten, eine ethische Herausforderung an TherapeutInnen wie Gesellschaft. Der Beitrag gibt einen Überblick zum aktuellen Kenntnisstand der Thematik, leitet Überlegungen für die Gestaltung therapeutischer Prozesse ab und konkretisiert diese Überlegungen anhand einer Fallvignette.

Die heutige Generation älterer Menschen hat besonders traumaträchtige geschichtliche Ereignisse wie den Holocaust, zwei Weltkriege, Flucht und Vertreibung mit all den sie begleitenden (sexuellen) Gewaltübergriffen sowie materielle Notzeiten erfahren, die den später folgenden Generationen im mitteleuropäischen Raum erspart geblieben sind. Dies erfordert, einen erkennenden Blick hinsichtlich posttraumatischer Störungsbilder von älteren Menschen zu entwickeln. In ihrem Beitrag „Den Schmerz erinnern: Frühe Traumatisierung und ihre Bedeutung für ältere Menschen" stellen *Christina Frank* und *Silke Birgitta Gahleitner* die Betrachtung von frühen Traumata und deren Auswirkungen im Hier und Jetzt von älteren Menschen in den Fokus. Der Beitrag verdeutlicht, wie sich frühe Traumatisierungen im fortgeschrittenen Alter betroffener Personen auswirken können, welche Möglichkeiten des Umgangs sowie der Integration der Geschehnisse auffindbar sind und welche Herausforderungen dadurch an die Gesellschaft herangetragen werden.

Aus einer Vogelperspektive wiederum betrachten *Angela Gotthardt-Lorenz* und *Kornelia Steinhardt* in ihrem Artikel „Supervision für Traumafachkräfte im Schnittpunkt persönlicher, professioneller und organisationeller Herausforderungen" die Belastungsdynamik, wie sie sich oft in Teams von „Traumafachkräften" verschiedener Einrichtungen und den dortigen Supervisionen zeigt. Dargelegt wird die spezifische Aufgabe der organisationsbezogenen Supervision, eine gemeinsame Analyse der persönlichen, fachlichen und organisationellen Erwartungen bzw. Aufträge und Verwicklungen zu ermöglichen. Auf diese Weise können Entlastung und Hilfestellung für eine gute professionelle Positionierung der Traumafachkräfte im Rahmen von Organisationen unterstützt werden. Als methodischer Zugang einerseits und als Qualitätssicherung andererseits erfordert diese Arbeit von SupervisorInnen eine im Professionssystem Supervision fundierte Metareflexion zu den eigenen persönlichen, professionellen und organisationellen Involvierungen.

Am Schluss des Buches wird im Abschnitt „Erfahrungsdimensionen" ein zusätzlicher Reflexionsraum eröffnet. Unter dem Titel „Zur Dimension der Würde in der Traumatherapie" reflektiert *Luise Reddemann* die Dimension „Würde" als eine wichtige Grundlage traumatherapeutischen Handelns. Das Thema Menschenwürde ist ein Vielbeschworenes. In Bezug auf traumatisierte Menschen konnte sie durch Beschämung, Demütigung und Gewalt nicht gewährleistet werden: ein Umstand, der nicht verheilte Wunden und Narben hinterlassen kann. Daher erscheint die Berücksichtigung von Aspekten der Würde in der Traumatherapie als besonders geboten. Wie aber berücksichtigen wir als TherapeutInnen die Würde unserer PatientInnen und unsere eigene, wie können wir unseren KlientInnen helfen, sich ihrer Würde (wieder) bewusst zu werden? Hierzu zählen u. a. der respektvolle Umgang mit Autonomiebedürfnissen und die Achtung von Intimitätsbedürfnissen, die im Beitrag der Autorin angesprochen und – zumeist entlang (traditionell) philosophischer Denklinien – verortet werden.

Mit der Abschlussreflexion wird erneut der interdisziplinäre Charakter betont, der sich nicht nur im überspannenden Bogen des Buches, sondern auch den einzelnen Artikeln wiederfindet. Unserer Ansicht nach ist es besonders gut möglich, Ressourcen zu aktivieren, wenn Traumaopfer auf gut vernetzte Fachkräfte – ÄrztInnen, TherapeutInnen, BeraterInnen und andere biopsychosoziale Berufsgruppen – treffen. Alle diese Berufsgruppen leisten einen umfassenden Beitrag, der es Traumaopfern ermöglicht, wieder in einen möglichst befriedigenden Alltag zurückzukehren. Wir hoffen, dass die Fülle der Überlegungen des vorliegenden Buches Anlass dafür sein kann, eine Reihe neuer Gedanken zu entwickeln und weiter nach neuen Interventionsformen zu suchen, diese in der Praxis anzuwenden und auf ihre Wirksamkeit hin zu beforschen.

Krems, 5. Januar 2015
Silke Birgitta Gahleitner, Christina Frank und Anton Leitner

Literatur

Adorno, Theodor W. (1970). Erziehung nach Auschwitz. In Theordor W. Adorno, *Erziehung zur Mündigkeit, Vorträge und Gespräche mit Hellmuth Becker 1959–1969* (S. 92–109). Frankfurt: Suhrkamp (Original erschienen 1966).

Avnery, Uri (2002). Verräter oder Patriot. *Ossietzky – Zweiwochenschrift für Politik/Kultur/Wirtschaft, 5*(10). Online verfügbar: http://www.sopos.org/aufsaetze/3d07904d28311/1.phtml [09.01.2015].

Birck, Angelika (2001). *Die Verarbeitung sexualisierter Gewalt in der Kindheit bei Frauen in der Psychotherapie.* Berlin: Behandlungszentrum für Folteropfer.

Das Phänomen Trauma aus verschiedenen Perspektiven

Eli Somer, Silke Birgitta Gahleitner,
Christina Frank, Iris Wachsmuth, Luise Krebs
und Marie-Luise Kindler

Transgenerationelle Weitergabe von Trauma an die Generationen nach dem Holocaust und dem Nationalsozialismus

Kann man die Nachkommen nach dem Holocaust und Nationalsozialismus als „geschädigt", „traumatisiert" bzw. „sekundär traumatisiert" bezeichnen? Für die Nachkommen der Verfolgten des Holocaust ist das keine Frage. Die durch den Holocaust verursachten Traumata gehen unweigerlich und unvermeidlich durch die Nachfolgegenerationen hindurch und sind auf verschiedene Weise familial und öffentlich wirksam. Über die Folgen von KZ-Aufenthalten für die Überlebenden und über die transgenerationelle Traumaweitergabe gibt es inzwischen zahlreiche Forschungsergebnisse und Literatur. Aber wie sieht es mit der transgenerationellen Weitergabe der Erfahrungen von (Mit-)TäterInnenschaft und MitläuferInnentum in Deutschland und Österreich aus? Nach Rosenthal (1997b) sind die Fantasien über das, was in diesen Familien der Nachkommen verschwiegen wurde und wird, auch in Deutschland und Österreich ein mächtiger Sozialisationsfaktor. Eingebettet in die Mehrgenerationsforschung wird die transgenerationelle Weitergabe der Geschehnisse aus dem Holocaust und dem Nationalsozialismus im folgenden Artikel – entlang der Erfahrungen aus einem bilateralen Forschungsprojekt zwischen Deutschland und Israel – reflektiert und in einigen zentralen Ergebnissen vorgestellt.

Aktueller Forschungsstand

Transmission von Erfahrungen aus der einen in die nächste Generation geschieht, wenn „bestimmte Erinnerungen und (v.a. auch unbewusste) Erfahrungsbestände … sowie bestimmte Ideologien, Einstellungen, Werte und

Normen oder ein bestimmter Habitus als Element einer Mentalität, einer Handlungsproblematik, einer Denk- und Lebensweise von einer Generation zur nächsten einem ‚Erbe' gleich ‚übertragen' werden" (Völter, 2008, S. 101). Der Terminus „Generation" (lat. „genus": Abstammung, Familie) impliziert dabei sowohl die Generationenfolge einer Familie (Ziegler, 2000) als auch Angehörige einer Altersgruppe, die aufgrund „derselben historisch-aktuellen Problematik" (Leonhard, 2002, S. 544) ähnliche „Verhaltens-, Gefühls- und Denkweisen", Verarbeitungs- und Reaktionsmechanismen, Orientierungs- und Verhaltensmuster aufweisen (ebd., S. 51). Über die Folgen des Holocaust für Angehörige der jüdischen Kultur und Religion können keinerlei Zweifel bestehen. Im Kontext der Traumaforschung mit Überlebenden der Shoah entwickelte sich daher der Begriff der „ersten Generation" zum Ausdruck für die Verfolgten und Überlebenden, der „zweiten" und „dritten Generation" für deren Kinder und Enkelkinder.[1]

Das Publikationsspektrum reicht in dieser Thematik von den ersten – häufig psychoanalytisch geprägten – Untersuchungen der Folgen für die „zweite Generation" (u.a. Barocas & Barocas, 1973, 1979, 1980; Epstein, 1979; Hardtmann, 1992; Rakoff et al., 1966; Solomon et al., 1988; Trossmann, 1968) über Mehrgenerationenstudien bzw. Sammelbände (u.a. Gampel & Knopp, 2009; Bar-On, 1995; Bar-On & Chaitin, 2001; Bar-On et al., 1997; Chaitin, 2002; Hardtmann, 1992; Ludewig-Kedmi et al., 2002; Rosenthal, 1997a; Welzer et al., 2002; Ziegler, 2000) bis hin zu aktuellen Überblicksartikeln (u.a. Anders, 2010; Suedfeld, 2000) und Metaanalysen (u.a. Ijzendoorn et al., 2003). In den letzten Jahren ist eine Reihe weiterer Publikationen erschienen (Kogan, 1993/2009; Oleksy & Fass, 2011; Wiseman & Barber, 2008). Die Auswirkungen lassen sich neben den wissenschaftlich erarbeiteten Ergebnissen jedoch v.a. in der Lebensrealität und den Konfliktdynamiken des Nahen Ostens auffinden und nachverfolgen.

Im Kontrast dazu war der weitaus größte Teil der deutschen Mehrheitsgesellschaft an den Verbrechen des Nationalsozialismus, „der als ‚Zustimmungsdiktatur' eine ‚soziale Praxis' darstellte, in vielfältiger Weise beteiligt" (Bajohr, 2001, S. 195). Nachdem das nationalsozialistische Regime kapitulierte, sahen sich daher Millionen Deutsche mit der Tatsache konfrontiert, sich in einem „Führer", an den die meisten geglaubt hatten, geirrt und große Schuld auf sich geladen zu haben. Die Mehrheit verschwieg (Grünberg, 1997) daher, was sie selbst getan oder eben nicht getan, und das, was sie „be-

1 In der vorliegenden Studie wird der Begriff der Generationenfolgen, wenn nicht anders genannt, für die Angehörigen der deutschen Mehrheitsgesellschaft und deren Nachkommen verwandt. Eine Gleichsetzung zwischen Opfer- und TäterInnenseite ist jedoch ausgeschlossen (vgl. zu kritischen Diskussionen um diese Begrifflichkeiten siehe u.a. Villigster Forschungsforum, 2004).

fürwortet, zugelassen oder auch ohne Einflussmöglichkeiten und doch dem Kollektiv der Verfolger zugehörig geduldet" hatten (Müller-Hohagen, 1988/2005, S. 16). Trauer, Wut, Scham und Schuld wurden verleugnet, abgespalten und zwischen den Generationen kaum bearbeitet und Erinnerungen an die Zeit des Nationalsozialismus nur sehr fragmentarisch kommuniziert (Marks, 2008; Rottgardt, 1993). Insbesondere aber die Erinnerungen der Verfolgten, Ermordeten und Überlebenden wurden zum Tabu erhoben. In den öffentlichen Diskussionen der deutschen Nachkriegsgesellschaft blieb die Thematisierung des Nationalsozialismus und des Holocaust viele Jahre ein blinder Fleck (Traverso, 2000). Erst in den 1960er-Jahren entstanden erste wissenschaftliche, v.a. psychoanalytisch geprägte Arbeiten zur transgenerationellen Trauma-Weitergabe und Folgen des Holocaust für die Überlebenden und deren nachfolgenden Generationen (u.a. Barocas & Barocas, 1973, 1979, 1980; Epstein, 1979; Hardtmann, 1992; Rakoff et al., 1966; Solomon et al., 1988; Trossmann, 1968).[2]

Eine wichtige Basis für die aufkommende öffentliche Debatte um die NS-Vergangenheit in Deutschland und Österreich[3] bildete die sogenannte „68er-Bewegung", die daraus entstandene Frauenbewegung (Cohen, 1993; Gravenhorst & Tatschmurat, 1990; Roberts, 1994; zum feministisch-historischen Diskurs Lanwerd & Stöhr, 2007). Töchter und Söhne der „NS-Generation" konfrontierten ihre Eltern mit deren Rolle und Funktion im Nationalsozialismus und prangerten deren Mitschuld am Holocaust an. Dieses Aufbegehren innerhalb familiärer Strukturen hatte weitreichende Folgen für die soziale und politische Erinnerungslandschaft der (west)deutschen Öffentlichkeit. Zum ersten Mal kamen Fragen nach individueller Schuld, TäterInnen- und MittäterInnenschaft innerhalb der deutschen Mehrheitsgesell-

2 In der ehemaligen DDR wiederum war Antifaschismus Staatsdoktrin und wurde als propagandistisches Instrument in der Auseinandersetzung mit der Bundesrepublik eingesetzt sowie von der SED für die eigene Legitimation als unmittelbarer Nachfolgestaat des nationalsozialistischen Deutschlands instrumentalisiert. Der Staatsapparat versuchte, die Außerordentlichkeit des Mordes an den europäischen JüdInnen in die Geschichte aller Opfer des Nationalsozialismus zu integrieren. In der Darstellung aber nahmen ausschließlich kommunistische Verfolgte oder Widerständige eine herausragende Rolle ein. Die Opfer der Shoah wurden auf diese Weise zwar nicht gänzlich verschwiegen, aber als eigene Verfolgtengruppe räumten ihnen die Protagonisten des SED-Systems keinen Platz ein. Der staatlich verordnete Antifaschismus in der besonderen Betonung der kommunistischen WiderstandskämpferInnen determinierte so das Sprechen im öffentlichen Raum in der DDR über den Nationalsozialismus (vgl. Timm, 1993).

3 Für Österreich waren daneben z.B. die Causa Waldheim in den 1980er-Jahren oder aber die Rede des Bundeskanzlers Vranitzky im Jahr 1991 (!) maßgebliche Anstöße für die Auseinandersetzung mit der eigenen Schuld und dem Leid, das die Opfer des Naziregimes durch ÖsterreicherInnen erfuhren.

schaft in den Fokus. Die Auseinandersetzung und der Wunsch, familienbiografische Leerstellen füllen zu können, stagnierten allerdings oftmals in Schuldzuweisungen, Protestrufen und Anklagen seitens der Kinder sowie Verteidigungsrufen seitens der Eltern (Roberts, 1994). „Was nach Bewältigung aussah, wurde nur zur öffentlichen Frontstellung zwischen den Generationen" (Hauer, 1994, S. 16).

In den letzten beiden Jahrzehnten hat sich die Forschung über die Tradierung des Holocaust und des Nationalsozialismus weiter ausdifferenziert. Einen auf das MitläuferInnentum ausgerichteten Fokus entwickelte z.B. Hauer (1994) in ihrer ethnopsychoanalytisch angelegten Forschungsarbeit „Die Mitläufer – Oder die Unfähigkeit zu fragen". Zu geschlechtsspezifischen Erfahrungs-, Erzähl- und Tradierungsweisen bzw. von geschlechtsspezifischen Dimensionen in der Verarbeitung nationalsozialistischer Vergangenheit geprägten Erinnerungen zählen Arbeiten von Gravenhorst und Tatschmurat (1990), Roberts (1994) und Rottgardt (1993) (vgl. auch Bergmann et al., 1982/1995; Brendler & Rexilius, 1991; Rosenthal, 1997a; Ritscher, 2001; Staffa & Klinger, 1998). In den letzten Jahren entstanden z.B. auch Arbeiten zu Folgen des Nationalsozialismus und des Holocaust speziell im Alter (Fridman et al., 2011; Ijzendoorn, 2011) sowie zur „zweiten Generation" und sekundärer Traumatisierung von Angehörigen Überlebender (vgl. Lev-Wiesel & Amir, 2001; weiterführend u.a. Bar-On, 1995; Bar-On & Chaitin, 2001; Chaitin, 2002; Gampel & Knopp, 2009; Ludewig-Kedmi et al., 2002). Allmählich gelang es auch, den Blick auf Opfer- wie TäterInnennachkommen zugleich zu richten. Die empirischen Mehrgenerationenstudien von Bar-On (1989/1993) und Rosenthal (1997a) z.B. fokussierten den Umgang in TäterInnenfamilien mit dem Holocaust im Vergleich zu den Opferfamilien.

„Das ist einfach unsere Geschichte" – ein Lehrforschungsprojekt für deutsche und israelische Studierende

Wagt man eben diesen Vergleich „israelischer" mit „deutschsprachigen" Erinnerungskulturen, stellt man fest, dass sich der Bezug zum Holocaust über die Jahrzehnte hinweg zutiefst unterschiedlich gestaltet. Annäherungen an die konkreten Opfer einerseits und die TäterInnenfamilien andererseits haben zeitversetzt und getrennt voneinander stattgefunden. Erst langsam hat sich bei den TäterInnenachkommen die in den späten 1990er-Jahren entstandene Forschung zur sozialpsychologischen Mehrgenerationen- und Tradierungsforschung weiter ausdifferenziert (u.a. Blasberg & Birkmeyer, 2006; Bohleber, 1990; Danieli, 1998; Grünberg & Straub, 2001; Heimannsberg &

Schmidt, 1992; Leonhard, 2002). Nach mehr als 60 Jahren, einer Zeit, in der die letzten Überlebenden der sogenannten „ersten Generation" und die letzten TäterInnen, MitläuferInnen und ZeitzeugInnen sterben, haben sich zudem nicht nur die Forschungen zu den nachfolgenden Generationen ausdifferenziert: Es gibt inzwischen vielfältige Begegnungen zwischen den Nachkommen auf deutscher und israelischer (und US-amerikanischer) Seite. Dennoch, von einer „integrierten Geschichte" (Friedländer, 2006) unter Einbeziehung aller beteiligten Gruppen, Personen und Perspektiven sind wir noch weit entfernt.

Entlang dieser und ähnlicher Gedanken hatte sich aus einem internationalen Kontakt zwischen der Alice Salomon Hochschule Berlin und der Universität Haifa ein Lehrforschungsprojekt entwickelt, das Lehrende und Studierende beider Länder als Forschende wie auch als in die Zusammenhänge selbst Involvierte begreift und auf der Spurensuche nach den Folgen und Implikationen des Nationalsozialismus und Holocaust eine weitere Reflexionsmöglichkeit eröffnen wollte. Im Zentrum stand die Fragestellung, wie sich der innerfamiliäre Umgang mit der nationalsozialistischen Geschichte auf die Lebensrealitäten der „zweiten Generation" ausgewirkt hat. Die InterviewpartnerInnen meldeten sich hauptsächlich auf Inserate in lokalen Zeitungen und einen Aufruf im Internet hin. Das Interesse an Interviews war so groß, dass gegen Ende der Studie eine Reihe von InteressentInnen abgewiesen werden musste. Die Erhebung und Auswertung wurde von Studierenden und wissenschaftlichen MitarbeiterInnen der „dritten Generation" durchgeführt. Mehr als 50 problemzentrierte, biografisch orientierte Interviews (Witzel, 1982, 2000) mit begleitenden Fragebögen wurden erhoben und inhaltsanalytisch, unter Einbezug biografischer Kontextualisierungen (Mayring & Gahleitner, 2010), ausgewertet.[4]

Die intergenerationell durchgeführte Ergebniserarbeitung dieser Studie gab den teilnehmenden Studierenden und wissenschaftlichen MitarbeiterInnen die Möglichkeit, einen Einblick in die komplexe Verkettung von Folgen des Naziregimes, die daraus resultierenden familialen Tradierungen und individuellen wie gesellschaftlichen Verarbeitungsmodi zu gewinnen. Im Folgenden werden einige Aspekte daraus kurz angesprochen.

---

4 Das forschungsmethodische Vorgehen der Studie kann unter www.gahleitner.net/download/Somer_Gahleitner_Proposal.pdf eingesehen werden. Die Ergebnisse der deutschen Studie sind nachzulesen bei Kindler und Kolleginnen (2013) sowie im Schwerpunktheft der Zeitschrift Klinische Sozialarbeit (Gahleitner, 2013).

Erzählen, Verhalten und Schweigen als intergenerationelle Wirkfaktoren

Bar-On und Gilad (1992) unterscheiden zwischen drei Formen intergenerationeller Wirkfaktoren: zwischen „erzählten Geschichten", dem konkreten Verhalten der Eltern und den „nicht-erzählten" Geschichten der Eltern (vgl. auch Wachsmuth, 2008). Alle Formen sind entscheidend für die Art und Weise der späteren Auseinandersetzung ihrer Töchter und Söhne. „Schweigen, die damit verbundenen Familiengeheimnisse und die Familienmythen gehören sowohl in Familien von Verfolgten als auch in denen von Mitläufern und Tätern zu den wirksamsten Mechanismen beim Fortwirken problematischer Familienvergangenheiten" (Rosenthal, 1997b, S. 22). Im Akt des Schweigens, der Denk- und Sprechtabus, der Familiengeheimnisse (Kaiser, 1989; Boszormenyi-Nagy & Spark, 1973/1995) und der familiären Aufträge (Stierlin, 1978; Simon et al., 2004;. Wachsmuth, 2008) impliziert, manifestiert sich die unausgesprochene, aber spürbar präsente Vergangenheit besonders nachhaltig. Dass Menschen Erfahrungen zurückhalten, verschweigen oder umdeuten, kann sehr unterschiedliche Gründe und Motivationen haben. Dies zeigte sich auch deutlich – bei Opfer- wie TäterInnennachkommen – in der vorliegenden Studie.

Indem die Nachfolgegeneration schweigt, bewahrt sie die Eltern und sich vor der Konfrontation mit der Erinnerung an belastende Erlebnisse und vor möglichen Eskalationen. Das Phänomen der Loyalitätsbindung tritt in Kraft. Die ersten Generationen nach dem Holocaust und Nationalsozialismus, so Radebold (2012), haben zwar „Geschichten erzählt", jedoch „keine Geschichte vermittelt". Für Angehörige der nachfolgenden Generationen entstand daraus eine tiefe Kluft zwischen den „erzählten Geschichten" und der „realen Geschichte", zwischen der innerfamiliären und der historischen Realität. Als „beredtes Schweigen" bezeichnet Rommelspacher (2001) eine subtile Form des Schweigens von TäterInnennachkommen, bei der zwar von der NS-Zeit gesprochen wird, dabei aber eigene Leiderfahrungen und Erinnerungen an „Bomben, Flucht und Vertreibung" vorgeschoben werden (vgl. Rommelspacher, 2008, S. 12–14). Die NS-Verbrechen und der eigene Schuldkontext werden häufig ausgeklammert (vgl. auch Rothe, 2009; Schwan, 1997; Silbermann & Stoffers, 2000).

Ohne die Aneignung der „negativen" Familiengeschichte aber bleiben die Erfahrungen der Opfer abstrakt und unverbunden mit der eigenen Geschichte, die meist teilhatte an der Verfügungsgewalt über die definierten Opfergruppen. Die Kinder und Enkel der ehemals verfolgten Gruppen haben diesbezüglich ein „anderes" Erbe, eine „andere" Erinnerung und daraus folgend zwangsläufig „andere" Wahrnehmungs- und Deutungsmuster. In Familien von Opfernachkommen (vgl. aktuell Kogan, 1993/2009; Oleksy &

Fass, 2011; Soerensen-Cassier, 2003; Wiseman & Barber, 2008; Überblicksstudien vgl. u. a. Anders, 2010; Ijzendoorn et al., 2003) geht es im Schweigen vielmehr um Schutz vor der Alltäglichkeit des massiven erlebten Leids und der folgenschweren Verluste der „ersten Generation", also schmerz- und angstbesetzten oder traumatischen Erinnerungen von Verfolgung und Massenmord.

Das Ver-Schweigen der Tatsachen und das mangelnde Schuldbewusstsein der NS-Generation haben bei TäterInnen- und MitläuferInnennachkommen daher häufig die Entwicklung massiver Scham- und Schuldgefühle zur Folge (Marks, 2008). Als Reflexion verhindernde Tabus benennt Müller-Hohagen (1988/2005) die Folge dieses „kollektiven Schweigens". Misstrauen entsteht, zunächst in die eigene Wahrnehmung, später auch in das umgebende Umfeld. In der Folge kommt es entweder zu „transgenerationellen Identifizierungsprozessen" (Bohleber, 1998), vielfältigen anderen Symptomatiken (Streeck-Fischer, 2004) oder aber zu radikalen Abgrenzungsversuchen. Insbesondere in Familien, in denen (Mit-)TäterInnenschaft verleugnet wird, ist ein erhöhtes Risiko zu Gewalt zu beobachten (Müller-Hohagen, 1994; Loch, 2006; weiterführend Benz & Benz, 1992, 2010). Neben der Übermittlung und Fortführung der konkreten Gewalt führten diese Phänomene teils zu Identifikationen mit den Aggressoren und damit zum Fortleben von unbewussten Loyalitäten, teils jedoch auch zur Demoralisierung, zu Auflösungserscheinungen tiefer ethischer Grundlagen des menschlichen Lebens oder jedoch zu tiefem Entsetzen über die Gräueltaten der TäterInnen (ebd.; vgl. auch Müller-Hohagen, 1988/2005).

Für die israelische Bevölkerung kann man von einer nationalen Posttraumatischen Belastungsstörung als einer „intellektuellen Pflichtübung" sprechen (vgl. hier und im Folgenden Somer, 2014). Der Holocaust prägt die Grundeinstellungen der israelischen Bevölkerung, ist nach wie vor Bestandteil des israelischen Alltagsdiskurses und hat „nationale posttraumatische paranoide Grundhaltungen" geformt, die bis heute konservative politische Strömungen entscheidend prägen. Das im Diagnostikkapitel des vorliegenden Bandes (vgl. Gahleitner et al., in diesem Band) erläuterte Konzept der „shattered assumptions" von Janoff-Bulman (1985) als fundamentale Erschütterung grundlegender Annahmen lässt Überzeugungen wachsen, die davon ausgehen, dass die Welt bösartig ist, man den meisten Menschen darin nicht vertrauen kann[5], die Zukunft nicht vorhersagbar ist und man ent-

---

5 Hier sei auch auf Kontinuitäten in postfaschistischen Ländern verwiesen: Antisemitismus nach 1945 war keine Ausnahmeerscheinung, und auch heute sind antisemitische Haltungen in Teilen der deutschen und österreichischen Bevölkerung verbreitet (vgl. u. a. Heitmeyer, 2012; Decker et al., 2012; Bergmann, 2008). So kommt es immer wieder zu antisemitisch motivierten Aussagen und gewalttätigen Übergriffen,

sprechend dafür vorsorgen muss. Der Zionismus lässt sich aus dieser Perspektive als Ausdruck jüdischer Gesunderhaltung begreifen, obwohl er ursprünglich auch ganz andere Quellen beinhaltete. Der Holocaust, in dem nur ca. fünf Prozent der in Deutschland und Österreich lebenden 680 000 Juden überlebten und jüdische Menschen – ungeachtet ihrer Liebe und Verbundenheit zur deutschen oder österreichischen Kultur – vernichtet und entmenschlicht wurden, wird zu „der konstitutiven Erfahrung" und prägt den Blick auf das gesamte Geschehen in Israel und im umgebenden Konfliktherd, in dem 22 arabische Länder angesiedelt sind, die sich zum Teil als reale Bedrohung für Israel erweisen. Loyalitäten und Delegationen in Familien führen zu z. T. sinnvollen, jedoch auch skurrilen Handlungen, bis hin zur Tätowierung von KZ-Nummern bei Nachkommen: „Bei Mr. Diamant wurde … die Nummer 157622 von den Nazis in Auschwitz dauerhaft auf seinen Arm eingebrannt. Fast 70 Jahre später bekam seine Enkelin ihre Tätowierung in einem schicken Laden nach einer Schülerfahrt nach Polen. In der nächsten Woche ließen auch ihre Mutter und ihr Bruder sich die sechs Zahlen in ihre Unterarme einbrennen. In diesem Monat machte es ihr der Onkel gleich" (Rudoren, 2012, o. S.; Übersetzung Deidre Winter; vgl. Abbildung 1).

Die Flucht vor der Wahrheit und damit verbundene Ängste führen auf beiden Seiten häufig bereits in der Kindheit zu Diffusitäten und Verzerrungen, die langfristige Irritationen und Belastungen bedingen können. Die Basis für das Verstehen individueller und interpersoneller Verhaltensmuster und Bewältigungsmechanismen (Röper & Noam, 1999) ist die Bindungstheorie (Bowlby, 1951/1973, 1969/2006, 1973/2006, 1980/2006). Frühe intakte Bindungen dienen Kindern als sichere Basis und Grundstruktur für die gesamte weitere Entwicklung (vgl. auch Brisch, 1999). Die Abwesenheit oder Absorbiertheit der Bindungspersonen – wie beispielsweise durch selbst erfahrene Gräueltatetn, aber auch schuldhafte Verstrickungen oder verhaltenes Schweigen – behindert daher die Entwicklung emotionaler, kognitiver und sozialer Fähigkeiten, insbesondere, wenn von den Fürsorgepersonen Gewalt ausgeht (Grossmann & Grossmann, 2004). Damit wird gelungene

obgleich sich die Bedingungen, unter denen Antisemitismus in ehemals faschistischen Staaten nach 1945 auftrat, grundlegend geändert hatten (zum Konzept des latenten Antisemitismus u. a. Broder, 1986). Es kam zu einer Tabuisierung offen antisemitischer Inhalte, die keineswegs deren kritische Aufarbeitung implizierte. An die Stelle einer kritischen Auseinandersetzung trat neben anderen Umgangsmodi (Philosemitismus, öffentliches Bekennen des Anti-Antisemitismus etc.) die oftmals erwähnte Sprachlosigkeit (vgl. zum Antisemitismus nach 1945 in Westdeutschland: Haury, 1992; in Österreich und der ehemaligen DDR: u. a. Lepsius, 1989; Marin, 2000).

oder nicht gelungene Bindung zum zentralen Schutz- oder Risikofaktor für die Entwicklung (Bowlby, 1957/2005). Wie stark und ob sich solche Kindheitseinflüsse zu einem Trauma oder einer Belastung auswachsen, resultiert aus dem lebenslangen Zusammenwirken individueller und umgebender Faktoren. Neben angeborenen oder erworbenen konstitutionellen Faktoren gehören dazu v. a. die jeweiligen Entwicklungsbedingungen und -möglichkeiten.

Abbildung 1: Kinder und Enkel lassen sich die KZ-Nummern Überlebender tätowieren (Copyright: Uriel Sinai/Reportage by Getty Images)

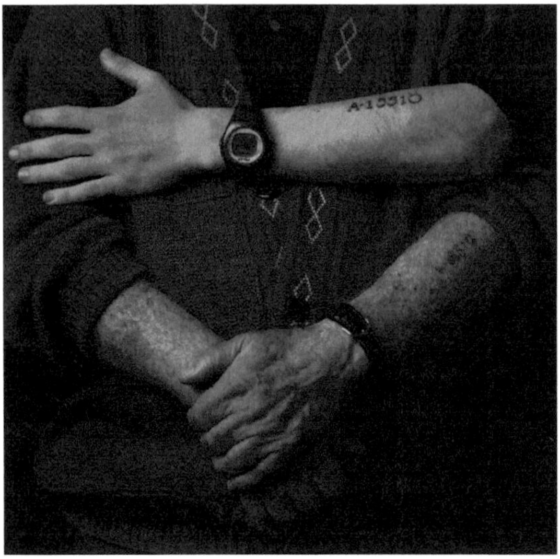

Die biografisch erworbenen Handlungs-, Interaktions- und Einstellungsmuster lassen sich daher zwar auf Opfer- wie auf TäterInnenseite aus dem familiengeschichtlichen Kontext heraus rekonstruieren. Die Familie bietet den entscheidenden sozialen Raum, in dem neben Kommunikationsformen geltende Werte und Normen sowie Erinnerungspraxen und insbesondere emotionale Bindungen, Loyalitäts- und Delegationsprozesse vermittelt werden. Erinnerung entsteht durch Kommunikation und Interaktion im sozialen „Rahmen", im Gruppengedächtnis bzw. kollektiven Gedächtnis (Halbwachs, 1939/1985; Welzer, 2002/2008). Die Prozesse lassen sich jedoch letztendlich nur in Verbindung mit den öffentlichen und medialen Erinnerungsdiskursen verstehen (Paul & Schloßig, 2010). In den gegenseitigen Erzählungen entwickelt sich das Gedächtnis und bildet Strukturmerkmale für die persönliche Entwicklung (Assmann, 2006). Der Umgang mit Geschichte kann daher als ein Medium aktueller gesellschaftlicher Auseinandersetzungen verstanden werden, in dem sich die unterschiedlichen Positionierungen in der Gesellschaft widerspiegeln. Bedeutsam für den Einfluss des öffentlichen Raums auf individuelle Lebensprozesse ist, welche Zugangsmöglichkeiten dem Subjekt gesellschaftlich geboten werden und welche das Individuum sich individuell kreiert und sucht (vgl. ausführliche Falldarstellungen zum deutschen Teil der Studie bei Kindler et al., 2013).

Trauma oder nicht? – Wie sind die Belastungen der „zweiten Generation" einzuschätzen?

Das Sich-nicht-erinnern-Müssen an die nationalsozialistische Vergangenheit hat für die mehrheitsdeutsche und -österreichische Bevölkerung neben vielen anderen Einflussfaktoren auch mit dem Dominanzkulturphänomen zu tun (Rommelspacher, 1995). Demnach gibt es – im Gegensatz zu den Opfernachkommen – für zahlreiche Angehörige der „zweiten Generation" keine unabdingbare Notwendigkeit, sich mit den Verbrechen des Nationalsozialismus auseinanderzusetzen. Die oft zur Schau getragene Gleichgültigkeit gegenüber der Zeit des Nationalsozialismus geht aktuell auch häufig mit der Klage einer „Übersättigung" des Themas einher. Für viele ist dieser Abschnitt der Geschichte tatsächlich nur noch Geschichte, die mit dem eigenen emotionalen Bezugssystem wenig zu tun hat (vgl. u. a. Welzer et al., 2002; Schneider, 2004; Ottmüller, 2011). Andererseits hat – nach einem kurzen Aufbegehren der 68er-Generation durch das Dickicht familialen Schweigens hindurch – gerade in den letzten Jahren eine intensivere Spurensuche begonnen. Workshops mit Titeln wie „Familiengeschichte im Nationalsozialismus aufdecken" werden angeboten, es gibt Artikel, Bücher und Foren zum Thema. Mehr und mehr wird die private, abgeschottete Familiengeschichte nun doch als eine persönlich wichtige und zugleich politische wahrgenommen, obwohl oder gerade weil die Intensität des Bezugs sich geändert hat (Rommelspacher, 2008).

„Opfer- und Täterseite beziehen sich daher zwar in radikal unterschiedlicher Weise auf das gleiche Ereignis. … Die Bedeutung des Holocaust für die Täterseite – auf kollektiver Ebene – zu beschreiben, bedarf einer anderen Begrifflichkeit als der des Traumas und erfordert andere Konzepte" (Kühner, 2002, S. 77). Mehrheitlich spielen bei allen Betroffenen in der „zweiten Generation" Dynamiken von Schuld, Scham, Verleugnung und Aufrechterhaltung ehemaliger Ideologien, Erklärungs- und Rechtfertigungsmuster eine Rolle, also in gewisser Weise radikale Erinnerungs- und Kommunikationsformen, die traumatische Qualität aufweisen können. Dennoch hat die „zweite Generation" nach dem Nationalsozialismus in Deutschland und Österreich im Gegensatz zu israelischen Nachkommen mehrheitlich keine traumatische Erfahrungen der „ersten Generation" übermittelt bekommen, sondern die Konfrontation mit der TäterInnenschaft, der aufgehäuften Schuld mit weitergeführten ideologisch am Nationalsozialismus angelehnten Erziehungsmustern und Gewalt (Müller-Hohagen, 1994, 1995, 1988/2005; Benz & Benz, 1992, 2010) ebenso wie mit z.T. erlittenen Kriegs- und Fluchterfahrungen, die jedoch die Folge von Vernichtungskrieg und Genozid waren (Beutel et al., 2007; Heuft et al., 2007; Radebold et al., 2008).

Die nach 1945 geborene Generation befindet sich – in allen drei Ländern – derzeit im oder unmittelbar vor dem Rentenalter. Vergangenheit, Prägungen und das Langzeitgedächtnis werden verstärkt aktiv. Manche verspüren das Bedürfnis, sich mit ihrer Geschichte und der Geschichte ihrer Eltern auseinanderzusetzen. Vielmals besteht der Wunsch, unbeantwortete Fragen und Leerstellen, quälende Gedanken und Erinnerungen aufzuarbeiten. Gerade im Übergang vom mittleren Alter zum Rentenalter fühlen sich Menschen oft plötzlich „aufgewühlt" und nach Jahren des „Durchhaltens" überfordert (Aarts & op den Velde, 2000; Hankin, 1997; Heuft, 2006; McCann & Pearlman, 1990). Dieses Oszillieren lässt sich insbesondere im Umgang mit Schuldgefühlen beobachten, gehört aber auch zu einer Lebensphase, in der Rückblicke zentraler werden (vgl. Kappeler, 2009). Die Annahme und Integration der eigenen Vergangenheit und Gegenwart sowie die Herstellung von Kohärenz gehören zu den zentralen Entwicklungsaufgaben des Alters (Coleman, 1986), es stehen Erinnerungsprozesse im Zentrum der Integration und stellen neben der Belastung auch eine große Chance dar, vergangene Erfahrungen rückblickend zu bewältigen.

Die damit verbundenen psychischen Prozesse und Ängste können auch traumatische Qualität haben. Bei den Opfernachkommen in Israel ist das gar keine Frage und zeigt massive weltpolitische Auswirkungen. Es ist aber auch bei TäterInnennachkommen keineswegs ausgeschlossen. Die Annahme der geschehenen Realität und die Verantwortungsübernahme des Leids bzw. der Schuld und ein angemessener Umgang damit könnte jedoch auch, so zeigen Einblicke in die Studie, eine Einsicht in die Möglichkeiten, aber auch Grenzen der Bearbeitung der v.a. familiengeschichtlichen Erbschaften aus dem Nationalsozialismus und der damit verbundenen Chancen auf Veränderung bewirken. Werden diese Verarbeitungsprozesse fachlich angemessen begleitet und vorhandene Ressourcen unterstützt, können dadurch biografische Bildungs- und Wachstumsprozesse angeregt und ermöglicht werden. Diese ressourcen- und bildungsorientierte Perspektive hat große Bedeutung für zahlreiche Felder psychosozialer Versorgung, die diese Chancen mit erschließen sollten, auch wenn hierbei keine simple Aufgabe angesprochen ist: Es bedarf gut geschulter Fachkräfte unterschiedlichster Disziplinen, die zusätzlich über ausreichend (psycho-)historisches Wissen verfügen und die Entschlossenheit aufbringen, hinzusehen. Nichtsdestotrotz: „Es ist möglich!" (Somer, 2014).

Literatur

Aarts, Petra G.H. & op den Velde, Wybrand (2000). Eine früh erfolgte Traumatisierung und der Prozeß des Alterns. Theorie und klinische Implikationen. In Bessel A. van der Kolk, Alexander C. McFarlane & Lars Weisaeth (Hrsg.), *Traumatic Stress. Grundlagen und Behandlungsansätze. Theorie, Praxis und Forschung zu posttraumatischem Streß sowie Traumatherapie* (S. 289–308). Paderborn: Junfermann.

Anders, Thomas F. (2010). Review of the fate of Holocaust memories: Transmission and family dialogues. *Journal of the American Academy of Child & Adolescent Psychiatry, 49*(4), 409–410.

Assmann, Aleida (2006). *Der lange Schatten der Vergangenheit. Erinnerungskultur und Geschichtspolitik.* München: Beck.

Bajohr, Frank (2001). *Parvenüs und Profiteure. Korruption in der NS-Zeit.* Frankfurt: Fischer.

Barocas, Harvey A. & Barocas, Carol B. (1973). Manifestations of concentration camp effects on the second generation. *American Journal of Psychiatry, 130*(7), 820–821.

Barocas, Harvey A. & Barocas, Carol B. (1979). Wounds of the fathers: The next generation of Holocaust victims. *International Review of Psycho-Analysis, 6*(3), 331–340.

Barocas, Harvey A. & Barocas, Carol B. (1980). Separation-individuation conflicts in children of Holocaust survivors. *Journal of Contemporary Psychotherapy, 11*(1), 6–14.

Bar-On, Dan (1993). *Die Last des Schweigens. Gespräche mit Kindern von Nazi-Tätern.* Reinbek: Rowohlt (englisches Original erschienen 1989).

Bar-On, Dan (1995). *Fear and hope: Three generations of the Holocaust.* Cambridge, MA: Harvard University Press.

Bar-On, Dan, Brendler, Konrad & Hare, A. Paul (Hrsg.) (1997). „Da ist etwas kaputtgegangen an den Wurzeln…". Identitätsformation deutscher und israelischer Jugendlicher im Schatten des Holocaust. Frankfurt: Campus.

Bar-On, Dan & Chaitin, Julia (2001). *Parenthood and the Holocaust* (Reihe: Parenthood and the Holocaust in Search and Research, Bd. 1). Jerusalem: Yad Vashem Shoah.

Bar-On, Dan & Gilad, Noga (1992). Auswirkungen des Holocaust auf drei Generationen. *Psychosozial, 15*(3. Nr. 51), 7–21.

Benz, Ute & Benz, Wolfgang (Hrsg.) (1992). *Sozialisation und Traumatisierung. Kinder in der Zeit des Nationalsozialismus.* Frankfurt: Fischer.

Benz, Ute & Benz, Wolfgang (Hrsg.) (2010). *Gewalt zwischen den Generationen: Strukturen extremen gesellschaftlichen Verhaltens.* Berlin: Metropol.

Bergmann, Martin S., Jucovy, Milton E. & Kestenberg, Judith S. (Hrsg.) (1995). *Kinder der Opfer. Kinder der Täter. Psychoanalyse und Holocaust.* Frankfurt: Fischer (englisches Original erschienen 1982).

Bergmann, Werner (2008). Antisemitismus. Erscheinungen und Motive der Judenfeindschaft. In Wolfgang Benz (Hrsg.), *Der Hass gegen die Juden. Dimensionen und Formen des Antisemitismus* (S. 9–22). Berlin: Metropol.

Beutel, Manfred E., Decker, Oliver & Brähler, Elmar (2007). Welche Auswirkungen haben Flucht und Vertreibung auf Lebensqualität und Befindlichkeit? Repräsentative Erhebung mit den vor 1946 Geborenen in Deutschland. *Zeitschrift für Psychosomatische Medizin und Psychotherapie, 53*(3), 203–215.

Blasberg, Cornelia & Birkmeyer, Jens (Hrsg.) (2006). *Erinnern des Holocaust? Eine neue Generation sucht Antworten.* Bielefeld: Aisthesis.

Bohleber, Werner (1990). Das Fortwirken des Nationalsozialismus in der zweiten und dritten Generation. *Babylon. Beiträge zur jüdischen Gegenwart, 4*(7), 70–83.

Bohleber, Werner (1998). Transgenerationelles Trauma, Identifizierung und Geschichtsbewußtsein. In Jörn Rüsen & Jörg Straub (Hrsg.), *Erinnerung, Geschichte, Identität. Bd. 2: Die dunkle Spur der Vergangenheit. Psychoanalytische Zugänge zum Geschichtsbewußtsein* (S. 256–274). Frankfurt: Suhrkamp.

Boszormenyi-Nagy, Ivan & Spark, Geraldine M. (1995). *Unsichtbare Bindungen. Die Dynamik familiärer Systeme* (5., unveränd. Aufl.). Stuttgart: Klett-Cotta (englisches Original erschienen 1973).

Bowlby, John (1973). *Mütterliche Zuwendung und geistige Gesundheit.* München: Kindler (englisches Original erschienen 1951).

Bowlby, John (2005). *Frühe Bindung und kindliche Entwicklung* (Reihe: Beiträge zur Kinderpsychotherapie, Bd. 13; 5., neu gest. Aufl.). München: Reinhardt (englisches Original erschienen 1957).

Bowlby, John (2006). *Bindung und Verlust.* 3 Bände. München: Reinhardt (englische Originale: Vol. 1 [Attachment] erschienen 1969, Vol. 2 [Seperation] erschienen 1973, Vol. 3 [Loss] erschienen 1980).

Brendler, Konrad & Rexilius, Günter (Hrsg.) (1991). *Drei Generationen im Schatten der Vergangenheit. Beiträge zum internationalen Forschungskolloquium Lernen und Pseudo-Lernen in der Aufarbeitung des Holocaust.* Wuppertal: Bergische Universität-GHS.

Brisch, Karl Heinz (1999). *Bindungsstörungen. Von der Bindungstheorie zur Therapie.* Stuttgart: Klett-Cotta.

Broder, Henryk M. (1986). *Der ewige Antisemit. Über Sinn und Funktion eines beständigen Gefühls.* Frankfurt: Fischer.

Chaitin, Julia (2002). Issues and interpersonal values among three generations in families of Holocaust survivors. *Journal of Social and Personal Relationships, 19*(3), 379–402.

Cohen, Philip (1993). *Home rules: Some reflections on racism and nationalism in everyday life.* London: University of East London.

Coleman, Peter G. (1986). *Aging and reminiscence processes: Social and clinical implications.* New York: Wiley.

Danieli, Yael (Hrsg.) (1998). *International handbook of multigenerational legacies of trauma.* New York: Springer.

Decker, Oliver, Kiess, Johannes & Elmar, Brähler (2012). *Die Mitte im Umbruch. Rechtsextreme Einstellungen in Deutschland.* Bonn: Dietz.

Epstein, Helen (1979). *Children of the Holocaust: Conversations with sons and daughters of survivors.* New York: Putman.

Fridman, Ayala, J., Bakermans-Kranenburg; Marian, Sagi-Schwartz, Abraham & Ijzendoorn, Marinus H. van (2011). Coping in old age with extreme childhood trauma: aging Holocaust survivors and their offspring facing new challenges. *Aging and mental health, 15*(2), 232–242.

Friedländer, Saul (2006). *Das Dritte Reich und die Juden. 2 Bände. Bd. 1: Die Jahre der Verfolgung 1933–1939. Bd. 2: Die Jahre der Vernichtung 1939–1945.* München: Beck.

Gahleitner, Silke Birgitta (Hrsg.) (2013). Transgenerationale Bewältigungsprozesse [Themenheft]. *Klinische Sozialarbeit, 9*(4).

Gampel, Yolanda & Knopp, Klaus-Konrad (2009). *Kinder der Shoah. Die transgenerationelle Weitergabe seelischer Zerstörung.* Gießen: Psychosozial.

Gravenhorst, Lerke & Tatschmurat, Carmen (Hrsg.) (1990). *TöchterFragen – NS-Frauengeschichte.* Freiburg: Kore.

Grossmann, Karin & Grossmann, Klaus E. (2004). *Bindungen. Das Gefüge psychischer Sicherheit.* Stuttgart: Klett-Cotta.

Grünberg, Kurt (1997). Schweigen und Ver-Schweigen. NS-Vergangenheit in Familien von Opfern und von Tätern oder Mitläufern. *Psychosozial, 20*(2[Nr. 68]), 9–22.

Grünberg, Kurt & Straub, Jürgen (2001). *Unverlierbare Zeit. Psychosoziale Spätfolgen des Nationalsozialismus bei Nachkommen von Opfern und Tätern.* Tübingen: Brandes & Apsel.

Halbwachs, Maurice (1985). *Das kollektive Gedächtnis.* Frankfurt: Fischer (französisches Original erschienen 1939).

Hankin, Cheryl S. (1997). Chronische posttraumatische Belastungsstörungen im Alter. In Andreas Maercker (Hrsg.), *Therapie der posttraumatischen Belastungsstörungen* (S. 357–384). Berlin: Springer.

Hardtmann, Gertrud (Hrsg.) (1992). *Spuren der Verfolgung. Seelische Auswirkungen des Holocaust auf die Opfer und ihre Kinder.* Gerlingen: Bleicher.

Hauer, Nadine (1994). *Die Mitläufer oder die Unfähigkeit zu fragen. Auswirkungen des Nationalsozialismus auf die Demokratie von heute.* Opladen: Leske + Budrich.

Haury, Thomas (2002). *Antisemitismus von links. Kommunistische Ideologie, Nationalismus und Antizionismus in der frühen DDR.* Hamburg: Hamburger Edition.

Heimannsberg, Barbara & Schmidt, Christoph (Hrsg.) (1992). *Das kollektive Schweigen. Nationalsozialistische Vergangenheit und gebrochene Identität in der Psychotherapie* (erw. Neuausg.). Köln: EHP Edition Humanistische Psychologie.

Heitmeyer, Wilhelm (Hrsg.) (2012). *Deutsche Zustände. Folge 10.* Frankfurt: Suhrkamp.

Heuft, Gereon (2006). Trauma-Reaktivierung, Retraumatisierung und neurotische Entwicklung. In Hartmut Radebold, Gereon Heuft & Insa Fooken (Hrsg.), *Kindheiten im Zweiten Weltkrieg. Kriegserfahrungen und deren Folgen aus psychohistorischer Perspektive* (S. 105–117). Weinheim: Juventa.

Heuft, Gereon, Schneider, Gudrun, Klaiberg, Antje & Brähler, Elmar (2007). Bombed out – psychological and psychosomatic long term consequences of World War II for the cohort born from 1945 until the year 2004. *Zeitschrift für Psychosomatische Medizin und Psychotherapie, 53*(3), 228–243.

Ijzendoorn, Marinus H. (2011). Coping in old age with extreme childhood trauma: aging Holocaust survivors and their offspring facing new challenges. *Aging and Mental Health, 15*(2), 232–242.

Ijzendoorn, Marinus H. van, Bakermans-Kranenburg, Marian J. & Sagi-Schwartz, Abraham (2003). Are children of Holocaust survivors less well-adapted? A meta-analytic investigation of secondary traumatization. *Journal of Traumatic Stress, 16*(5), 459–469. Online verfügbar: http://judymeschel.com/JournalofTraumaticStress10.2003-Holocaustpaper.pdf [19.09.2014].

Janoff-Bulman, Ronnie (1985). The aftermath of victimization: Rebuilding shattered assumptions. In Charles R. Figley (Hrsg.), *Trauma and its wake. The study and treatment of post-traumatic stress disorder* (S. 15–35). New York: Brunner/Mazel.

Kaiser, Peter (1989). *Familienerinnerungen. Zur Psychologie der Mehrgenerationenfamilie.* Heidelberg: Asanger.

Kappeler, Manfred (2009). „Ich konnte nicht länger schweigen – aber wer wird mir glauben?" – Über die Traumatisierungen ehemaliger Heimkinder. Heimerziehung in den fünfziger und sechziger Jahren. Kinder haben Rechte – Erinnerung und Ausblick. Vortrag beim Diakonietag der Karlshöhe/Ludwigsburg am 14.02.2009. Online verfügbar: http://www.karlshoehe.de/fileadmin/_migrated/content_uploads/M_Kappeler-Traumatisierungen.pdf [19.09.2014].

Kindler, Marie-Luise, Krebs, Luise, Wachsmuth, Iris & Gahleitner, Silke Birgitta (Hrsg.) (2013). „Das ist einfach unsere Geschichte". Lebenswege der „zweiten Generation" nach dem Nationalsozialismus. Gießen: Haland & Wirth im Psychosozial-Verlag.

Kogan, Ilany (2009). *Der stumme Schrei der Kinder. Die zweite Generation der Holocaust-Opfer* (2. Neuausg.). Gießen: Psychosozial Verlag (englisches Original erschienen 1993).

Kühner, Angela (2002). *Kollektive Traumata. Eine Bestandsaufnahme. Annahmen, Argumente, Konzepte nach dem 11. September* (Reihe: Berghof Report, Bd. 9). Berlin: Berghof Forschungszentrum für konstruktive Konfliktbearbeitung. Online verfügbar: http://www.berghof-conflictresearch.org/documents/publications/br9d.pdf [19.09.2014].

Lanwerd, Susanne & Stöhr, Irene (2007). Frauen- und Geschlechterforschung zum Nationalsozialismus seit den 1970er Jahren. In Johanna Gehrmacher & Gabriella Hauch (Hrsg.), *Frauen- und Geschlechtergeschichte des Nationalsozialismus. Fragestellungen, Perspektiven, neue Forschungen* (S. 22–68). Innsbruck: Studienverlag.

Leonhard, Nina (2002). *Politik- und Geschichtsbewusstsein im Wandel. Die politische Bedeutung der nationalsozialistischen Vergangenheit im Verlauf von drei Generationen in Ost- und Westdeutschland.* Münster: Lit.

Lepsius, Rainer M. (1989). Das Erbe des Nationalsozialismus und die politische Kultur der Nachfolgestaaten des „Großdeutschen Reiches". In Max Haller, Hans-Joachim Hoffmann-Nowotny & Wolfgang Zapf (Hrsg.), *Kultur und Gesellschaft. Verhandlungen des 24. Deutschen Soziologentages, des 11. Österreichischen Soziologentages und des 8. Kongresses der Schweizerischen Gesellschaft für Soziologie in Zürich 1988* (Reihe: Verhandlungen des Deutschen Soziologentages, Bd. 24; S. 247–264). Frankfurt: Campus.

Lev-Wiesel, Rachel & Amir, Marianne (2001). Secondary traumatic stress, psychological distress, sharing of traumatic reminisces, and marital quality among spouses of Holocaust child survivors. *Journal of Marital and Family Therapy, 27*(4), 433–444.

Loch, Ulrike (2006). *Sexualisierte Gewalt in Kriegs- und Nachkriegskindheiten. Interdisziplinäre Beiträge zur rekonstruktiven Sozialarbeitsforschung und Biographie* (Reihe: Rekonstruktive Forschung in der sozialen Arbeit, Bd. 2). Opladen: Budrich.

Ludewig-Kedmi, Revital, Spiegel, Miriam Victory & Tyrangiel, Silvie (Hrsg.) (2002). *Das Trauma des Holocaust zwischen Psychologie und Geschichte.* Zürich: Chronos Verlag.

Marin, Bernd (2000). *Antisemitismus ohne Antisemiten. Autoritäre Vorurteile und Feindbilder* (Reihe: Wohlfahrtspolitik und Sozialforschung, Bd. 10). Frankfurt: Campus.

Marks, Stephan (2008). *Scham, Ehre und der „Kampf der Kulturen". Tabuisierte Emotionen und ihre Bedeutung für die konstruktive Bearbeitung von Konflikten* (Reihe: Arbeitspapiere, Bd. 2). Bonn: Akademie für Konflikttransformation im Forum ziviler

Friedensdienst. Online verfügbar: http://www.forumzfd-akademie.de/files/va_media/nid837.media_filename.pdf [19.09.2014].
Mayring, Philipp & Gahleitner, Silke Birgitta (2010). Qualitative Inhaltsanalyse. In Karin Bock & Ingrid Miethe (Hrsg.), *Handbuch qualitative Methoden in der Sozialen Arbeit* (S. 295–304). Opladen: Budrich.
McCann, Lisa & Pearlman, Laurie Anne (1990). *Psychological trauma and the adult survivor: Theory, therapy and transformation.* New York: Brunner/Mazel.
Müller-Hohagen, Jürgen (1994). *Geschichte in uns. Psychogramme aus dem Alltag.* München: Knesebeck.
Müller-Hohagen, Jürgen (1995). Gegenübertragung nach 1945 – fragmentarische Annäherungen. *Luzifer-Amor, 8*(1 [Nr. 15]), 109–142.
Müller-Hohagen, Jürgen (2005). *Verleugnet verdrängt verschwiegen. Seelische Nachwirkungen der NS-Zeit und Wege zu ihrer Überwindung.* München: Kösel (Original erschienen 1988).
Oleksy, Elizbieta H. & Fass, Paula S. (2011). Inheriting the holocaust: a second generation memoir. *European journal of women's studies, 18*(1), 104–107.
Ottmüller, Uta (2011). Transgenerationale und erinnerungspolitische Nachwirkungen der NS-Massenmorde. *Paragrana, 20*(1), 164–175.
Paul, Gerhard & Schloßig, Bernhard (2010). *Öffentliche Erinnerung und Medialisierung des Nationalsozialismus. Eine Bilanz der letzten dreißig Jahre.* Göttingen: Wallstein.
Radebold, Hartmut (2012). *Transgenerationale Weitergabe kriegsbelasteter Kindheiten.* Vortrag bei der 14. Jahrestagung der Deutschsprachigen Gesellschaft für Psychotraumatologie (DeGPT) „Fortschritte in der Versorgung traumatisierter Menschen: Netzwerke und innovative Behandlungsangebote" vom 08.–11.03.2012 in Hamburg.
Radebold, Hartmut, Bohleber, Werner & Zinnecker, Jürgen (Hrsg.) (2008). *Transgenerationale Weitergabe kriegsbelasteter Kindheiten. Interdisziplinäre Studien zur Nachhaltigkeit historischer Erfahrungen über vier Generationen* (Reihe: Kinder des Weltkrieges). Weinheim: Juventa.
Rakoff, Vivian, Sigal, John J. & Epstein, Nathan B. (1966). Children and families of Concentration Camp survivors. *Canada's Mental Health, 14*(4), 24–26.
Ritscher, Wolf (2001). Familien der Opfer und Täter/innen des Nationalsozialismus: eine Drei-Generationen-Perspektive. *Kontext, 32*(2), 108–129.
Roberts, Ulla (1994). *Starke Mütter – ferne Väter. Töchter reflektieren ihre Kindheit im Nationalsozialismus und in der Nachkriegszeit.* Frankfurt: Fischer.
Rommelspacher, Birgit (1995). *Dominanzkultur. Texte zu Fremdheit und Macht.* Berlin: Orlanda.
Rommelspacher, Birgit (2001). Beredtes Schweigen. Auseinandersetzungen mit dem Antisemitismus und Nationalsozialismus in der jungen Generation. *Lila Blätter, 23*(1), 4–11.
Rommelspacher, Birgit (2008). Widerstreitende Erinnerungen. *Klinische Sozialarbeit, 5* (Online-Sonderausgabe), 12–17. Online verfügbar: http://www.eccsw.eu/download/klinsa_special_2008.pdf [19.09.2014].
Röper, Gisela & Noam, Gil (1999). Entwicklungsdiagnostik in klinisch-psychologischer Therapie und Forschung. In Rolf Oerter, Cornelia von Hagen, Gisela Röper & Gil Noam (Hrsg.), *Klinische Entwicklungspsychologie* (S. 218–239). Weinheim: Beltz-Psychologie Verlags Union.

Rosenthal, Gabriele (Hrsg.) (1997a). *Der Holocaust im Leben von drei Generationen. Familien von Überlebenden der Shoah und von Nazi-Tätern.* Gießen: Psychosozial.

Rosenthal, Gabriele (1997b). Gemeinsamkeiten und Unterschiede im familialen Dialog über den Holocaust. In Gabriele Rosenthal (Hrsg.), *Der Holocaust im Leben von drei Generationen. Familien von Überlebenden der Shoah und von Nazi-Tätern* (S. 18–25). Gießen: Psychosozial-Verlag.

Rothe, Katharina (2009). *Das (Nicht-)Sprechen über die Judenvernichtung. Psychische Weiterwirkungen des Holocaust in mehreren Generationen nicht-jüdischer Deutscher* (Reihe: Forschung Psychosozial). Gießen: Psychosozial-Verlag.

Rottgardt, Elke (1993). *Elternhörigkeit. Nationalsozialismus in der Generation danach. Eltern-Kind-Verhältnisse vor dem Hintergrund der nationalsozialistischen Vergangenheit.* Hamburg: Kovač.

Rudoren, Yodi (2012). Proudly bearing elders' scars, their skin says ‚never forget'. *The New York Times, 162*(30.09.2012). Online verfügbar: http://www.nytimes.com/2012/10/01/world/middleeast/with-tattoos-young-israelis-bear-holocaust-scars-of-relatives.html?pagewanted=all&_r=0 [19.09.2014].

Schneider, Conny (2004). *Abschied von der Vergangenheit? Umgangsweisen mit der nationalsozialistischen Vergangenheit in der dritten Generation in Ost- und Westdeutschland* (Reihe: Forum Deutsche Geschichte, Bd. 3). München: Martin Meidenbauer.

Schwan, Gesine (1997). *Politik und Schuld. Die zerstörerische Macht des Schweigens* (Reihe: ZeitSchriften). Frankfurt: Fischer.

Silbermann, Alphons & Stoffers, Manfred (2000). *Auschwitz: Nie davon gehört?. Erinnern und Vergessen in Deutschland.* Berlin: Rowohlt.

Simon, Fritz B., Clement, Ulrich & Stierlin, Helm (2004). *Die Sprache der Familientherapie. Ein Vokabular. Kritischer Überblick und Intergration systemtherapeutischer Begriffe, Konzepte und Methoden* (6., überarb. u. erw. Aufl.). Stuttgart: Klett-Cotta.

Soerensen-Cassier, Dagmar (2003). Transgenerationelle Prozesse von NS-Traumatisierungen. Ein Fallbericht. *Psychosozial, 26*(2 [Nr. 92]), 61–66.

Solomon, Zahava, Kotler, Moshe & Mikulincer, Mario (1988). Combat-related posttraumatic stress disorder among second-generation Holocaust survivors – preliminary findings. *American Journal of Psychiatry, 145*(7), 865–868.

Somer, Eli (2014). *In the shadow of the Holocaust: An analysis of the Israeli psychological and socio-political discourse.* Vortrag bei den 11. Kremser Tagen „Ein Trauma ist mehr als ein Trauma…", 06./07.06.2014 in Krems, Österreich.

Staffa, Christian & Klinger, Katherine (Hrsg.) (1998). *Die Gegenwart der Geschichte des Holocaust. Intergenerationelle Tradierung und Kommunikation der Nachkommen* (Reihe: Schriftenreihe des Insittuts für Vergleichende Geschichtswissenschaften, Bd. 2). Berlin: iwGw.

Stierlin, Helm (1978). *Delegation und Familie. Beiträge zum Heidelberger familiendynamischen Konzept.* Frankfurt: Suhrkamp.

Streeck-Fischer, Annette (Hrsg.) (2004). *Adoleszenz, Bindung, Destruktivität.* Stuttgart: Klett-Cotta.

Suedfeld, Peter (2000). Reverberations of the Holocaust fifty years later: Psychology's contributions to understanding persecution and genocide. *Canadian Psychology/Psychologie Canadienne, 41*(1), 1–9.

Timm, Angelika (1993). DDR – Israel: Anatomie eines gestörten Verhältnisses. *Aus Politik und Zeitgeschichte, 41*(4), 46–54.

Traverso, Enzo (2000). *Auschwitz denken. Die Intellektuellen und die Shoah.* Hamburg: Hamburger Edition.

Trossmann, Bernard (1968). Adolescent children of concentration camp survivors. *Canadian Psychiatric Association Journal, 13*(2), 121–123.

Villigster Forschungsforum zu Nationalsozialismus, Rassismus und Antisemitismus (Hrsg.) (2004). *Das Unbehagen in der ‚dritten Generation'. Reflexionen des Holocaust, Antisemitismus und Nationalsozialismus* (Reihe: Villigst-Profile, Bd. 3). Münster: Lit.

Völter, Bettina (2008). Generationsforschung und „transgenerationale Weitergabe" aus biographischer Sicht. In Hartmut Radebold, Werner Bohleber & Jürgen Zinnecker (Hrsg.), *Transgenerationale Weitergabe kriegsbelasteter Kindheiten. Interdisziplinare Studien zur Nachhaltigkeit historischer Erfahrungen über vier Generationen* (Reihe: Kinder des Weltkrieges; S. 95–106). Weinheim: Juventa.

Wachsmuth, Iris (2008). *NS-Vergangenheit in Ost und West. Tradierung und Sozialisation.* Berlin: Metropol.

Welzer, Harald (2008). *Das kommunikative Gedächtnis. Eine Theorie der Erinnerung* (2., unveränd. Aufl. der Taschenbuchausg.). München: Beck (Original erschienen 2002).

Welzer, Harald, Moller, Sabine & Tschuggnall, Karoline (2002). *„Opa war kein Nazi". Nationalsozialismus und Holocaust im Familiengedächtnis.* Frankfurt: Fischer.

Wiseman, Hadas & Barber, Jacques P. (2008). *Echoes of the trauma: Relational themes and emotions in children of Holocaust survivors.* Cambridge: Cambridge University Press.

Witzel, Andreas (1982). *Verfahren der qualitativen Sozialforschung. Überblick und Alternativen* (Reihe: Campus Forschung, Bd. 322). Frankfurt: Campus.

Witzel, Andreas (2000). Das problemzentrierte Interview. *Forum Qualitative Sozialforschung, 1*(1), Art. 22. Online verfügbar: http://www.qualitative-research.net/index.php/fqs/article/view/1132/2519 [19.09.2014].

Ziegler, Meinrad (2000). *Das Soziale Erbe. Eine soziologische Fallstudie über drei Generationen einer Familie.* Wien: Böhlau.

Maximiliane Brandmaier

Trauma und Gesellschaft – Kritische Reflexionen

Die Bedeutung der Gesellschaft für den Umgang mit Trauma

Traumatische Erlebnisse finden immer in bestimmten sozialen, kulturellen, ökonomischen und politischen Kontexten statt, welche auch den Verlauf der traumareaktiven Folgen, das Ausmaß an sozialer Unterstützung sowie professionelle Einstellungen und Herangehensweisen an Trauma beeinflussen. Dennoch fällt beim Blick in die psychotraumatologische Fachliteratur auf, dass die Rolle der Gesellschaft und gesellschaftlicher Institutionen überwiegend nicht oder nur am Rande thematisiert wird. Dabei spielt es für die Verarbeitung traumatischer Erlebnisse eine große Rolle, wie sich die Allgemeinheit und das soziale Umfeld zu der Traumatisierung, deren Ursachen und Folgen verhalten (Birck, 2001; Fischer & Riedesser, 2009; Gahleitner, 2005).

Im folgenden Beitrag wird dieser Umstand aus verschiedenen Perspektiven beleuchtet. Zunächst werden überblickshaft die Entwicklung des Traumadiskurses und psychologischer Traumakonzepte dargestellt. Der Schwerpunkt liegt hier auf dem deutschsprachigen Raum, wobei historisch v.a. der Umgang mit traumatisierten Soldaten des Ersten Weltkriegs sowie mit Opfern des Nationalsozialismus fokussiert wird. Hier wird deutlich, dass die Anerkennung von Trauma als Ursache psychischer Störungen auch von politischen und ökonomischen (Macht-)Interessen geleitet war und ist. Der Umgang mit Überlebenden von Gewalt unterliegt nach wie vor gesellschaftlichen Normen und Vorstellungen sowie politischen und ökonomischen Interessen, wie hier am Beispiel von Opfern sexualisierter Gewalt sowie von Geflüchteten und Asylsuchenden veranschaulicht wird. Diese beiden Beispiele wurden aufgrund ihrer großen sozialen Brisanz und Aktualität sowie medialen Präsenz herausgegriffen, ähnliche Umgangsweisen mit Gewaltopfern werden jedoch auch in anderen Kontexten berichtet (z.B. ehemalige Heimkinder, Trauma und Behinderung, Rassismus). Der Beitrag schließt mit Überlegungen zur gesellschaftlichen Verantwortung in der Schaffung von Sphären der Anerkennung für Überlebende von Gewalt.

Gesellschaftliche und politische Bezüge des Traumadiskurses

Gesellschaftliche Normen sowie politische und ökonomische Interessen beeinflussten die psychiatrische und psychologische Lehrmeinung seit Beginn der Traumaforschung, was wissenschaftlich bislang besonders für den Umgang mit traumatisierten Soldaten im Ersten Weltkrieg sowie mit Überlebenden des Holocaust aufgearbeitet wurde. Auch das derzeit vorherrschende Traumakonzept der Posttraumatischen Belastungsstörung wurde vor einem konkreten soziopolitischen Hintergrund, dem Vietnamkrieg, entwickelt. Dennoch stellt es als psychiatrische Diagnose keinen Bezug mehr zu gesellschaftlichen oder soziokulturellen Entstehungsbedingungen von Trauma her. Ein stärker prozesshaftes Traumaverständnis trägt hingegen gerade für komplexe Traumatisierung durch sogenannte „man-made disasters“ (durch Menschen verursachte Katastrophen) zu einem besseren Verständnis bei. Hierbei stellt die sequenzielle Traumatisierung ein Modell dar, das die soziokulturelle und die prozesshafte Dimension von Trauma konzeptuell berücksichtigt und in vielen verschiedenen Kontexten anwendbar ist.

Die Anerkennung von Trauma – ein kurzer historischer Überblick

Die systematische Erforschung von Traumafolgen war von Beginn an verbunden mit gesellschaftspolitischen Bewegungen (u.a. Friedensbewegung und Frauenbewegung; Herman, 1992/2001). Leider war die Auseinandersetzung mit Trauma häufig geprägt von einer Entwertung der Opfer und deren Leiden. Während des Ersten Weltkriegs wurden psychiatrische Diagnosen und Behandlungskonzepte gesellschaftlichen und ökonomischen Anforderungen angepasst. Diagnosen traumareaktiver Störungen wurden klassenspezifisch vergeben, wodurch einfache Soldaten im Gegensatz zu Offizieren hinsichtlich der Rentenansprüche benachteiligt waren (Lamott & Lempa, 2009). Der entwertende Umgang zeigt sich auch an Begrifflichkeiten wie „Rentenneurose“ (Fischer & Riedesser, 2009, S. 76).

Für die Entschädigungsverfahren infolge des Nationalsozialismus mussten die Überlebenden ihre Traumatisierung durch politische und ethnische Verfolgung und KZ-Haft im Individualfall nachweisen, häufig wurde ihnen Übertreibung und Simulation unterstellt. Das Verfahren zielte auf Individualisierung und Hierarchisierung der Opfer statt auf Heilung und Therapie, wodurch die Rückkehr in die Gesellschaft zusätzlich erschwert wurde (Pross, 1988). Lange Zeit war die vorherrschende psychiatrische Lehrmeinung, dass psychische Krankheiten anlagebedingt seien und sich unter äußeren Belastungen lediglich manifestierten. Erst infolge des GutachterInnenstreits in den 1960er-Jahren wurde die langfristig traumatisierende Wirkung etwa von Konzentrationslagern allmählich anerkannt (Fischer & Riedesser, 2009; Mühlleitner, 2013; Pross, 1988).

Die Forschung zu Folgen von Extremtraumatisierung durch KZ-Haft oder Folter sowie zu deren Diagnostik und Behandlung war im deutschsprachigen Raum bis in die 1990er-Jahre sehr zögerlich und selektiv (Kloocke et al., 2005; Mühlleitner, 2013; Priebe et al., 2002). Neben Konflikten innerhalb der Professionen schienen unbewusste Identifikationen mit ökonomischen und staatlichen Interessen eine Rolle zu spielen (Mühlleitner, 2013). Denn die Verweigerung von Anerkennung der Traumatisierung im Entschädigungsverfahren bedeutete auch die Verweigerung von Versicherungsleistungen. Die langjährige Nichtbeachtung führte vermutlich auch dazu, dass Kriegstraumata von Opfern und TäterInnen gleichermaßen unbeachtet blieben und nicht verarbeitet wurden: „Man kann hier von einer historischen Traumavergessenheit sprechen, die an kollektive Verdrängung und Verleugnung grenzt" (Mühlleitner, 2013, S. 146).

Trauma als psychische Störung – Die Entwicklung des Konzepts der PTSD

In den USA stießen die massenhaften Traumatisierungen von Veteranen des Vietnamkriegs die Einführung der Posttraumatischen Belastungsstörung (PTSD) in das DSM-III an, wobei die diagnostische Erfassung psychischer und psychosomatischer Beschwerden und Verhaltensauffälligkeiten auch dazu beitrug, die Veteranen moralisch freizusprechen. Doch obwohl das Konzept der PTSD infolge eines konkreten sozialpolitischen Vorgangs entstanden ist, blendet es als symptomfokussierte Diagnose den gesellschaftlichen und sozialen Kontext vollständig aus, der Entstehungskontext wird entpolitisiert. Durch die Fokussierung auf individuelle Psychopathologie erfolgt eine Überführung politischer in medizinische Diskurse und eine Vereinzelung der Opfer – das Trauma wird nicht mehr als potenziell gesellschaftliches Problem, sondern als Einzelfall behandelt (Becker, 2003; Lamott & Lempa, 2009). Der damit verbundene medizinisch-psychologische Zugang spiegelt eine bestimmte ethische Haltung wider und dreht sich immer mehr um „Messbarkeit" und symptomfokussierte Interventionen (Nguyen, 2011). An traumatisierte Menschen wird der Anspruch gestellt, sich selbst um ihre

Heilung zu kümmern – ohne dass die traumatogenen gesellschaftlichen Bedingungen geändert werden (Jovanović, 2003).

Die Anerkennung bestimmter traumareaktiver Symptombilder als psychiatrische Diagnosen spiegelt in gewisser Weise die gesellschaftliche Haltung in Bezug auf die traumatogenen Umstände wider. Beobachtbar ist dies an den Auseinandersetzungen um die Aufnahme von komplexen Störungsbildern infolge schwerer „man-made disasters" – wie die komplexe PTSD (Herman, 1992/2001) oder die Dissoziative Identitätsstörung (Gast, 2002) – in die internationalen Diagnosemanuale.

Trauma als Prozess – das Modell der sequenziellen Traumatisierung

Der Sozialpsychologe Martín-Baró (1990) prägte den Begriff des „psychosozialen Traumas", um die Einseitigkeit individualpsychologischer Sichtweisen auf Trauma zu durchbrechen (Rauchfuss, 2011), wird aber in der psychotraumatologischen Fachliteratur kaum rezipiert. Laut Becker (2003) haben infolge des Holocaust einzig Bettelheims (1943) Konzept der Extremsituation und Keilsons Modell der sequenziellen Traumatisierung die sozialpolitische Dimension von Trauma erfasst und eine politische Diskussion riskiert: „Bezogen auf die Entwicklung des traumatischen Prozesses ist es besonders wichtig, dass der Konflikt aus seiner intrapsychischen Verbannung wieder dahin geholt wird, wo er hingehört: in die Mitte der Gesellschaft und des sozialen Prozesses" (Becker, 2006, S. 200).

Das Modell der sequenziellen Traumatisierung (Keilson, 1979/2005) erweist sich als äußerst aussagekräftiges Konzept zum Verständnis des Verhältnisses zwischen Traumabewältigung und dem sozialen und gesellschaftlichen Umfeld. Keilson ging davon aus, dass „die extreme Belastungssituation … aus einer steten Folge massiver, einander verstärkender … traumatischer Situationen besteht, die auch nach dem Kriege, also nach Beendigung der Verfolgung selbst, weiterging" (ebenda, S. 426). Er unterschied drei Sequenzen unterschiedlicher traumatischer Qualität, welche die Zeit vor, während und nach der direkten Verfolgung umfassten. Die dritte Phase (darin v. a. die Qualität sozialer und professioneller Unterstützung) war in Keilsons Untersuchung entscheidend dafür, wie sich die weitere psychische Entwicklung der Überlebenden gestaltete. Becker und Weyermann (2006) passten das Modell auf aktuelle krisenhafte Kontexte an und erweiterten es um Zeiten des Übergangs und der Chronifizierung.

Im Modell der sequenziellen Traumatisierung werden individuelles Leid und gesellschaftliche Prozesse aufeinander bezogen, und es wird verdeutlicht, dass die soziale Umwelt einen erheblichen Einfluss auf den Traumaverarbeitungsprozess hat. Dies zeigt sich auch hinsichtlich der Effekte sozialer Unterstützung (Ozer et al., 2008). Korrektive Umweltfaktoren sind bedeutsam, weshalb gerade HelferInnen und MitarbeiterInnen von Behörden im Umgang mit Traumatisierten sensibilisiert und geschult sein sollten. Doch häufig sind hier psychotraumatologische Abwehrstrategien gegen eine Verunsicherung des basalen Sicherheitsgefühls und Selbst- und Weltverständnisses zu beobachten, wie das „blaming the victim" (Fischer & Riedesser, 2009; Ottomeyer, 2011; vgl. bereits Ryan, 1971).

Trauma und Gesellschaft – zwei Anschauungsbeispiele

Sehr deutlich werden solche Abwehrstrategien im Umgang mit Opfern familiärer und sexualisierter Gewalt sowie mit traumatisierten Geflüchteten und Asylsuchenden. Beide Bereiche sind von großer sozialer Aktualität und stellen Gegenstände kontroverser Diskussionen dar. So wurde nach verstärkter medialer Aufmerksamkeit im Jahr 2010/2011 von der deutschen Bundesregierung ein Runder Tisch „Sexueller Kindesmissbrauch in Abhängigkeits- und Machtverhältnissen in privaten und öffentlichen Einrichtungen und im familiären Bereich" (BMJ et al., 2011) initiiert. Und angesichts weltweit steigender Flüchtlingszahlen werden derzeit die Bedingungen der Aufnahme und Unterbringung von Geflüchteten wieder verstärkt diskutiert. Dabei ist zu erwarten, dass ein großer Anteil der Asylsuchenden durch traumatische Erlebnisse im Herkunftsland und auf der Flucht traumatisiert ist (ca. 40 %, vgl. Gäbel et al., 2006).

Sexualisierte Gewalt

Sowohl der gesellschaftliche als auch der psychosoziale Diskurs um sexualisierte Gewalt waren von Beginn an spannungsgeladen, v. a. zwischen der Frauenbewegung und der Kinderschutzbewegung bzw. der Familientherapie (Gahleitner, 2005). Mitte der 1990er-Jahre gab es kontroverse Diskussionen um parteiliche psychosoziale Arbeit (z. B. False-Memory-Bewegung, Vorwurf des „Missbrauchs mit dem Missbrauch"; vgl. Briere, 1996; Herman, 1992/2001; Roth, 1997; Steinhage, 2002). Solche Gegenbewegungen stellen Zweifel an der Glaubhaftigkeit von Opfern in den Vordergrund und erschweren damit nicht nur gesellschaftliche Aufklärung, die Veränderung von Einstellungsmustern sowie präventive Maßnahmen (Fischer & Riedesser, 2009; Herman, 1992/2001), sondern verstärken durch Tendenzen der Tabuisierung oder der Opferbeschuldigung auch Schuld- und Schamgefühle sowie Verstrickung und pathogene Verarbeitungsmuster bei den Opfern.

Die Aufklärung sexualisierter Gewalt erfolgt ohnehin zeitverzögert und konfliktreich, die Offenlegung und der persönliche Aufarbeitungsprozess werden durch gesellschaftliche Abwehrtendenzen erschwert (Gahleitner, 2005): „Gesellschaftliche Mythen um sexuellen Missbrauch verzerren die Realität sowohl für die ‚öffentliche Meinung' als auch für die Betroffenen selbst. Sexueller Missbrauch ist nicht nur als individuelles Schicksal, sondern als komplexes gesellschaftliches Phänomen zu begreifen" (S. 299).

Die Opfer werden häufig vor Gericht oder bei der Polizei nicht gehört oder anerkannt, Gerichtsverfahren können sogar retraumatisierende Wirkungen haben (Herman, 1992/2001). Auch Debatten um die Glaubhaftigkeit von Aussagen von Opfern sexualisierter Gewalt werden sowohl im juristischen als auch medizinisch-psychologischen Kontext immer wieder virulent (Künzel, 2005). Überdies reicht im deutschen Sexualstrafrecht bei Erwachsenen ein verbaler Widerspruch gegen gewalttätige sexuelle Handlungen nicht aus, sondern es wird aktive, körperliche Verteidigung der sexuellen Selbstbestimmung erwartet (Grieger et al., 2014). Dies wird realen Situationen nicht gerecht und ist zudem mit „gesellschaftlichen Vorstellungen von sexualisierter Gewalt und von idealtypischem Opferverhalten verknüpft" (ebenda, S. 3).

Gerade sexualisierte Gewalt an Kindern ist trotz streckenweiser hoher medialer Präsenz ein gesellschaftlich brisantes Tabuthema. Die Frage ist, inwieweit die in den Medien vorherrschenden monokausalen Erklärungen – (männlicher) Fremdtäter, Triebfaktor – und der Fokus auf Einzelfälle einen Einfluss auf die gesellschaftliche Wahrnehmung haben (Scheufele, 2005). So führt eine verstärkte mediale Berichterstattung für die Betroffenen sogar teils zu weniger Empathie und einer Verharmlosung ihrer Erlebnisse durch das soziale Umfeld (Birck, 2001). Traditionelle und patriarchale Vorstellungen von Männlichkeit und männlicher Sexualität, ein gesellschaftlich homophobes Klima sowie das Tabu, über Mütter oder Frauen als Täterinnen zu sprechen, erschweren es besonders Jungen und Männern, ihre Erfahrungen als Opfer sexualisierter Gewalt zu akzeptieren (Gahleitner, 2005). Es wird sich zeigen, ob durch die derzeit verstärkte mediale Aufmerksamkeit für sexualisierte Gewalt an Jungen in Institutionen die notwendige Veränderung der gesellschaftlichen Haltung gegenüber dem Thema erfolgt, welche weiterer Isolierung und Stigmatisierung vorbeugt (ebenda). Patriarchale Denkmuster können auch Psychotherapieverläufe beeinflussen, wenn TherapeutInnen diese soziokulturellen Wahrnehmungen und Verhaltensweisen nicht ausreichend reflektieren (Briere, 1996; Roth, 1997). Im schlimmsten Falle führt dies zum Leugnen des sexuellen Missbrauchs, zur Opferbeschuldigung oder Bagatellisierung – Tendenzen struktureller Gewalt, die auch in stationären Settings vorkommen und für Hilfesuchende besonders schmerzhaft sind (Olbricht, 2002).

Trauma und Asyl

Flucht lässt sich als sequenzielle Traumatisierung fassen: Das Exil stellt dabei möglicherweise die letzte traumatische Sequenz dar, ist jedoch lange Zeit von Unsicherheit, einem Gefühl der Bedrohung und einem Stresskontinuum gekennzeichnet (Becker, 2006; Schreiber et al., 2006). Asylsuchende sind eine stark marginalisierte Gruppe mit wenig Handlungsmacht und weisen in zahlreichen Studien hohe Prävalenzraten psychischer Störungen auf, wozu in erheblichem Maße auch die Belastungen im Exil beitragen, wie ein temporärer Aufenthaltsstatus, ökonomische Benachteiligung, Unterbringung in Gemeinschaftsunterkünften, Arbeitsverbote bzw. ein erschwerter Zugang zum Arbeitsmarkt sowie mangelhafte Gesundheitsversorgung (Brandmaier, 2013; Porter & Haslam, 2005). Diese Bedingungen haben einen erheblichen Einfluss darauf, ob psychische und psychosomatische Folgen extremer Gewalt chronifizieren (Birck, 2002a; Kruse et al., 2013). Insgesamt ist davon auszugehen, dass sich psychische Störungen in einem komplexen Zusammenspiel aus individueller Vulnerabilität, Trauma, gesellschaftlichen Faktoren und verfügbaren Bewältigungsstrategien entwickeln (Beiser, 2005).

Hier ist entscheidend, ob gesellschaftliche Anerkennung und Wertschätzung stattfinden. Seit Jahren steht die Praxis der Asylentscheidungen in der Kritik, v.a. hinsichtlich eines entwürdigenden Umgangs bei Anhörungen, der (Nicht-)Anerkennung extremer Gewalt wie Folter als Asylgrund, der Anzweiflung der Glaubhaftigkeit von Trauma-Schilderungen bzw. der Professionalität von Gutachten sowie der fehlenden Rezeption neuester wissenschaftlicher Erkenntnisse über Trauma und Erinnerung (Birck, 2002b; Hofmann, 2013). Zweifel an der Glaubhaftigkeit sowie die ablehnende Haltung von EinzelentscheiderInnen, aber auch das gesellschaftliche und politische Klima können unbewusste Abwehr- und Verleugnungsprozesse angesichts der Konfrontation mit (traumatisierten) Asylsuchenden und deren extremen Gewalterlebnissen widerspiegeln (Ottomeyer, 2011).

Eine fehlende Kultur der Anerkennung, juristische Barrieren, Schikanen durch Behörden, Erfahrungen von Diskriminierung und Rassismus sowie die Lebensbedingungen erschweren therapeutische Prozesse und führen dazu, dass PsychotherapeutInnen häufig sozialarbeiterische Aufgaben übernehmen. Soziale Arbeit und juristische Beratung sollten einen integralen Bestandteil des Behandlungskonzepts zur Herstellung eines sicheren und stabilen Kontextes sowie zur Aufklärung und Information bilden (Abdallah-Steinkopf & Soyer, 2013; Ahrndt, 2011). Sonst besteht die Gefahr, dass PsychotherapeutInnen in Muster der Verstrickung und Überidentifizierung oder die „Rolle des endlich aufgetauchten Retters“ (Ottomeyer, 2003, S. 42) verfallen.

Gesellschaftliche Verantwortung im Umgang mit Opfern von Gewalt

Komplexe Traumatisierungen entstehen „in einer Sozialstruktur, die den Missbrauch und die Ausbeutung von Abhängigen ermöglicht“ (Herman, 1992/2001, S. 16). Eine ‚viktimisierende Kultur‘ (Briere, 1996, S. 86), in der z. B. alltäglicher Sexismus bagatellisiert wird (Wizorek, 2014), Tendenzen zur Opferbeschuldigung bestehen (Ottomeyer, 2011) oder kaum juristische Strafverfolgung stattfindet (Grieger et al., 2014), erschwert traumatisierten Opfern von Gewalt sowohl Bemühungen zur Aufklärung als auch der Verarbeitung ihrer Erlebnisse.

Gesellschaftliche Aufgaben liegen im Bereich der Prävention, in der Veränderung von Machtungleichheiten und Strukturen, welche sexualisierte und andere Formen von Gewalt begünstigen sowie im Aufbau adäquater Hilfsangebote mit dem Ziel einer reflektierten politisch-therapeutischen Parteilichkeit für die Opfer (Gahleitner, 2005). Darüber hinaus spielt Anerkennung als Opfer und Überlebende sowie in zentralen Sphären der Identität eine entscheidende Rolle für die weitere psychische Entwicklung.

Anerkennung als gesellschaftliche Aufgabe

Mit einer Anerkennung als Opfer sind bestimmte Rechte und Erwartungen verbunden (Verantwortung für die Bewältigung des Geschehens, Wiederherstellung der Funktionsfähigkeit), aber auch Aspekte der Stigmatisierung und Demütigung. Das Erkennen eigener Handlungsmöglichkeiten ist notwendig, um aus der Opferrolle herauszukommen und wieder die Handlungsfähigkeit und das Selbstwertgefühl zurückzugewinnen, welche durch das Trauma angegriffen wurden (Ottomeyer, 2011). Der Wandel der Selbstwahrnehmung von Opfer zu Überlebenden muss in der psychotherapeutischen Arbeit sehr behutsam geschehen (ebenda), zu schnelle Hinweise auf die Fähigkeiten als Überlebende können ein Teil von Abwehr- und Entwertungsdynamiken werden: „Traumatisierte brauchen Menschen, die sich erschüttern lassen, aber nicht erschreckt sind. Sie brauchen Helfer, denen es möglich ist, Betroffenen in ihrer Verzweiflung zu begegnen. Sie brauchen Therapeuten, die die zerstörerische Potenz der Übergriffe und die Dramatik der Folgen anerkennen“ (Birck, 2001, S. 255).

Die Gesellschaft und professionelle TraumahelferInnen sind vor die Herausforderung gestellt, sich in der Konfrontation mit Überlebenden dem Unfassbaren und Unsagbaren zu stellen und dieses als Realität anzuerkennen (Nguyen, 2011). Darüber hinaus müssen auch im therapeutischen Rahmen die gesellschaftlichen Verhältnisse und politischen Auseinandersetzungen ernst genommen werden, in welche die Leiden und der persönliche Widerstand der Verfolgten eingebettet waren (Ottomeyer, 2011). Des Weiteren ist die Auseinandersetzung des/der TherapeutIn mit eigenen Privilegien und sozialen Positionierungen ebenso wie die Sensibilität für äußere Einflüsse (z.B. Alltagsrassismus) wichtig (Brown, 2011). Dies hilft, Ungleichheiten und Widersprüche zu reflektieren und nicht zu individualisieren oder Reaktionen darauf zu pathologisieren.

Wie jeder Mensch brauchen auch traumatisierte Opfer von Gewalt Anerkennung, um (wieder) eine stabile Identität aufzubauen und ihr Gefühl für ihre Würde und ihren Selbstwert wieder zu erlangen: „Wird den Opfern nicht jene Anerkennung und Unterstützung zuteil, die von ihrem Gerechtigkeitsempfinden her angebracht erscheint, so kann sich das erschütterte Selbst- und Weltverständnis nicht regenerieren. Das Trauma bleibt ‚unfasslich'. Die Betroffenen fühlen sich fremd in einer sozialen Welt, die das Unrecht, das ihnen widerfuhr als solches nicht anerkennt" (Fischer & Riedesser, 2009, S. 101).

Honneth (2012) formulierte drei Bereiche der Anerkennung, welche die Grundlage der „Reproduktion gesellschaftlichen Lebens" (S. 148) darstellen: Anerkennung in Eltern-Kind-, Liebes- oder Freundschaftsbeziehungen, Anerkennung als Rechtssubjekt und wechselseitige Anerkennung in Solidarität bzw. durch soziale Wertschätzung. Jede Anerkennungsform ist dabei mit einer bestimmten Missachtungsform verknüpft: Vergewaltigung/Misshandlung, Entrechtung/Ausschließung und Entwürdigung/Beleidigung. Dabei betrachtet er Kämpfe um Anerkennung sozialer Gruppen als die Antriebskraft für die Veränderung von Gesellschaften.

Bei „man-made disasters" liegt zumindest eine der Formen der Missachtung vor, was auch zu einem Verlust von Selbst- und Weltvertrauen führen kann. Auch Ottomeyer (2014) sieht zwischenmenschliche Anerkennung als die wichtigste Ressource für Selbstbewusstsein und Identität. Er entwickelt in Rückgriff auf Honneths Theorie sowie marxistische Gesellschaftstheorien ebenfalls Anerkennungsformen in den drei gesellschaftlichen Sphären der Zirkulation (Markt, Recht), Produktion (Arbeit) und Reproduktion (Liebe): Anerkennung als freie/r und gleiche/r Teilnehmer/in am Markt und im Rechtsverkehr, als Arbeitende/r sowie als „einzigartiges, unverwechselbares Subjekt" (ebenda, S. 453f.). Wird die Anerkennung in diesen Bereichen nicht gewährt, können Selbstverachtung, Depression, die Bildung einer Negatividentität oder nach außen gerichteter Zorn die Folge sein. Für Geflüchtete geht es darüber hinaus um die Anerkennung als Opfer von Verfolgung und Diskriminierung und damit als Asylberechtigte. Häufig werden die Anerkennung als Flüchtling im Sinne der Genfer Konvention und damit als Rechtssubjekt mit gewissen Bürgerrechten, die Anerkennung als Opfer extremer Gewalt sowie die Anerkennung als arbeitende Person verweigert

(Ottomeyer, 2011). Ottomeyer (ebenda) kritisiert die Behandlung von Opfern durch die Gesellschaft sowie rechtspopulistische PolitikerInnen als oft genug „respektlos, entwertend, schikanierend und manchmal sogar sadistisch“ (ebenda, S. 9). Erforderlich ist ein solidarischer und respektvoller Umgang mit Opfern von Gewalt.

Strafrechtliche Verfolgung schwerer Menschenrechtsverletzungen wird häufig als gesellschaftliche Anerkennung der Verfolgten wahrgenommen (Rauchfuss, 2011) bzw. ist der Ort, an dem die individuelle Traumatisierung „auf die gesellschaftliche Ebene zurückgeführt und dort durchgearbeitet werden kann“ (Becker, 2006, S. 113). Die öffentliche Anerkennung des traumatischen Ereignisses sowie Handeln seitens der Gesellschaft z. B. in Form einer Verantwortungszuschreibung an die TäterInnen und Restitution kann sich auch positiv auf Bewältigungsprozesse auswirken (Herman, 1992/2001). Dies ist auch wichtig, um Machtverhältnisse, in welchen die Ausübung der Gewalt und die Verfolgung stattgefunden haben, zu erfassen und deren Veränderung zu ermöglichen. Gesellschaftliche Anerkennung oder Missachtung von Traumatisierten äußert sich auch im Ausmaß an Rückhalt für die professionellen Helfenden. Die häufig beobachtbare mangelnde (gesundheits)politische Unterstützung kann im Endeffekt zu einer Überlastung und evtl. sogar zu einer vikariierenden Traumatisierung der HelferInnen führen (Pearlman & Caringi, 2011; Roth, 1997).

Fazit

Überlebende von Gewalt leiden häufig neben den psychischen Folgen der Traumatisierung an gesellschaftlicher Marginalisierung, Ausgrenzung oder gar Missachtung (Pearlman & Caringi, 2011), was auch Tendenzen der Verdrängung zuzuschreiben ist. Über das Erlebte sprechen zu können und empathisch Gehör zu finden, ist alles andere als selbstverständlich (Brown, 2011). Dabei ist es für sie essenziell, ihre traumatischen Erlebnisse, die wie etwa im Falle von Krieg oder Folter auf die Zerstörung der Persönlichkeit und der körperlichen Integrität zielen, in ein übergreifendes gesellschaftliches Narrativ einzubinden. Dazu bedarf es eines „gesellschaftlichen Diskurses über die historische Wahrheit des traumatischen Geschehens sowie über dessen Verleugnung und Abwehr“ (Bohleber, 2011, S. 58). Gesellschaft und Politik stehen in der Verantwortung, gesundheits*fördernde* Bedingungen herzustellen.

Literatur

Abdallah-Steinkopf, Barbara & Soyer, Jürgen (2013). Traumatisierte Flüchtlinge. Kultursensible Psychotherapie im politischen Spannungsfeld. In Robert E. Feldmann & Günter H. Seidler (Hrsg.), *Traum(a) Migration. Aktuelle Konzepte zur Therapie traumatisierter Flüchtlinge und Folteropfer* (S. 137–166). Gießen: Psychosozial-Verlag.

Ahrndt, Andrea (2011). *Zur Bedeutung der Klinischen Sozialarbeit im Kontext der Behandlung und Rehabilitation von traumatisierten Flüchtlingen.* Masterthesis. Berlin: Katholische Hochschule für Sozialwesen.

Becker, David (2003). Migration, Flucht und Trauma. Der Trauma-Diskurs und seine politischen und gesellschaftlichen Bedeutungen. In Edgar J. Forster, Ingo Bieringer & Franziska Lamott (Hrsg.), *Migration und Trauma. Beiträge zu einer reflexiven Flüchtlingsarbeit* (S. 17–37). Münster: Lit.

Becker, David (2006). *Die Erfindung des Traumas – verflochtene Geschichten.* Berlin: Edition Freitag.

Becker, David & Weyermann, Barbara (2006). *Gender, Konflikttransformation und der psychosoziale Ansatz. Arbeitshilfe.* Bern: DEZA.

Beiser, Morton (2005). The health of immigrants and refugees in Canada. *Canadian Journal of Public Health, 96*(Supplement 2), S30–S40.

Bettelheim, Bruno (1943). Individual and mass behaviour in extreme situations. *Journal of Abnormal and Social Psychology, 38*(4), 417–452.

Birck, Angelika (2001). *Die Verarbeitung sexualisierter Gewalt in der Kindheit bei Frauen in der Psychotherapie.* Berlin: Behandlungszentrum für Folteropfer.

Birck, Angelika (2002a). Folterüberlebende nach psychotherapeutischer Behandlung. Untersuchung ehemaliger Patienten zwei Jahre nach Therapieende. In Angelika Birck, Christian Pross & Johan Lansen (Hrsg.), *Das Unsagbare* (S. 227–238). Berlin: Springer.

Birck, Angelika (2002b). *Traumatisierte Flüchtlinge. Wie glaubhaft sind ihre Aussagen?* Heidelberg: Asanger.

Bundesministerium für Justiz (BMJ), Bundesministerium für Familie, Senioren, Frauen und Jugend (BMFSFJ) & Bundesministerium für Bildung und Forschung (BMBF) (Hrsg.) (2011). *Runder Tisch Sexueller Kindesmissbrauch in Abhängigkeits- und Machtverhältnissen in privaten udn öffentlichen Einrichtungen und im familiären Bereich.* Berlin: BMJ, BMFSFJ und BMBF. Online verfügbar: http://www.bke.de/content/application/explorer/public/newsletter/newsletter-50/abschlussbericht_rt_sexuellermissbrauch.pdf [01.11.2014].

Bohleber, Werner (2011). Trauma. Erinnerung und Historisierung. In Reinhold Görling (Hrsg.), *Die Verletzbarkeit des Menschen. Folter und die Politik der Affekte* (S. 49–61). Paderborn: Fink.

Brandmaier, Maximiliane (2013). „Ich hatte hier nie festen Boden unter den Füßen". Traumatisierte Flüchtlinge im Exil. In Robert E. Feldmann & Günter H. Seidler (Hrsg.), *Traum(a) Migration. Aktuelle Konzepte zur Therapie traumatisierter Flüchtlinge und Folteropfer* (S. 15–33). Gießen: Psychosozial-Verlag.

Briere, John N. (1996). *Therapy for adults molested as children. Beyond survival* (2., überarb. u. erw. Aufl.). New York: Springer.

Brown, Laura S. (2011). Kulturelle Kompetenz. In Christine A. Courtois & Julian D. Ford (Hrsg.), *Komplexe traumatische Belastungsstörungen und ihre Behandlung. Eine evidenzbasierte Anleitung* (S. 193–213). Paderborn: Junfermann.

Fischer, Gottfried & Riedesser, Peter (2009). *Lehrbuch der Psychotraumatologie* (4., aktual. u. erw. Aufl.). München: Reinhardt.

Gäbel, Ulrike, Ruf, Martina, Schauer, Maggie, Odenwald, Michael & Neuner, Frank (2006). Prävalenz der Posttraumatischen Belastungsstörung (PTSD) und Möglichkeiten der Ermittlung in der Asylverfahrenspraxis. *Zeitschrift für Klinische Psychologie und Psychotherapie, 35*(1), 12–20.

Gahleitner, Silke Birgitta (2005). *Sexuelle Gewalt und Geschlecht. Hilfen zur Traumabewältigung bei Frauen und Männern* (Reihe: Forschung psychosozial). Gießen: Psychosozial-Verlag.

Gast, Ursula (2002). Dissoziative Identitätsstörungen im Gesundheitswesen. Zwischen struktureller Retraumatisierung und strukturierender Hilfe zur Genesung. In Ibrahim Özkan, Ulrich Sachsse & Annette Streeck-Fischer (Hrsg.), *Trauma und Gesellschaft. Vergangenheit in der Gegenwart* (S. 127–138). Göttingen: Vandenhoeck & Ruprecht.

Grieger, Katja, Clemm, Christina, Eckhardt, Anita & Hartmann, Anna (2014). *„Was Ihnen widerfahren ist, ist in Deutschland nicht strafbar". Fallanalyse zu bestehenden Schutzlücken in der Anwendung des deutschen Sexualstrafrechts bezüglich erwachsener Betroffener.* Berlin: bff. Online verfügbar: https://www.frauen-gegen-gewalt.de/nachricht/items/bff-legt-fallanalyse-zu-schutzluecken-im-sexualstrafrecht-vor.html [01.11.2014].

Herman, Judith Lewis (2001). *Trauma and recovery. From domestic abuse to political terror* (20., unveränd. Aufl.). London: Pandora (Erstauflage erschienen 1992).

Hofmann, Mareike (2013). Begut…Achtung! Zur Rolle von ärztlichen und psychologischen Bescheinigungen im verwaltungsgerichtlichen Verfahren. In Karsten Altenhain, Reinhold Görling & Johannes Kruse (Hrsg.), *Die Wiederkehr der Folter? Interdisziplinäre Studien über eine extreme Form der Gewalt, ihre mediale Darstellung und ihre Ächtung* (S. 351–379). Göttingen: V&R unipress.

Honneth, Axel (2012). *Kampf um Anerkennung. Zur moralischen Grammatik sozialer Konflikte* (7., unveränd. Aufl.). Frankfurt: Suhrkamp (Erstauflage erschienen 1992).

Jovanović, Gordana (2003). Trauma im gesellschaftlichen Umbruch. In Uta Ottmüller & Winfried Kurth (Hrsg.), *Trauma, gesellschaftliche Unbewusstheit und Friedenskompetenz* (Reihe: Jahrbuch für psychohistorische Forschung, Bd. 3; S. 133–140). Heidelberg: Mattes.

Keilson, Hans (2005). *Sequentielle Traumatisierung bei Kindern. Untersuchung zum Schicksal jüdischer Kriegswaisen* (Reihe: edition psychosozial; unveränd. Nachdr. der Erstausg.). Gießen: Psychosozial-Verlag (Original erschienen 1979).

Kloocke, Ruth, Schmiedebach, Heinz-Peter & Priebe, Stefan (2005). Psychisches Trauma in deutschsprachigen Lehrbüchern der Nachkriegszeit – die psychiatrische „Lehrmeinung" zwischen 1945 und 2002. *Psychiatrische Praxis, 32*(7), 327–333.

Kruse, Johannes, Brandmaier, Maximiliane & Hofmann, Mareike (2013). Die Folter bleibt nicht ohne Folgen – Die Auswirkungen von Traumafolgestörungen auf das asylrechtliche Verfahren. In Karsten Altenhain, Johannes Kruse, Ina Hagemeier & Mareike Hofmann (Hrsg.), *Folter vor Gericht* (S. 25–40). Göttingen: V&R Unipress.

Künzel, Christine (2005). Ver-rückte Erzählungen: Vergewaltigungstrauma und das Problem der Glaubwürdigkeit. In Wolfgang U. Eckart & Günter H. Seidler (Hrsg.), *Ver-*

letzte Seelen. Möglichkeiten und Perspektiven einer historischen Traumaforschung (S. 213–228). Gießen: Psychosozial-Verlag.

Lamott, Franziska & Lempa, Günter (2009). Zwischen Klinik und Politik. Die Wiederentdeckung des Kriegstraumas in Deutschland. *Psychotherapeut, 54*(4), 289–294.

Martín-Baró, Ignacio (1990). *Psicología social de la guerra. Trauma y terapia* (Reihe: Colección Lecturas universitarias, Bd. 4). San Salvador: UCA Edition.

Mühlleitner, Elke (2013). Die (Nicht-)Wahrnehmung der Folter und ihrer Folgeerkrankungen aus medizinisch-psychologischer Perspektive von 1945–2010. In Karsten Altenhain, Reinhold Görling & Johannes Kruse (Hrsg.), *Die Wiederkehr der Folter? Interdisziplinäre Studien über eine extreme Form der Gewalt, ihre mediale Darstellung und ihre Ächtung* (S. 105–163). Göttingen: V&R unipress.

Nguyen, Leanh (2011). The ethics of trauma: Re-traumatization in society's approach to the traumatized subject. *International Journal of Group Psychotherapy, 61*(1), 27–47.

Olbricht, Ingrid (2002). Strukturelle Gewalt im stationären Setting. In Ibrahim Özkan, Ulrich Sachsse & Annette Streeck-Fischer (Hrsg.), *Trauma und Gesellschaft. Vergangenheit in der Gegenwart* (S. 156–164). Göttingen: Vandenhoeck & Ruprecht.

Ottomeyer, Klaus (2003). Erfahrungsberichte aus der psychosozialen Arbeit mit traumatisierten Flüchtlingen. In Edgar J. Forster, Ingo Bieringer & Franziska Lamott (Hrsg.), *Migration und Trauma. Beiträge zu einer reflexiven Flüchtlingsarbeit* (S. 38–54). Münster: Lit.

Ottomeyer, Klaus (2011). *Die Behandlung der Opfer. Über unseren Umgang mit dem Trauma der Flüchtlinge und Verfolgten* (Reihe: Leben lernen, Bd. 240). Stuttgart: Klett-Cotta.

Ottomeyer, Klaus (2014). Glück, Gesundheit, Identität. Psychologie und Psychotherapie zwischen Widerstand und Anpassung. In Klaus-Jürgen Bruder, Christoph Bialluch & Benjamin Lemke (Hrsg.), *Machtwirkung und Glücksversprechen. Gewalt und Rationalität in Sozialisation und Bildungsprozessen* (S. 441–458). Gießen: Psychosozial Verlag.

Ozer, Emily J., Best, Suzanne R., Lipsey, Tami L. & Weiss, Daniel S. (2008). Predictors of posttraumatic stress disorder and symptoms in adults: A meta-analysis. *Psychological Trauma: Theory, Research, Practice, and Policy, 1*(Supplement 1), 3–36.

Pearlman, Laurie A. & Caringi, James (2011). Selbstreflexives Leben und Arbeiten als Mittel zur Überwindung vikariierender Traumatisierungen. In Christine A. Courtois & Julian D. Ford (Hrsg.), *Komplexe traumatische Belastungsstörungen und ihre Behandlung. Eine evidenzbasierte Anleitung* (S. 237–262). Paderborn: Junfermann.

Porter, Matthew & Haslam, Nick (2005). Predisplacement and postdisplacement factors associated with mental health of refugees and internally displaced persons – A meta-analysis. *JAMA – The Journal of the American Medical Association, 294*(5), 602–612.

Priebe, Stefan, Nowak, Marion & Schmiedebach, Heinz-Peter (2002). Trauma und Psyche in der deutschen Psychiatrie seit 1889. *Psychiatrische Praxis, 29*(1), 3–9.

Pross, Christian (1988). *Wiedergutmachung. Der Kleinkrieg gegen die Opfer.* Frankfurt: Athenäum.

Rauchfuss, Knut (2011). Der Schmerz geht vorüber, aber die Demütigung bleibt. Die psychosozialen Folgen der Straflosigkeit schwerer Menschenrechtsverletzungen. In Reinhold Görling (Hrsg.), *Die Verletzbarkeit des Menschen. Folter und die Politik der Affekte* (S. 137–163). Paderborn: Fink.

Roth, Gabriele (1997). *Zwischen Täterschutz, Ohnmacht und Parteilichkeit. Zum institutionellen Umgang mit „Sexuellem Mißbrauch"*. Bielefeld: Kleine.

Ryan, Willian (1971). *Blaming the victim.* New York: Pantheon.

Scheufele, Bertram (2005). *Sexueller Missbrauch. Mediendarstellung und Medienwirkung.* Wiesbaden: VS.

Schreiber, Viola, Iskenius, Ernst-Ludwig, Bittenbinder, Else, Brünner, Gudrun & Regner, Freihart (2006). „In meiner Heimat haben sie mich mit Stöcken geschlagen, hier schlagen sie mich mit Watte". Exil in Deutschland als traumatische Sequenz. *Zeitschrift für Politische Psychologie, 14*(1+2), 273–293.

Steinhage, Rosemarie (2002). Sexual Abuse – No Excuse. Bilanz einer parteilichen Arbeit gegen sexualisierte Gewalt. In Ibrahim Özkan, Annette Streeck-Fischer & Ulrich Sachsse (Hrsg.), *Trauma und Gesellschaft. Vergangenheit in der Gegenwart* (S. 139–155). Göttingen: Vandenhoeck & Ruprecht.

Wizorek, Anne (2014). *Weil ein Aufschrei nicht reicht. Für einen Feminismus von heute.* Frankfurt: Fischer.

Irmgard Vogt und Jana Fritz
Unter Mitarbeit von Nina Kuplewatzky[1]

Welche Auswirkungen haben Stigmatisierung und Selbststigmatisierung auf das Hilfesuchverhalten von süchtigen Frauen, die zudem von Gewalt betroffen sind?

Sucht ebenso wie Gewalt im sozialen Nahraum ist in der öffentlichen Meinung negativ konnotiert. Man unterstellt den Frauen und Männern, die süchtig sind oder im häuslichen Umfeld geschlagen worden sind, dass es ihnen an Willensstärke mangelt, sich ihrer Krankheit und ihrem Leiden zu entziehen. Das findet seinen Niederschlag z. B. in dem allgegenwärtigen Rat an Süchtige, einfach mit dem Konsum von Alkohol und anderen Drogen aufzuhören. Der Rat an Frauen (und Männer), die Opfer von Gewalt in einer Partnerschaft geworden sind, ist ähnlich: Sie sollen einfach ihre gewalttätigen PartnerInnen verlassen. In diesen Ratschlägen spiegelt sich die Ratlosigkeit der Außenstehenden wider, die nicht verstehen können, was Menschen in die Sucht treibt und was sie in der Viktimisierung festhält. So etablieren

1 Wir bedanken uns bei Professorin Dr. Dagmar Oberlies für ihre Unterstützung bei der Akquise und Durchführung des Forschungsprojektes und bei Anna Tiedtke, Linda Sara Uhl und Thomas Heynen für ihre Mitarbeit in verschiedenen Teilarbeiten. Ebenso bedanken wir uns beim Hessischen Ministerium für Wissenschaft und Kunst, das das Projekt von Juni 2012 bis November 2013 finanziell gefördert hat. Unser besonderer Dank gilt den Frauen, die sich uns als Interviewpartnerinnen zur Verfügung gestellt haben. Wir verdanken unsere Ergebnisse ihrer Bereitschaft, sich auf ein qualitatives Interview einzulassen. Unser Dank gilt auch den KollegInnen in den Institutionen, die uns bei der Auswahl der Interviewpartnerinnen unterstützt und die Durchführung der Interviews in ihren Räumen ermöglicht haben. Schließlich bedanken wir uns bei allen ExpertInnen, die uns mit ihrem Sachwissen in Interviews und bei der Auswertung und Darstellung der Ergebnisse geholfen haben.

sich Vorurteile mit der Folge, dass Süchtige und Opfer von Gewalt stigmatisiert werden. Diese wiederum reagieren auf ihre Weise darauf. In diesem Beitrag wird dies anhand der Ergebnisse von qualitativen Interviews mit 45 süchtigen Frauen, die Opfer von Gewalt im sozialen Nahraum waren oder sind, und mit Bezug auf ihr Hilfesuchverhalten genauer dargestellt.

Zum aktuellen Forschungsstand

Es ist mittlerweile sehr gut belegt, dass der Konsum von Alkohol und einer Reihe weiterer Drogen einen Risikofaktor für interpersonale Gewalttätigkeiten darstellt. Man geht allgemein davon aus, dass unter dem Einfluss dieser Substanzen bei Männern wie Frauen die Selbstkontrollen abnehmen mit der Folge, dass es zu verbalen und physischen Ausfällen und Übergriffen kommen kann. Zu berücksichtigen ist dabei, dass es sich nicht um kausale sondern assoziative Zusammenhänge handelt: Der Konsum von psychoaktiven Substanzen führt nicht zwingend zu Kontrollverlusten und Gewalttätigkeiten, er erhöht lediglich das Risiko, dass es unter spezifischen Bedingungen dazu kommen kann (Foran & O'Leary, 2008; Graham et al., 2011; Maffli & Zumbrunn, 2001; Smyth, 2013; Vatnar & Bjorkly, 2008).

Im sozialen Nahraum und im häuslichen Kontext werden Frauen und Kinder häufiger Opfer von Gewalt als Männer. Ein Schichtgefälle gibt es zunächst nicht; Frauen aus allen Schichten können Opfer von häuslicher Gewalt werden (Brzank, 2012; GiG-net, 2008). In der Assoziation mit dem Konsum von Alkohol und anderen Drogen beobachtet man in der Praxis jedoch mehr Fälle mit Beteiligten mit niedrigem bis mittlerem Bildungsgrad und einem eher niedrigen Haushaltseinkommen. In diesen Konstellationen sind Frauen sehr viel häufiger Opfer. Die Angaben zum Anteil der alkoholassoziierten häuslichen Gewalt variieren zwischen 20% (Hellfelddaten, vgl. z.B. Hessisches Landeskriminalamt, 2012) und 60% (Dunkelfelddaten, vgl. z.B. Helfferich et al., 2004). Frauen sind in ca. 80% der Fälle die Opfer, was nicht ausschließt, dass sie selbst aktiv in Gewalttätigkeiten in der Partnerschaft involviert waren. Besonders betroffen sind Frauen, die mit Personen zusammenleben, die selbst Probleme mit dem Konsum von psychoaktiven Substanzen haben (Kraus et al., 2013). Einige empirische Studien zeigen zudem, dass die Schwere der Verletzungen der Frauen zunimmt, wenn sowohl der Aggressor als auch das Opfer angetrunken oder betrunken ist (Capaldi et al., 2012; LaFlair et al., 2012; McKinney et al., 2010; Testa et al., 2012). Als weitere Risikofaktoren für Gewalt im sozialen Nahraum gelten körperliche und psychische Störungen und Behinderungen. Meist sind dann auch die sozialen und ökonomischen Ressourcen der Opfer beschränkt, was noch einmal zur Verschärfung der Problemlagen beitragen kann (Logan et al., 2002; Enders-Dragässer & Sellach, 2005).

Obwohl der assoziative Zusammenhang zwischen dem Konsum von Alkohol und anderen – v. a. stimulierenden – Drogen und Gewalttätigkeiten vielfach belegt ist, gibt es in Deutschland nur eine Handvoll Studien, die sich auf die Doppelbelastung von Frauen als Opfer von Gewalt und von Sucht beziehen. Untersucht wurden jeweils Frauen, die als süchtig diagnostiziert waren und in Einrichtungen der Suchthilfe behandelt worden sind. Fasst man die Befunde dieser Studien zusammen (Kemmner et al., 2004; Vogt & Fritz, 2006; Zencker et al., 2002), dann ergibt sich folgendes Bild: Der Anteil derjenigen, die körperliche[2] Gewalt erfahren haben, liegt zwischen 50 % und 60 %, und der Anteil jener, die sexuelle Gewalt erlitten haben, zwischen 30 % und 40 %.[3] Vergleicht man diese Ergebnisse mit denen der Repräsentativerhebung zu Gewalterfahrungen von Frauen in Deutschland (Müller & Schröttle, 2004), dann zeigen sich erhebliche Unterschiede. In der weiblichen Durchschnittsbevölkerung liegt der Anteil derjenigen, die nach dem 16. Lebensjahr körperliche Gewalt erlitten haben, bei 37 % und der von sexueller Gewalt Betroffenen bei 13 % (zusammengefasst insgesamt 40 %, vgl. GiG-net, 2008, S. 25). Die Belastungen von süchtigen Frauen mit Gewalt, das belegen die oben genannten Studien, sind im Vergleich zum Durchschnitt um rund 20 % höher (Waldrop, 2009).

Gewalterfahrungen ebenso wie Sucht hinterlassen ihre Spuren im Selbstbild der Betroffenen. Neben anderen Prozessen sind es v. a. Stigmatisierung und Selbststigmatisierung, die dazu beitragen, dass sich Frauen (und Männer), die von Sucht und von Gewalt betroffen sind, solange wie möglich vor anderen verstecken und ihre Leiden verbergen, weil es – wie eingangs bereits gesagt – Vorurteile gegenüber Süchtigen sowie Opfern von häuslicher Gewalt gibt. Süchtige gelten als willensschwach. Daraus folgt schnell der Verdacht, dass sie in gewisser Weise selbst schuld seien an ihrer Erkrankung und ihrem Leid. Hätten sie genug Willensstärke, könnten sie ja einfach aufhören, Alkoholisches zu trinken oder andere Drogen zu nehmen, dann wä-

2 Die Kategorie „körperliche Gewalt" bezieht sich auf einen breiten Bereich von körperlichen aggressiven Handlungen (Schubsen, leichte Ohrfeige, Verprügeln, mit Messer Verletzen); die Kategorie „sexuelle Gewalt" bezieht sich auf aktive sexuelle Handlungen (Streicheln der Brüste oder der Sexualorgane, Penetration) und auf passive sexuelle Handlungen (Anschauen von Pornofilmen usw.). Ausführlich dazu Müller und Schröttle (2004).

3 Wir weisen psychische Gewalt nicht gesondert aus, weil davon auszugehen ist, dass körperliche und sexuelle Gewalt immer mit psychischer Gewalt einhergeh. So gesehen überschneidet sich die Kategorie „psychische Gewalt" notwendig mit anderen Gewaltformen. Die Konstruktion einer Kategorie „nur psychische Gewalt" ist methodisch schwierig und für die hier zur Diskussion stehende Studie nicht sinnvoll.

ren einige ihrer Probleme erledigt. Gleiches gilt für die Gewalt, die ihnen im sozialen Nahraum widerfährt: Sie könnten ihre gewalttätigen PartnerInnen einfach verlassen, dann wären sie nicht mehr Opfer von Gewalt. Das meinen nicht nur Laien, sondern auch viele ExpertInnen der Gesundheitsberufe, wie Schomerus und MitarbeiterInnen (2011) gezeigt haben (vgl. auch Boekel et al., 2013; Corrigan & Rüsch, 2002; Corrigan et al., 2009, 2012; Rüsch et al., 2004). Dies hat Auswirkungen auf das Verhalten der Betroffenen. Würden sie sich gegenüber Dritten – auch ExpertInnen – öffnen und ihre Probleme sichtbar machen, müssten sie mit negativen Reaktionen von vielen Mitmenschen, aber auch von ÄrztInnen oder von Pflegenden rechnen.

Goffman (1963) hat in seiner klassischen Studie „Stigma. Notes on the management of spoiled identity“ sehr differenziert beschrieben, wie nachhaltig sich Stigmatisierung auf die Lebensführung der Stigmatisierten auswirkt. Gerade darum ist es für Betroffene so wichtig, ihre Stigmata zu verbergen. Daran hat sich in den letzten 50 Jahren wenig geändert, wie neue Studien zur Stigmatisierung von psychischen Störungen und von Personen, die im häuslichen Umfeld Gewalt erfahren haben, zeigen (z. B. Bos et al., 2013; Ilic et al., 2012).

Ilic und Kollegen (2014) haben in ihrer Studie zum Umgang von psychisch Kranken mit Stigmatisierung unterschiedliche Strategien untersucht und auf deren Auswirkungen hin geprüft. Sie unterscheiden passive und vermeidende Strategien im Umgang mit Stigmatisierung von aktiven. Zu den vermeidenden gehören Versuche, die Stigmata zu vertuschen und geheim zu halten, der Abbruch von Beziehungen, wenn die Stigmata bekannt werden, sowie Bemühungen um Überkompensation. Einige diese Strategien haben hohe Kosten. Der Abbruch von Beziehungen und Überkompensation stehen in kausalem Zusammenhang mit zunehmenden gesundheitlichen Beschwerden. Bei Süchtigen führt das gewöhnlich dazu, dass ihr Konsum von Suchtmitteln ansteigt, was wiederum dazu führen kann, dass die häusliche Gewalt zunimmt. Zu den aktiven Bewältigungsstrategien gehören selektive und gezielte Öffnung gegenüber ausgewählten Personen und ExpertInnen sowie die Suche nach Informationen und Hilfen. Betroffene, die aktive Strategien einsetzen, kommen damit besser zurecht. Ihre gesundheitlichen Beschwerden nehmen tendenziell ab; es geht ihnen psychisch und physisch besser als denjenigen, die eher defensive Strategien im Umgang mit Stigmata einsetzen.

Allerdings ist der Schritt vom Verbergen von Stigmata zur selektiven Veröffentlichung und zur gezielten Suche nach Informationen und Hilfe sehr schwierig und erfordert viel Mut. Die Betroffenen wissen ja nicht im Vorhinein, wie Dritte auf solche Veröffentlichung reagieren – auch wenn es sich um ausgewählte Personen handelt. Dazu kommt, dass sich die öffentlichen Vorurteile in der Regel in stigmatisierende Zuschreibungen umsetzen. Über kurz oder lang verinnerlichen Betroffene die öffentlichen Meinungen über Sucht und über Gewalt im sozialen Nahraum; sie denken dann selbst, dass sie willensschwach sind und eben selbst schuld an ihrem Unglück. Sie manövrieren sich auf diese Weise in den Zustand der erlernten Hilflosigkeit (Seligman & Maier, 1967): Nichts geht mehr. Sie sind scheinbar zum Ausharren in einer ausweglosen Situation verdammt, ein Zustand, der sich lähmend über sie legt.

Die Prozesse der Stigmatisierung und der Selbststigmatisierung sind für Frauen, die sowohl süchtig als auch von Gewalt betroffen sind, bislang kaum beschrieben worden. Im Rahmen unserer Studie haben wir anhand von 45 qualitativen Interviews mit süchtigen Frauen, die in unterschiedlichen Phasen ihres Lebens von Gewalt betroffen waren oder sind, das Hilfesuchverhalten genauer untersucht. Im Zuge der Auswertung hat sich gezeigt, dass die Frauen selbst ebenso wie einige ExpertInnen der Polizei und anderer Institutionen über stigmatisierende Erfahrungen bzw. Zuschreibungen sprechen. Für diesen Beitrag haben wir gezielt alle Aussagen ausgewertet, die sich auf Stigmatisierung und Selbststigmatisierung beziehen. Anhand dieser Aussagen untersuchen wir, wie sich die Suche nach Hilfen verzögert bzw. über lange Zeit nicht angenommen werden kann.

Design, Untersuchungsstichprobe und Auswertungsverfahren der qualitativen Interviews

In enger Zusammenarbeit mit der Leitung von 13 Einrichtungen der Suchthilfe konnten wir für die Studie 45 Frauen rekrutieren mit einer Diagnose „Sucht“[4] und mit Gewalterfahrungen. Alle leitfadengestützten Interviews wurden in der Zeit von August 2012 bis Februar 2013 von erfahrenen Interviewerinnen durchgeführt. Die qualitativen Interviews dauerten im Durchschnitt 60 Minuten. Daran schloss sich die Bearbeitung eines kurzen Fragebogens an mit Fragen zur Demografie sowie zu Gewalterfahrungen ab dem 16. Lebensjahr und zu weiteren psychischen Belastungen. Dieser wurde im Durchschnitt in zehn Minuten von den Interviewpartnerinnen selbstständig ausgefüllt.

Zusätzlich wurden einige ExpertInneninterviews durchgeführt mit VertreterInnen von Polizei, Jugendämtern und Suchthilfe.

Alle Interviews wurden auf Tonträger aufgenommen und transkribiert. Allen InterviewpartnerInnen wurde Anonymität zugesichert und schriftlich

---

4 Es handelt sich um ICD-10-Diagnosen F10 bis F19.

bestätigt. Alle Originalaufnahmen wurden nach der Transkription vernichtet.

Die 45 Frauen sind im Durchschnitt 38,6 (±9,9) Jahre alt (Bandbreite: 23–60 Jahre). Tabelle 1 zeigt die Daten zum Alter und zur Mutterschaft nach der Hauptdroge, von der die Interviewpartnerinnen abhängig sind.

Tabelle 1: Angaben zum Alter nach Hauptdroge, Mutterschaft und Zahl der Kinder

Hauptdroge(n)	N	Alter (AM ± St)	N Mütter	Zahl der Kinder
Alkohol	19	43,6 ± 1,6	12	27
Illegale Drogen (Heroin, Kokain etc.)	15	35,2 ± 7,7	14	27
Polytoxe Konsummuster	11	34,6 ± 8,0	10	19
Summe	45	38,6 ± 9,9	36	73

Die 73 Kinder sind zum Zeitpunkt der Interviews zwischen 0 und 36 Jahren alt. Die Mehrzahl der Kinder, die noch nicht erwachsenen und selbstständig sind, leben nicht mit den Müttern zusammen, sondern im Heim, beim Vater, bei den Großeltern oder Pflegeeltern. Zwölf Frauen haben angegeben, dass sie nach der Behandlung mit mindestens einem Kind allein (sieben Frauen) oder mit Kind und Partner (fünf Frauen) zusammenleben wollen.

Die Belastung der Frauen mit zusätzlichen psychischen Problemen ist vergleichsweise hoch; es ist davon auszugehen, dass ein Großteil der Frauen zusätzlich zur Sucht unter Depressionen und Ängsten leidet. 26 (58 %) Frauen haben mindestens einen Selbstmordversuch unternommen.

Wir konnten vier Mitarbeiter der Polizei (Schwerpunkt Opferschutz) für qualitative Interviews gewinnen, drei Vertreterinnen von Jugendämtern (Leitungsfunktionen) und zwei Expertinnen aus der Suchthilfe (Leitungsfunktionen).

In einem ersten Schritt wurden mithilfe von MAXQDA breit definierte Kategorien „Gewalt" und „Hilfen" angelegt, die in weiteren Schritten händisch weiterbearbeitet und differenziert wurden. So wurde u. a. gezielt nach Aussagen und Hinweisen mit stigmatisierenden Inhalten gesucht. Diese wurden in einem eigenen File zusammengestellt und in weiteren Bearbeitungsschritten weiter differenziert nach Subkategorien und daran anschließend gebündelt. In ähnlicher Weise wurde bei der Suche nach Aussagen vorgegangen, die auf Selbststigmatisierung hinweisen.

Zusätzlich wurden die ExpertInneninterviews daraufhin geprüft, ob sich in ihnen Hinweise auf Vorurteile oder stigmatisierende Zuschreibungen finden lassen. Die Ergebnisse der Auswertung der Interviews mit den Frauen und den ExpertInnen wurden zusammengestellt und interpretiert. Auf diese Arbeiten baut dieser Beitrag auf (ausführlich bei Vogt et al., i.V.).

Stigmatisierende Vorurteile und Stereotypisierungen

Bei der Durchsicht der 45 qualitativen Interviews wird klar, dass die Frauen nur phasenweise in der Lage sind, ihre Sucht zu verheimlichen. Wird die Sucht öffentlich, kommt es bei sehr vielen von ihnen zum Abbruch von Beziehungen insbesondere mit Familienmitgliedern. In einigen Fällen geht der Abbruch der Beziehungen von den Frauen selbst aus, in der Mehrzahl der Fälle jedoch von den Familienmitgliedern. Von den 45 Frauen haben 24 keine Beziehungen zu einem Mitglied der Herkunftsfamilie. 21 Frauen haben noch Beziehungen zu dem einen oder anderen Familienmitglied, doch in vielen Fällen sind diese ziemlich gespannt und daher wenig belastbar. Nur einige wenige Frauen wurden und werden von einem oder mehreren Familienmitgliedern oder von FreundInnen tatkräftig unterstützt.

Weil die Hilfen durch Familienangehörige und durch FreundInnen bei vielen Frauen ausfallen, sind Beziehungen zu ExpertInnen aus dem Gesundheits- und Sozialbereich besonders wichtig. Unsere Studie zeigt, dass die Frauen in ein weitverzweigtes Netzwerk von professionellen Angeboten eingebunden sind, wobei sie manche dieser Hilfseinrichtungen selbst aufsuchen und in Anspruch nehmen, andere eher unfreiwillig. Für eine Mischung aus freiwilliger und unfreiwilliger Inanspruchnahme stehen z.B. alle Angebote der Suchthilfe sowie Interventionen durch die Polizei, die in manchen Fällen von den Frauen selbst gerufen wird, in anderen Fällen von Nachbarn oder anderen Personen. Als überwiegend unfreiwillig erleben die Frauen die Interventionen durch MitarbeiterInnen der Jugendämter.

In den Begegnungen und Interaktionen mit ExpertInnen verschiedener Berufsgruppen machen die Frauen positive wie negative Erfahrungen. Wir gehen hier nicht auf die positiven Erfahrungen der Frauen mit ExpertInnen ein, sondern konzentrieren uns auf Aussagen, die auf Stigmatisierung hinweisen, wie im folgenden Beispiel.

> *„Nein, er hat, das war eher so, dass der mich fertig gemacht hat, der Psychologe. Ich weiß nicht, ob das so sein muss. Er hat gesagt: ‚Sie sind das ja selber schuld‘, und: ‚Wie konnten Sie nur‘. Ich dachte, wo bin ich denn hier gelandet? Ich wollte jemanden haben, der mir mal zuhört, der mir mal Rat gibt, was ich machen kann. Anstatt mich jetzt hier fertig zu machen, so.“ (Interview 26)*

Nach den Worten dieser Interviewpartnerin konfrontiert sie der Psychologe, an den sie sich wegen ihrer Suchtprobleme gewandt hat, mit Anwürfen, die typisch sind für Vorurteile gegenüber Süchtigen: Sie gelten als „selbst schuld“ an ihrer Krankheit. Sie erfährt keine Hilfe, sondern Vorwürfe, die ihr bei ihrem Versuch, ihr Suchtproblem anzugehen, nicht weiterhelfen. Im Gegenteil, es ist davon auszugehen, dass diese Erfahrung ihre Bereitschaft, sich gegenüber ExpertInnen gezielt zu öffnen und dort Hilfe zu suchen, reduziert.

Ähnlich negative Erfahrungen machen manche Frauen mit ÄrztInnen, den MitarbeiterInnen von Jugendämtern und mit PolizistInnen. Typisch dafür ist die folgende Aussage.

> *„Die [ÄrztInnen] denken, ach, das sind Junkies, das sind keine Menschen. Das hat mir schon der Kinderarzt so gesagt. Ich bin fast vom Stuhl gefallen. Der Kinderarzt von meiner Tochter sagte mir: ‚Ich hab' Erfahrungen mit Junkies gemacht'. Und wenn ich schon höre dieses Wort ‚Junky', ja, ich bin kein Junky, ja. Ich bin ein Mensch, wo suchtkrank ist, und ich versuche ja und ich mache, ich tue, ja, was dagegen. Ja. Der hat direkt gesagt: ‚Ich hab' schlechte Erfahrungen gemacht, und ich glaube nicht, dass die so lange aushalten'. Das hat er mir direkt gesagt… Ja. Ist leider so. Wir werden oft in eine Schublade gesteckt und zugemacht, weil viele denken oder viele haben keine Ahnung von uns. Die denken, ach, das sind Junkies, das sind keine Menschen.“ (Interview 28)*

Insgesamt ist es erstaunlich, über wie viele stigmatisierende Erfahrungen die süchtigen und von Gewalt betroffenen Frauen mit den ExpertInnen von helfenden Berufen und von MitarbeiterInnen der Jugendämter berichten. Es spricht vieles dafür, dass diese Erfahrungen dazu beitragen, dass die Frauen defensive Strategien im Umgang mit ihren Stigmata gegenüber aktiven bevorzugen. Auch die Bereitschaft zur selektiven Öffnung nimmt sehr wahrscheinlich ab. Wohl auch darum gehen in unserer Studie viele Frauen nach physischen und sexuellen Übergriffen und Gewalttätigkeiten erst einmal nicht zu ÄrztInnen, sondern versorgen sich selbst oder lassen sich im FreundInnenkreis versorgen. Nur bei ganz schweren Verletzungen, die eine medizinische Behandlung notwendig machen, nehmen sie diese in Anspruch. Es ist eher die Ausnahme als die Regel, dass die Frauen mit ÄrztInnen über ihre Gewalterfahrungen in Partnerbeziehungen reden. Nach Aussagen der Frauen fragen die ÄrztInnen sie auch nur selten nach den Ursachen ihrer Verletzungen. Kam es überhaupt zu einer entsprechenden Aus- und Ansprache, raten sie ihnen, den gewalttätigen Partner zu verlassen. Sie raten weiterhin zu einer Anzeige bei der Polizei. Darüber hinausgehende Folgen scheinen diese Gespräche nicht zu haben.

Besonders schwierige Erfahrungen haben neun der zwölf Frauen, die sich um Hilfe an ein Frauenhaus gewendet haben, gemacht. In manchen Regionen Deutschlands bestehen klare Tendenzen der Frauenhäuser, von Gewalt betroffene süchtige Frauen nur in Ausnahmefällen und nur sehr kurzzeitig aufzunehmen. Auch die Aussagen der von uns befragten Expertinnen aus den Jugendämtern und der Suchthilfe gehen in diese Richtung. Typisch für die Erfahrungen, die Frauen dieser Studie mit Frauenhäusern gemacht haben,[5] sind folgende Aussagen.

> *„Aber da hab' ich dann Hilfe gesucht oder gebraucht, weil ich dann – ab und zu dachte ich: Herrje, es geht einfach nicht mehr, du musst hier weg. Und dann, dann hab' ich dann im besoffenen Kopp dann auch oder auch mal nüchtern in so 'nem Frauenhaus angerufen. Und einmal hieß es dann: ‚Ahh, ist kein Platz' und ‚Ja, aber Sie haben doch was getrunken, das geht ja gar nicht, so können wir Sie nicht aufnehmen'! ... Ach, nee, das war überhaupt, ach, das war, war 'ne Katastrophe. Und dann hab' ich später nochmal angerufen, ob die mir 'ne Nummer geben könnten, woran ich mich jetzt in dem Moment melde. Die waren auch so unhöflich. So herablassend: ‚Ja, wie, wie, wie wurden Sie denn geschlagen? Schlägt er Sie richtig, oder?' Ja, ich weiß halt nicht, was, was, was manche Menschen unter Schlagen verstehen. Wenn, wenn du so 'n paar Backpfeifen kriegst und so bisschen geboxt wird, dann tut das schon weh, finde ich, ne? So, so 'n guter Mann, wo einem eine gibt, da haste schon Kopfschmerzen." (Interview 48)*

> *„Die Frauen, die halt aufgefallen sind mit Drogen und Alk, die sind rausgeschmissen worden. Und ich nehme an, das ist in jedem Frauenhaus so." (Interview 43)*

Es ist davon auszugehen, dass die vergleichsweise kleine Gruppe von Frauen, die sich überhaupt um eine Aufnahme in ein Frauenhaus bemüht hat, solche Reaktionen als Stigmatisierung erlebte und diese über die konkrete Erfahrung hinaus generalisiert. Sie schließen daraus, dass die Gewalt, die sie als süchtige Frauen erfahren, sie nur in Ausnahmefällen und meist nur sehr kurzfristig dafür qualifiziert, in Einrichtungen Schutz und Hilfe zu finden, die dezidiert für Opfer von Gewalt geschaffen worden sind. Sie erleben sich als Personen, die dort nicht willkommen sind. Diese Erfahrungen tragen sie weiter und geben sie in einschlägigen Anlaufstellen und Einrichtungen an

5 Es handelt sich um Erfahrungen, die typisch sind für die Region in Deutschland, in der wir unsere Studie durchgeführt haben. Es ist durchaus denkbar, dass in anderen Regionen Frauenhäuser anders verfahren.

andere süchtige Frauen weiter. Es wundert daher nicht, dass Aussagen auch derjenigen Frauen in unserer Studie, die keine eigenen Kontakte mit einem Frauenhaus hatten, insgesamt genommen negativ sind.

Komplexer scheinen die Erfahrungen der Frauen mit der Polizei zu sein. In unserer Studie haben erstaunlich viele Frauen immer wieder die Polizei wegen häuslicher Gewalt zu Hilfe gerufen. Zu ähnlichen Ergebnissen kommen auch Gloor und Meier (2014) in ihrer Studie zum Hilfesuchverhalten von Frauen, die – nur – Opfer von häuslicher Gewalt geworden sind: Auch diese rufen immer wieder die Polizei zu Hilfe. Nach den Aussagen der Frauen in unserer Studie kommt die Polizei in manchen Fällen sehr schnell, in anderen etwas langsamer zu den Frauen und bemüht sich darum, deren Situation zu verbessern. Die Interaktionen sind nicht immer einfach, da etliche Frauen nicht konsequent sind und oft schon nach dem ersten Anruf bereuen, dass sie die Polizei zu Hilfe gerufen haben. Neben etlichen positiven Erfahrungen gibt es daher viele negative.

> *„Ja, also und das, da gibt's schon hier und da 'nen Polizisten, der einem so das Gefühl vermittelt: ‚Wahrscheinlich hat er nicht kräftig genug zugehauen', oder: ‚Sei mal froh, dass du nur so aussiehst'." (Interview 35)*

Etliche Interviewpartnerinnen interpretieren die Haltungen der Polizisten, mit denen sie immer mal wieder zu tun hatten, als stigmatisierend hinsichtlich ihres Konsums von Alkohol und anderen Drogen. Sie unterstellen, dass diese ebenso wie die Allgemeinheit Vorurteile gegenüber Frauen haben, die berauscht sind: Sie haben es quasi verdient, dass sie geschlagen werden. Sie sind, so gesehen, selbst schuld daran, dass sie Opfer von häuslicher Gewalt geworden sind, wie ein Interview mit einem Polizisten zeigt:

> *„Frauen, die langjährig in der Drogenszene sind, sind aber ganz praktisch nicht in der Lage, sich um ihre eigenen Angelegenheiten zu kümmern. Es dreht sich alles um die, um den nächsten Crackstein, es dreht sich alles ums nächste Spritzen. Die können ja auch in vielen anderen Lebenssituationen nicht nachhaltig sich jetzt z. B. darum kümmern." (POL1)*

Das Bild von süchtigen Frauen, das hier aufscheint, ist sehr negativ. Sie gelten als unfähig, „sich um ihre eigenen Angelegenheiten zu kümmern", und als abhängiger als Nichtsüchtige, die in gewalttätigen Beziehungen leben. Alles in allem heißt das in den Worten eines weiteren Polizisten: Sie *„ticken halt anders wie nicht-süchtige Menschen" (POL2)*. Das kann dann als Rechtfertigung herhalten, wenn die Polizei mit etwas weniger Engagement beim Polizeieinsatz vorgeht als bei Hilferufen von Nichtsüchtigen. Ein Polizist drückt dies so aus:

„Und ich glaube das nicht mal, dass die Polizei da vorurteilsbehaftet ohne Ende ist. Natürlich, äh, es stimmt schon, also es kann schon sein, dass da auch möglicherweise der eine oder andere Spruch läuft, den man für sehr kritisch halten kann. Also, ich sag' mal, wenn's vielleicht um die, so 'ne Schuldzuschreibung ist. Warum jemand in so 'ner Situation ist. Es betrifft aber Männer wie Frauen. Also, ich sag' mal, hochgradig Drogenabhängige [werden] nicht nur von der Polizei, sondern von vielen Teilen der Gesellschaft in die Ecke gestellt, weil es ganz einfach ist, zu sagen: ‚Der ist ja selber schuld, hätte ja nicht damit anfangen müssen.' Deswegen glaube ich nicht, dass die Polizei da besonders viele Vorurteile hat." (POL1)

Unsere Interviewpartnerinnen scheinen sich mit der Polizei einig zu sein: Frauen (und Männer) mit Suchtproblemen werden von der Gesellschaft diskriminiert. Es kann also durchaus vorkommen, dass in den realen Situationen vor Ort stigmatisierende Bemerkungen fallen, die die Frauen verletzen. Es wundert daher nicht, dass etliche Frauen in unserer Studie wenig Hoffnung haben, dass die Polizei ihnen helfen wird.

„Ich, diese Gewalt, aber man ist hilflos, ja – zur Polizei zu gehen, nein. Mhmh, die Frage war dann, wo ich mir selber gestellt hab': Wer wird mir das glauben? Ja. Ich bin drogenabhängig, ja. Und da sagen die sowieso: ‚Du bist selber schuld.' Ja. So war es – ich hab' gedacht, ähm, mir wird sowieso nicht geholfen, mir wird's nicht geglaubt." (Interview 28)

Diese Aussage zeigt exemplarisch, wie sich Vorurteile in Selbstzuschreibungen übersetzen. Die Interviewpartnerin kennt die gängigen Vorstellungen über süchtige Frauen und hat sie gewissermaßen verinnerlicht. Sie schließt daraus, dass ihr sowieso „nicht geglaubt" wird. Sich Hilfe zu suchen ist sinnlos, weil es zu nichts führt. Selbstzuschreibungen und Selbststigmatisierungen können schnell zu Barrieren werden, die die Suche nach Hilfen stark behindern.

Selbststigmatisierung

Selbststigmatisierung findet Ausdruck in den Selbstdarstellungen und Selbstbeschreibungen der Frauen. Wir fokussieren hier auf die Aussagen über Scham- und Schuldgefühle. 13 Frauen sprechen unmittelbar und direkt darüber, indirekte Hinweise auf Scham- und Schuldgefühle finden sich allerdings in nahezu allen Interviews. Exemplarisch für das Reden über Scham- und Schuldgefühle sind die folgenden Beispiele.

„Ich hab' mich geschämt. Ich hab' mich geschämt, weil ich geschlagen worden bin, weil ich vergewaltigt worden bin." (Interview 1)

„Ja, weil man sagt dann nix. Man schämt sich einfach. Man zieht sich zurück, weil man meint, man wird ausgelacht: ‚Häää, der hat dich wieder geschlagen, hahahaha'. Das ist so. Ich hab' mich keinem erstmal anvertraut." (Interview 21)

Die Scham verbindet sich mit Selbstvorwürfen und Schuldgefühlen.

„Ja, wir [waren] zehn Jahre zusammen. Und, ja, das war die Hölle, sag' ich mal. Ja. Ich konnte einfach nicht weggehen von ihm, egal, ob ich gewollt hätte oder nicht. Er hätte mich einfach nicht gehen lassen, sagen wir's mal so. – Aber irgendwann hab' ich mir gedacht: Ich bin selber schuld, ich kann ja auch gehen von ihm. Und hab' mich dann einfach immer zurückgezogen. Und wollte auch keine Hilfe mehr annehmen. Weil, im Prinzip war ich ja selbst schuld. Ich kann ja auch gehen, ne?" (Interview 44)

Die Interviewpartnerinnen äußern mehr Scham- und Schuldgefühle im Zusammenhang mit Gewalterfahrungen und weniger wegen ihrer Sucht. Das liegt wohl auch daran, dass sich diese Gefühle mit dem Konsum von Alkohol und anderen Drogen verflüchtigen. Nimmt die Rauschwirkung ab, kommen sie wieder, oft so stark, dass die Frauen sofort weitertrinken oder andere Drogen nehmen. Sucht hilft dabei, eigene Scham- und Schuldgefühle zu unterdrücken.

„Und ich kam da nicht raus aus dieser Nummer. Ich bin da, immer wieder hab' ich dann was getrunken. In dem Moment hatte ich noch Schuldgefühle gehabt, dann war's irgendwann mal weg, weil ich eingeschlafen war, bin aufgewacht, hatte wieder diese Schuldgefühle, auch meinem Kind gegenüber. Hab' dann wieder was getrunken, bin, hab' mich wieder hingelegt und so. Aber dieses Karussell, das ist so schrecklich." (Interview 12)

Das funktioniert hinsichtlich der Gewalterfahrungen so nicht. Die Scham- und Schuldgefühle, weil man Opfer der Partnergewalt geworden ist, lassen sich offenbar nicht wegtrinken oder wegdrücken. Zugleich beeinflussen sie das Hilfesuchverhalten. Etliche Frauen halten das Zusammenleben mit einem – meist ebenfalls süchtigen und gewalttätigen Partner – für die „Hölle", in der sie es dennoch erstaunlich lange aushalten. Das liegt nicht zuletzt daran, dass in dieser Hölle noch andere heftige Gefühle brodeln. Besondere Bedeutung haben Gefühle wie Liebe, die viele Frauen selbst als emotionale Abhängigkeit und Hörigkeit beschreiben. Allerdings sind diese Gefühle sehr häufig nicht einseitig, sondern betreffen ebenso die süchtigen und gewalttätigen Partner (Vogt, 2014). Beide können nicht einfach aus der „Hölle", in der sie leben, weg-„gehen"; sie sind emotional angebunden, weil sie einander brauchen. Die Gefühle der emotionalen Abhängigkeit sind bei den Frauen oft etwas stärker als bei den Männern, die trotz ihrer Sucht und ihrer Gewalttätigkeit etwas mehr Handlungsspielraum zu haben scheinen. Vor Einsamkeit haben aber viele Frauen noch mehr Angst als vor einem gewalttätigen Partner. Das macht die Situation für viele Frauen über lange Zeit hin ausweglos. Je belasteter diese wird, umso mehr ziehen sie sich zurück. Einige sagen explizit, dass sie in solchen Konstellationen keine Hilfen haben wollten bzw. keine hätten annehmen können. Defensive Bewältigungsstrategien dominieren ihr Verhalten. Es dauert oft lange, bis es zu Veränderungen kommt, wobei nicht immer ersichtlich ist, was der konkrete Anlass für den Ausbruch aus den gewalttätigen und einschnürenden Partnerschaften ist.

Die Selbststigmatisierung, die in den Scham- und Schuldgefühlen zum Ausdruck kommt, untergräbt das Selbstwertgefühl. Etliche Frauen sprechen davon, dass sie sich wertlos gefühlt haben (bzw. fühlen) und als minderwertig, weil sie *„das mitgemacht haben" (Interview 11).*

> *„Und die meisten schämen sich einfach, weil ja da auch manchmal recht schamhafte Situationen abgehen. Ähm – dass man sich das – dass man das mitgemacht hat. Dass man sich's ja irgendwo hat gefallen lassen. Dass man diese Opferposition mitgelebt hat. Also, ich hab' wie oft von Leuten gehört, so: ‚Das wär' mir nie passiert, ich würde mich nie schlagen lassen.' So. Und das macht mich minderwertig. Weil die würde sich das nicht gefallen lassen. Ich hab's mir gefallen lassen. Ich hatte zu viel Angst." (Interview 11)*

Im Reden über Gewalt in Beziehungen erleben sich die Frauen im Vergleich zu anderen Frauen, die nicht Opfer von häuslicher Gewalt geworden sind, als minderwertig. Zum Schutz ihrer beschädigten Identität wehren sie Hilfen ab. Das gilt v.a. für die Interviewpartnerinnen, die zeitweise als Prostituierte gearbeitet haben, worauf das letzte Zitat anspielt: Die Interviewte umschreibt das mit *„schamhaften Situationen"* und *„dass man das mitgemacht"* hat. Mitgemeint ist freilich auch ihr Drogenkonsum, in den sie, wie sie sagt, durch ihren damaligen Partner „reingerutscht" ist. Für einige Jahre haben Sucht, Gewalt und Prostitution ihr Leben bestimmt. Eine Aufarbeitung dieser Phase fand nicht statt. Diese Interviewte sagt dazu: *„Weil, man müsste das ja dann offenbaren vor Dritten. Und das blockiert total" (Interview 11).* Erst viele Jahre später und im Zusammenhang mit einer – neu aufgebrochenen – Depression und von zunehmenden Alkoholproblemen hat sie zunächst mit ihrem Hausarzt über diesen Lebensabschnitt gesprochen. Eine systematische Aufarbeitung in einer Traumatherapie hat dann wohl in der

Suchteinrichtung stattgefunden, in der sie zum Zeitpunkt des Interviews lebte.

Das Beispiel zeigt, wie sehr Scham- und Schuldgefühle die Suche nach Hilfen blockieren kann. Es liegt auf der Hand, dass damit defensive Bewältigungsstrategien Hand in Hand gehen. Vordergründig scheinen die defensiven Strategien einige Vorteile mit sich zu bringen, wie die folgende Aussage belegt.

> *„Und Scham war auch: Wenn ich das offen ausspreche, dann ist es wahr. Solange es nur in mir drinne ist, ist es zwar da, aber latent, und wenn ich es ausspreche, dann sind die Probleme da." (Interview 46)*

Solange sie nicht darüber reden, sind die Gewalt, die sie über sich haben ergehen lassen, und die Sucht, die sie krank macht, nicht wirklich und nicht *„wahr"*. Defensive Strategien im Umgang mit Stigmatisierung und Selbststigmatisierung helfen dabei, Probleme latent zu halten. Solange sie latent sind, muss man sich nicht wirklich mit ihnen auseinandersetzen. Spricht man sie jedoch aus, dann sind sie „wahr", dann müssen sich die Frauen damit auseinandersetzen. Dann sind sie gefordert, etwas zu tun: Hilfe zu suchen zur Behandlung ihrer Suchtprobleme in Suchthilfeeinrichtungen und ihrer Gewalterfahrungen in Traumatherapien.

Faktisch ist es die Suchthilfe, die mit ihren Angeboten diese Gruppe von Frauen am besten erreicht. Immerhin müssen sie sich dort nicht ihrer Sucht schämen. Bislang kommt in der Suchthilfe das Thema Gewalt im sozialen Nahraum wohl noch etwas zu kurz. Im therapeutischen Bereich zeichnen sich allerdings Veränderungen ab. Viele stationäre Einrichtungen bieten heute selbstverständlich Traumabehandlungen an. Die positiven Effekte einer methodisch gut durchgeführten Traumatherapie sind mittlerweile empirisch belegt (Hien, 2009; Hien et al., 2009, 2010; Najavits, 2002/2009).

Diskussion

Die zuvor dargestellten exemplarischen Interviewaussagen belegen zum einen, dass süchtige und von Gewalt betroffene Frauen immer wieder mit Vorurteilen konfrontiert sind, die sie stigmatisieren. Das passiert im Alltag durch Familienmitglieder, FreundInnen, NachbarInnen und andere Personen. Werden die Auswirkungen der Sucht für andere sichtbar, führt das sehr oft zum Abbruch von Beziehungen und zu einer – schleichenden – Isolierung der Betroffenen. Süchtige Frauen schließen sich dann oft einschlägigen Randgruppen an. Diese bieten ihnen eine Art Zugehörigkeit, auch eine Form von Normalität sowie Beziehungen zu anderen Süchtigen. Süchtige

Frauen, die sich an süchtige Männer binden, haben ein sehr hohes Risiko, Opfer von Gewalt in der Partnerschaft und darüber hinaus im sozialen Nahraum zu werden. Die Ergebnisse unserer Studie bestätigen dies.

Allerdings erfahren süchtige Frauen nicht nur Stigmatisierungen durch Angehörige und andere Laien, sondern auch durch ExpertInnen verschiedener Berufsgruppen. Besonders gravierend ist es, wenn in manchen Regionen von Deutschland Schutzeinrichtungen wie Frauenhäuser süchtige Frauen nur im Notfall und nur für kurze Zeit aufnehmen. Frauen, die entsprechende Erfahrungen machen, erleben das einmal mehr als Zurückweisung und Ausgrenzung. Auch Schuldzuschreibungen durch PsychotherapeutInnen oder ÄrztInnen und andere einschlägige Berufsgruppen wirken kontraproduktiv. Als Folge davon meiden süchtige Frauen Frauenhäuser und Frauenberatungsstellen. Viele zögern, die Hilfe von ÄrztInnen in Anspruch zu nehmen, wenn sie nach Gewalttätigkeiten verletzt sind. Und selbst diejenigen, die ärztliche Versorgung suchen, reden selten über Gewalttätigkeiten in der Partnerschaft oder im sozialen Nahraum. Wie es scheint, werden sie von den ÄrztInnen ebenso selten nach den Ursachen ihrer Verletzungen gefragt. Das alles trägt zur Verfestigung von defensiven Strategien im Umgang mit den eigenen Stigmata bei.

Ein Vergleich dieser Ergebnisse mit denjenigen von Müller und Schröttle (2004) über den Stellenwert der frauenbezogenen und medizinischen Versorgung von Frauen, die – „nur" – Opfer von Gewalt geworden sind, macht die spezifische Problemlage der süchtigen Frauen deutlich. Nach dieser Studie suchen Frauen, die Opfer von Gewalt geworden sind, neben den Frauenhäusern und den Frauenberatungsstellen vor allem ÄrztInnen auf. Sie scheinen dort auch die Unterstützung zu finden, die für sie wichtig ist (BT-Drs. 17/10500, 2012; Wieners et al., 2012; S.I.G.N.A.L., 2013). Diese Hilfenetzwerke funktionieren für süchtige Frauen nur in beschränktem Umfang.

Das liegt sicher nicht allein an den negativen Reaktionen, die süchtige Frauen bei der Suche nach Hilfen immer wieder von ExpertInnen erfahren, sondern auch daran, dass die Stigmata sich über die Selbststigmatisierung fest in ihrem Selbstbild verankert haben. Wie Brzank (2012, z.B. S. 239f.) für Frauen gezeigt hat, die – „nur" – Opfer von Gewalt in Partnerschaften geworden sind, behindert das Gefühl, für die Gewalttätigkeit in der Partnerbeziehung mitverantwortlich zu sein, die Suche nach (medizinischen) Hilfen. Mitverantwortung kann sich in Scham- und Schuldgefühlen äußern. Tatsächlich schämen sich süchtige Frauen dafür, dass sie Opfer von Gewalt geworden sind und sich aus gewalttätigen Beziehungen nicht befreien konnten. Sie schämen sich zusätzlich, wenn sie zur Geldbeschaffung als Prostituierte gearbeitet haben (Whitaker et al., 2011). Sie schämen sich so sehr, dass es ihnen schwerfällt, sich aktiv um Hilfe zu bemühen. Eine damit einhergehende Selbstentwertung als Person verschärft den Prozess zusätzlich.

Wie lassen sich diese Prozesse aufbrechen? Gegen Stigmata anzugehen, die in der Bevölkerung so fest verankert sind wie diejenigen gegen psychisch Kranke allgemein und Süchtige im Besonderen, scheint wenig erfolgreich. Jedenfalls haben Informationskampagnen, die darauf angelegt waren, das Stigma von psychisch Kranken in der Allgemeinbevölkerung zu verringern, wenig Erfolg gehabt (Bieneck & Krahé, 2011; Lloyd, 2010; Orstrom et al., 2010; Schomerus et al., 2012). Etwas anders verhält es sich mit gezielten Ansprachen von ausgewählten Personengruppen, hier also derjenigen der Gesundheitsberufe. In dieser Hinsicht wird vieles bereits getan (vgl. u.a. BT-Drs. 17/10500, 2012; Hellbernd et al., 2004; GiG-net, 2008). Es scheint allerdings, dass diese Aktivitäten bislang wenige Auswirkungen haben auf die Lage der süchtigen Frauen.

Besondere Bedeutung kommt der Suchthilfe zu. Ihre Angebote erreichen süchtige Frauen, die Opfer von Gewalt sind, am besten. Im Beratungs- und Behandlungssektor der Suchthilfe etablieren sich mehr und mehr Angebote für einen aktiven Umgang mit Stigmata. Auf der Beratungsebene haben sich Informationsvermittlungen bewährt, auf der Behandlungsebene verhaltenstherapeutische Interventionen und Traumatherapien. Sie zielen auf eine Bewältigung der Intrusionen und Flashbacks ab, ebenso auf eine Veränderung des Selbstbildes (in Anlehnung an Beck et al., 1981/1997). Die Kombination mit einem Achtsamkeitstraining (als Akzeptanz- und Commitmenttherapie, vgl. z.B. Heidenreich & Michalak, 2004) sowie anderen Verfahren, die das Selbstwertgefühl stabilisieren (vgl. Livingston et al., 2011; Mittal et al., 2012) bietet sich an. Frauen nehmen diese Angebote gerne an. Eine feste Verankerung traumatherapeutischer Behandlungen im ambulanten und stationären Setting mit Evaluationen und Wirksamkeitsmessungen ist also angesagt.

Über diese Ansätze hinaus wäre es sicherlich wünschenswert, wenn das Thema Gewalt in Kombination mit Sucht nicht nur auf der individuellen und therapeutischen Ebene angegangen würde, sondern auch auf der programmatischen und politischen. Das setzt voraus, dass die Suchthilfe eigene Positionen entwickelt, wie mit Opfern von Gewalt und insbesondere mit gewalttätigen Süchtigen umzugehen ist. Wie sollen sich BeraterInnen in der Suchthilfe verhalten, wenn sie Kenntnis davon erhalten, dass einige ihrer KlientInnen gewalttätig sind und deren PartnerInnen körperlich und sexuell misshandeln? Darüber gibt es zurzeit kaum eine Diskussion, noch weniger Richtlinien, wie in konkreten Fällen zu verfahren ist. Im Interesse ihrer Klientel ist es jedoch unumgänglich, sowohl auf der theoretischen Ebene wie in der Praxis Position zu beziehen und Leitlinien zu diesem Themenkomplex zu erarbeiten.

Literatur

Beck, Aaron T., Rush, A. John, Shaw, Brian F. & Emery, Gary(). (1997). *Kognitive Therapie der Depression* (5., unveränd. Aufl.). Weinheim: Psychologie Verlags Union (englisches Original erschienen 1981).

Bieneck, Steffen & Krahé, Barbara (2011). Blaming the victim and exonerating the perpetrator in cases of rape and robbery: is there a double standard? *Journal of Interpersonal Violence, 26*(9), 1785–1797.

Boekel, Leonieke C. van, Brouwers, Evelien P. M., Weeghel, Jaap van & Garretsen, Henk F. L. (2013). Stigma among health professionals towards patients with substance use disorders and its consequences for healthcare delivery: systematic review. *Drug and Alcohol Dependence, 131*(1-2), 23–35.

Bos, Aran E. R., Pryor, John B., Reeder, Glenn D. & Stutterheim, Sarah E. (2013). Stigma: Advances in theory and research. *Basic and Applied Social Psychology, 35*(1).

Brzank, Petra (2012). *Wege aus der Partnergewalt. Frauen auf der Suche nach Hilfe.* Wiesbaden: Springer VS.

BT-Drs. 17/10500 (Deutscher Bundestag. Drucksache vom 18.08.2012) (2012). *Bericht zur Situation der Frauenhäuser, der Fachberatungsstellen und anderer Unterstützungsangebote für gewaltbetroffene Frauen und deren Kinder.* Berlin: Deutscher Bundestag. Online verfügbar: http://dip21.bundestag.de/dip21/btd/17/105/1710500.pdf [04.11.2014].

Capaldi, Deborah M., Knoble, Naomi B., Shortt, Joann W. & Kim, Hyoun K. (2012). A systematic review of risk factors for intimate partner violence. *Partner Abuse, 3*(2), 231–280.

Corrigan, Patrick W., Kuwabara, Sachiko A. & O'Shaughnessy, John (2009). The public stigma of mental illness and drug addiction: findings from a stratified random sample. *Journal of Social Work, 9*(2), 139–147.

Corrigan, Patrick W., Morris, Scott B., Michaels, Patrick J., Rafacz, Jennifer D. & Rüsch, Nicolas (2012). Challenging the public stigma of mental illness: a meta-analysis of outcome studies. *Psychiatric Services, 63*(10), 963–973.

Corrigan, Patrick W. & Rüsch, Nicolas (2002). Mental illness stereotypes and clinical care: do people avoid treatment because of stigma? *Psychiatric Rehabilitation Skills, 6*(3), 312–334.

Enders-Dragässer, Uta & Sellach, Brigitte (2005). *Frauen in dunklen Zeiten. Persönliche Berichte vom Wohnungsnotfall: Ursachen – Handlungsspielräume – Bewältigung.* Forschungsbericht. Frankfurt: GSFeV. Online verfügbar: http://nbn-resolving.de/urn:nbn:de:0168-ssoar-125788 [04.11.2014].

Foran, Heather M. & O'Leary, K. Daniel (2008). Alcohol and intimate partner violence: a meta-analytic review. *Clinical Psychology Review, 28*(7), 1222–1234.

GiG-net – Forschungsnetz Gewalt im Geschlechterverhältnis (Hrsg.) (2008). *Gewalt im Geschlechterverhältnis. Erkenntnisse und Konsequenzen für Politik, Wissenschaft und soziale Praxis.* Opladen: Budrich.

Gloor, Daniela & Meier, Hanna (2014). *„Der Polizist ist mein Engel gewesen". Sicht gewaltbetroffener Frauen auf institutionelle Interventionen bei Gewalt in Ehe und Partnerschaft.* Schweizer Nachtionalfonds NFP 60, Schlussbericht. Schinznach-Dorf, Schweiz: Social Insight. Online verfügbar: http://www.socialinsight.ch/images/stories/socialinsight/nf60/BetroffenenSicht_d_366-S.pdf [04.11.2014].

Goffman, Erving (1963). *Stigma. Notes on the management of spoiled identity* (Reihe: A spectrum book, Bd. 73). Englewood Cliffs, NJ: Prentice-Hall.

Graham, Kathryn, Bernards, Sharon, Wilsnack, Sharon C. & Gmel, Gerhard (2011). Alcohol may not cause partner violence but it seems to make it worse: A cross national comparison of the relationship between alcohol and severity of partner violence. *Journal of Interpersonal Violence, 26*(8), 1503–1523.

Heidenreich, Thomas & Michalak, Johannes (Hrsg.) (2004). *Achtsamkeit und Akzeptanz in der Psychotherapie. Ein Handbuch.* Tübingen: DGVT.

Helfferich, Cornelia, Kavemann, Barbara, Rabe, Heike, Lehmann, Katrin, Beilharz, Heidi, Bluthardt, Ute, Bornschein, Eva, Ewald, Julia, Federer, Elisabeth, Hendel-Kramer, Anneliese, Hotel, Monika, Kämmerer-Kupfer, Petra, Schöter, Corina, Schweizer, Birgit, Thierfelder, Veronika & Wagner, Rainer (2004). *Wissenschaftliche Untersuchung zur Situation von Frauen und zum Beratungsangebot nach einem Platzverweis bei häuslicher Gewalt „Platzverweis – Beratung und Hilfen"*. Abschlussbericht. Freiburg: Sozialwissenschaftliches FrauenForschungsInstitut der Evangelischen Fachhochschule Freiburg. Online verfügbar: http://www.eh-freiburg.de/inc/template/ehfreiburg/de/Pdf/hochschule/personalverzeichnis/helfferich/abschlussbericht2004end.doc [04.11.2014].

Hellbernd, Hildegard, Brzank, Petra, Wieners, Karin & Maschewsky-Schneider, Ulrike (2004). *Häusliche Gewalt gegen Frauen: gesundheitliche Versorgung. Das S.I.G.N.A.L. – Interventionsprogramm.* Handbuch für die Praxis. Wissenschaftlicher Bericht. Berlin: Technische Universität, Institut für Gesundheitswissenschaften. Online verfügbar: http://www.wibig.uni-osnabrueck.de/download/signal-hANDBUCH.pdf [04.11.2014].

Hessisches Landeskriminalamt, Zentralstelle für Kriminal- und Verkehrsprävention (2012). *Jahresbericht Häusliche Gewalt, Stalking.* Frankfurt: Hessisches Landeskriminalamt. Online verfügbar: http://www.polizei.hessen.de/icc/internetzentral/binary-writerservlet?imgUid=f8e70cd3-2748-1041-a49f-8beef798e7b5&uBasVariant=11111111-1111-1111-1111-111111111111 [04.11.2014].

Hien, Denise A. (2009). Trauma, posttraumatic stress disorder, and addiction among women. In Kathlyn T. Brady, Sudie E. Back & Shelly F. Greenfield (Hrsg.), *Women & addiction. A comprehensive handbook* (S. 242–257). New York: Guilford.

Hien, Denise A., Campbell, Aimee N.C., Ruglass, Lesia M., Hu, Mei-Chen & Killeen, Therese (2010). The role of alcohol misuse on PTSD outcomes for women in community treatment: A secondary analysis of NIDA's women and trauma study. *Drug and Alcohol Dependence, 111*(1-2), 114–119. Online verfügbar: http://www.ccny.cuny.edu/tap/upload/The-role-of-alcohol-misuse-in-PTSD-outcomes-for-women-in-communty-treatment-153-Moved.pdf [04.11.2014].

Hien, Denise A., Wells, Elisabeth A., Huiping, Jiang, Suarez-Morales, Lourdes, Campbell, Aimee N.C., Cohen, Lisa R., Miele, Gloria M., Killeen, Therese, Brigham, Gregory S., Zhang, Yulei, Hansen, Cheri, Hodgkins, Candace, Hatch-Mailette, Mary, Brown, Chanda, Kulaga, Agatha, Kristman-Valente, Allison, Chu, Melissa, Sage, Robert, Robinson, James A., Liu, David & Nunes, Edward V. (2009). Multi-site randomized trial of behavioral interventions for women with co-occurring PTSD and substance use disorder. *Journal of Consulting and Clinical Psychology, 77*, 607–619.

Ilic, Marie, Reinecke, Jost, Bohner, Gerd, Röttgers, Hans-Otto, Beblo, Thomas, Driessen, Martin, Frommberger, Ulrich & Corrigan, Patrick W. (2012). Protecting self-esteem from stigma: A test of different strategies for coping with the stigma of mental illness. *International Journal of Social Psychiatry, 58*(3), 246–257.

Ilic, Marie, Reinecke, Jost, Bohner, Gerd, Röttgers, Hans-Otto, Beblo, Thomas, Driessen, Martin, Frommberger, Ulrich & Corrigan, Patrick W. (2014). Managing a stigmatized identity – evidence from a longitudinal analysis about people with mental illness. *Journal of Applied Social Psychology, 44*(7), 464–480.

Kemmner, Claudia, Klein, Michael & Zemlin, Uwe (2004). Gewalterfahrungen bei Patientinnen und Patienten einer Fachklinik für Alkoholabhängige: Ergebnisse einer Prävalenzerhebung und Konsequenzen für das Behandlungsprogramm. *Suchttherapie, 5*(3), 124–131.

Kraus , Ludwig, Pabst, Alexander, Piontek, Daniela & Gomes de Mato, Elena (2013). Substanzkonsum und substanzbezogene Störungen: Trends in Deutschland 1980–2012. *Suchttherapie, 59*(6), 333–345. Online verfügbar: http://www.bmg.bund.de/fileadmin/dateien/Publikationen/Drogen_Sucht/Forschungsberichte/Substanzkonsum_Trends_SUCHT59_6.pdf [04.11.2014].

La Flair, Lareina N., Brashaw, Catherine P., Storr, Carla L., Green, Kerry M., Alvanzo, Anika A.H. & Crum, Rosa M. (2012). Intimate partner violence and patterns of alcohol abuse and dependence criteria among women: a latent class analysis. *Journal of Studies on Alcohol, 73,* 351–360.

Livingston, James D., Milne, Teresa, Fang, Mei Lan & Amari, Erica (2011). The effectiveness of interventions for reducing stigma related to substance use disorders: a systematic review. *Addiction, 107,* 39–50.

Logan, T.K., Walker, Robert, Cole, Jennifer & Leukefeld, Carl (2002). Victimization and substance abuse among women: contributing factors, interventions, and implications. *Review of General Psychology, 6*(4), 325–397.

Lloyd, Charlie (2010). *Sinning and sinned against: the stigmatisation of problem drug users.* London: UKDPC. Online verfügbar: http://www.ukdpc.org.uk/publication/sinning-sinned-against-stigmatisation-problem-drug-users/ [04.11.2014].

Maffli, Etienne & Zumbrunn, Andrea (2001). *Alkohol und Gewalt im sozialen Nahraum. Pilotstudie im Kanton Zürich mit anschliessender überregionaler Expertenbefragung.* Diplomarbeit (Reihe: SFA-Forschungsbericht, Nr. 37). Lausanne, Schweiz: SFA. Online verfügbar: http://www.fanarbeit.ch/fileadmin/downloads/Diplomarbeiten_etc/Alkohol_Gewalt_im_sozialen_Nahraum.pdf [04.11.2014].

McKinney, Christy M., Caetano, Raul, Rodriguez, Lori A. & Okoro, Ngozi (2010). Does alcohol involvement increase the severity of intimate partner violence? *Alcohol: Clinical and Experimental Research, 34*(4), 655–658.

Mittal, Dinesh, Sullivan, Greer, Chekuri, Lakshminarayana, Allee, Elise & Corrigan, Patrick W. (2012). Empirical studies of self-stigma reduction strategies: a critical review of the literature. *Psychiatric Services, 63*(10), 974–981.

Najavits, Lisa M. (2009). *Posttraumatische Belastungsstörung und Substanzmissbrauch. Das Therapieprogramm „Sicherheit finden“* (Reihe: Therapeutische Praxis). Göttingen: Hogrefe (englisches Original erschienen 2002).

Ormston, Rachel, Bradshaw, Paul & Anderson, Simon (2010). *Scottish social attitudes survey 2009. Public attitudes to drugs and drug use in Scotland* (Reihe: Crime and Justice). Edinburgh: Scottish Government Social Research. Online verfügbar: http://www.scotland.gov.uk/Resource/Doc/312459/0098738.pdf [04.11.2014].

Rüsch, Nicolas, Berger, Mathias, Finzen, Asmus & Angermeyer, Mathias C. (2004). Das Stigma psychischer Erkrankungen. Ursachen, Formen und therapeutische Konsequenzen. In M. Berger (Hrsg.), *Psychische Erkrankungen – Klinik und Therapie* (S. elektronisches Zusatzkapitel Stigma). München: Urban & Fischer. Online verfügbar: http://www.berger-psychische-erkrankungen-klinik-und-therapie.de/ergaenzung_ruesch.pdf [04.11.2014].

Schomerus, Georg, Lucht, Michael, Holzinger, Anita, Matschinger, Herbert, Carta, Mauro G. & Angermeyer, Matthias C. (2011). The stigma of alcohol dependence compared with other mental disorders: a review of population studies. *Alcohol and Alcoholism, 46*(2), 105–112.

Schomerus, Georg, Schwahn, Christian, Holzinger, Anita, Corrigan, Patrick W., Grabe, Hans Jorgen, Carta, Muro Giovanni & Angermeyer, Matthias C. (2012). Evolution of public attitudes about mental illness: a systematic review and meta-analysis. *Acta Psychiatrica Scandinavica, 125*(440–452).

Müller, Ursula & Schröttle, Monika (2004). *Lebenssituation, Sicherheit und Gesundheit von Frauen in Deutschland. Eine repräsentative Untersuchung zu Gewalt gegen Frauen in Deutschland. Im Auftrag des Bundesministeriums für Familie, Senioren, Frauen und Jugend.* Kurzfassung. Bonn: BMFSFJ. Online verfügbar: http://www.bmfsfj.de/RedaktionBMFSFJ/Broschuerenstelle/Pdf-Anlagen/Lebenssituation-Sicherheit-und-Gesundheit-von-Frauen-in-Deutschland.pdf [04.11.2014].

S.I.G.N.A.L. (2013). *Umgang mit Gewalt in Paarbeziehungen und mit sexueller Gewalt gegen Frauen. Leitlinien der WHO für Gesundheitsversorgung und Gesundheitspolitik.* Berlin: S.I.G.N.A.L. Online verfügbar: http://signal-intervention.de/download/WHO-Broschure_1_10_14_web.pdf [04.11.2014].

Smyth, Catherine (2013). Alcohol and violence – exploring the relationship. *Drugs and Alcohol Today, 13*(4), 258–266.

Testa, Maria, Kubiak, Audrey, Quigley, Brian M., Houston, Rebecca J., Derrick, Jaye L., Levitt, Ash, Homish, Gregory G. & Leonard, Kenneth E. (2012). Husband and wife alcohol use as independent or interactive predictors of intimate partner violence. *Journal of Studies on Alcohol and Drugs, 73*(2), 268–276.

Vatnar, Solveig Karin Bø & Bjørkly, Stål (2008). An interactional perspective of intimate partner violence: an in-depth semi-structured interview of a representative sample of help-seeking women. *Journal of Family Violence, 23*(4), 265–279.

Vogt, Irmgard (2014). Gewalt – Sucht – Liebe: Herausforderungen für Beratende. In Karin Bock, Annett Kupfer, Romy Simon, Kathy Weinhold & Sandra Wesenberg (Hrsg.), *Beratung und Soziale Beziehungen. Farewell-Schrift für Frank Nestmann* (Reihe: Dresdner Studien zur Erziehungswissenschaft und Sozialforschung; S. 91–100). Weinheim: Beltz.

Vogt, Irmgard & Fritz, Juliana (2006). Alkoholabhängige Mütter und ihre Gefühle gegenüber ihren Kindern. *Verhaltenstherapie und Psychosoziale Praxis, 38*(1), 17–38.

Vogt, Irmgard, Kuplewatzky, Nina & Fritz, Juliana (i. V.). *Gewaltschutz für alcohol- und drogenabhängige Frauen/Mütter: Die Sicht der gewaltbetroffenen Frauen auf informelle und formale Hilfen.* Abschlussbericht. Frankfurt: FH Frankfurt (unveröffentlicht).

Waldrop, Angela E. (2009). Violence and victimization among women with substance use disorders. In Kathlyn T. Brady, Back. Sudie E. & Shelly F. Greenfield (Hrsg.), *Women and addiction. A comprehensive handbook* (S. 493–499). New York: Guilford.

Whitaker, Teresa, Ryan, Paul & Cox, Gemma (2011). Stigmatization among drug-using sex workers accessing support services in Dublin. *Qualitative Health Research, 21*(8), 1086–1100.

Wieners, Karin, Hellbernd, Hildegard, Jenner, Sabine C. & Oesterhelweg, Lars (2012). Häusliche Gewalt in Paarbeziehungen. *Notfall + Rettungsmedizin, 15*(65–80). Online verfügbar: http://signal-intervention.de/download/Lit_CME_Artikel_Haeusliche_Gewalt_Intervention_2012.pdf [04.11.2014].
Zencker, Christel, Bammann, Karin & Jahn, Ingeborg (2002). *Genese und Typologisierung der Abhängigkeitserkrankungen bei Frauen* (Reihe: Schriftenreihe des Bundesministeriums für Gesundheit und Soziale Sicherung, Bd. 148). Baden-Baden: Nomos.

Sabine Scheffler

Trauma und Gender im sozialstrukturellen Kontext[1]

Grundlegende Gedankenfiguren zum Einstieg

Die politischen Verhältnisse werden in der aktuellen Traumaforschung „ent-nannt", sie verschwinden in der persönlichen Symptomatik. So kann es zur Individualisierung von Leiden kommen. Erfahrenes Unrecht wird hinter der Symptomatik unsichtbar. Dies betrifft insbesondere auch die gesellschaftliche Position von Geschlecht. Frauen und Männer sind von traumatisierenden Lebensbedingungen unterschiedlichen betroffen. Lampe und Reddemann (2013, S. 231) sprechen hier von pathogenen Milieus, denen die Geschlechter sich in unterschiedlicher Weise stellen müssen.

Trauma ist kein einzelnes Ereignis oder mehrere Ereignisse, sondern ein Prozess, der auch von der Umgangsweise, der Reaktion des umgebenden Kontextes her verstanden werden muss. Lebensbedingungen und traumatische Erfahrungen sind so miteinander verwoben, dass multimodale Vorgehensweisen, z.B. psychosoziale Arbeit und/oder Traumapädagogik komplexe und ergänzende Möglichkeiten bieten. Therapie ist nur eine unter mehreren möglichen Vorgehensweisen.

Traumatische Erfahrungen stellen einen Bruch zwischen der Welt und den Betroffenen dar, der u.a. Selbstwirksamkeit verhindert und/oder zerstört.

Dieser Bruch wird v.a. über Beziehungsarbeit, Unterstützung und Nachbeelterung kompensierbar.

1 Der Beitrag gibt die inhaltliche Unterlage eines Workshops wieder, die zusammenfassend darstellt. Die methodischen Übungen und supervidierten Fälle wurden nicht aufgenommen. Dabei ging es v.a. um die Frage, wie und wann man denn nun kontextuell und individuell stützend, also ganzheitlich arbeiten könne. Für ausführliche Informationen sei auf die ausgewiesene Literatur verwiesen.

Gender und Trauma – Ein Rückblick

Die Geschichte der Traumaforschung (vgl. Scheffler & Gerlich, 2014, S. 192 ff.) verdeutlicht die Verschränkung von Macht und Gewalt mit Gender und Traumatisierung, z. B. in der Geschichte der Hysterieforschung, im Zusammenhang mit den traumatisierten Soldaten des 1. Weltkriegs oder mit dem Vietnamkrieg und seinen Folgen. Die Frauenbewegung, die Gewalt und Missbrauch sichtbar machte und damit einen neuen Blick auf die Entwicklungschancen von Frauen ermöglichte, regte die Debatte um das Konzept des „insidious trauma" in der APA an (vgl. Brown, 1988).

Macht und Gewalt bedeuten die Möglichkeit, Menschen zu demütigen zu Tode zu ängstigen, zu quälen, zu verletzen; dabei geht es mehr um die Struktur, die politischen Verhältnisse, die gesellschaftliche Verfasstheit, in der ein solches individuelles Geschehen befördert oder sanktioniert wird. Denn Politik gestaltet Lebensbedingungen und Kontexte, also auch Geschlechterverhältnisse, hier als die Beziehungen zwischen den Genusgruppen und der Männer und Frauen untereinander. Gesellschaftliche Strukturen behindern oder ermöglichen Macht- und Gewaltdynamiken.

Traumatisierung im Geschlechterverhältnis geschieht, weil es um Ohnmacht, Ausgeliefertsein, Lebensbedrohung und Entwürdigung in einem gesellschaftlichen Kontext geht.

Gender, Trauma und Politik

Um Unrechtsverhältnisse, die bei „man-made disasters" für Traumaerfahrungen gelten, hinter dem ExpertInnenwissen nicht zu „entnennen", zu verschleiern, sind Blickrichtungen von Bedeutung, die Trauma nicht als Folge von einem oder mehreren extremen Ereignissen ansehen oder als neurobiologische Überforderung, als „extremen Stress" fokussieren. Vielmehr sollten sie ganzheitlich von Trauma als Prozess (Brensell, 2013) sprechen, wie es in der Entwicklung von Traumakonzepten auch immer wieder gefordert wurde, z. B. für kumulatives Trauma (Khan, 1963), sequenzielle Traumatisierung (Keilson, 1979), Trauma als sozialpolitisches und psychosoziales Konzept (Becker, 2000) oder ganz einfach Traumatisierung mit der Metapher von den Schalen einer Zwiebel beschreiben (Zondi, 2014). Zondi (2014) berichtet, wie in Südafrika das Traumakonzept verändert wird, integriert werden Diskriminierung, Armut und die Flüchtlingssituation in Burundi, Uganda, HIV, Gewalt gegen Frauen als allgegenwärtige Erfahrung und Bedrohung. Dort sei die Abnormalität normal: „Mir geht es gut" meine eigentlich: „Ich lebe noch!". Trauma sei kein Ereignis, sondern ein Prozess (ebenda). Es verschiebt sich so der Blick über das Ereignis, die individuellen Auswirkungen hinaus (Resilienz, Vulnerabilität, Copingmechanismen, resp. veränderte Persönlichkeitsstruktur), darauf, wie die Umwelt auf traumatisches Verhalten reagiert und welche Möglichkeiten Betroffene in dieser Situation zu gegenwärtigen haben.

Trauma als Prozess umfasst damit sowohl die Intensität des Erlebten „als auch die Unfähigkeit der Subjekte und der Gesellschaft, adäquat darauf zu antworten" (Becker & Castillo, 1990; zit. u. übers. n. Becker, 2000, S. 37).

Eine Besonderheit des Verständnisses von „Trauma als Prozess" ist, dass es eine Brücke zwischen psychischen, sozialen und politischen Dimensionen schlägt, also eine Vermittlung herstellt, die entpathologisiert, die Gesellschaft mit in den Blick holt. Dies erfordert eine genaue historisch-gesellschaftliche Kontextualisierung, in die das individuelle Leid jeweils eingebettet ist. Bestehende Genderstrukturen sind wegen der impliziten Machtverhältnisse hier besonders bedeutsam. Dies betrifft auch andere Genderpositionen, wie Homosexualität und Transgender, auf die hier jedoch im Rahmen des Workshops nicht eingegangen wurde.

Die Diagnosen in DSM-V und ICD-10 benennen zwar einige Ursachen, jedoch liegt der Schwerpunkt auf dem Ausmaß der Störung und der gezeigten Symptomatik. Trauma wird individualisiert, die Diagnose fokussiert ein ahistorisches Subjekt, der Kontext der Traumatisierung geht verloren, die Diagnostik „entnennt" (vgl. Brensell, 2013, S. 1–15). Aus einem „Widerfahrnis", wie Reemtsma (1997, z.B. S. 45) seine traumatische Entführung beschrieb, wird eine Krankheit.

Wenn nun aber Geschlechterverhältnisse als gesellschaftliche Chancen das Leben von Frauen und Männern bestimmen, Benachteiligungen legitimieren und Macht- und Gewaltdynamiken im Beziehungs- und sozialen Nahraum begünstigen, so ist es sinnvoll, unter prozessualem und lebensweltorientiertem Blickwinkel die Lebensbedingungen, wie das „doing gender" der Menschen, in die Traumaarbeit einzubeziehen.

Frauen sind nach wie vor mit Demütigungen und Gewalt konfrontiert, sie werden benachteiligt durch Segregation, Armut, Missbrauch, häusliche Gewalt, als Opfer von Prostitution, Verschleppung, Zwangsehe, Klitorisbeschneidung; es sind die ungleichen gesellschaftlichen Bedingungen, die Verleugnung der Menschenrechte, die zu Gewalt führen. Dies bedeutet „gender-based violence" als Entwürdigung des weiblichen Geschlechts (vgl. Reddemann & Lampe, 2013, S. 446ff.). In solchen Milieus gelingt es nur schwer, gesund zu bleiben, Frauen entwickeln hier Krankheiten, die fast durchweg mit dem Thema Gewalt in engster Verbindung stehen

Die Geschlechterverhältnisse beinhalten strukturell ein Dominanzproblem und begünstigen Gewaltdynamiken, ebenso wie Generationenverhältnisse, z.B. Eltern-Kinder-Beziehungen oder im Falle von Kindern pflegebedürftiger Eltern, also immer da, wo es ein Machtgefälle gibt. Und: Es gibt immer eine andere Wahl als Gewalt.

Genderspezifische Traumaverarbeitungen

Männer sind aufgrund ihrer Genderposition von Traumatisierung in anderer Weise betroffen, durch risikoreiche Berufe, Unfälle, als Soldaten, im Katastrophenschutz, bei Stärke-Ritualen, körperlichen Auseinandersetzungen von Männern mit Männern, in homosexueller Prostitution. Bei Gewalterfahrungen von Männern gehört der Täter in der Regel nicht zur Familie: die Gewalttat zielt in der Regel nicht auf die Herabwürdigung des sozialen Geschlechts; in Beziehungen sind sie durch die geschlechtsspezifischen Machtdynamiken weniger häufig betroffen, und sie gehen von ihrem männlichen Selbstverständnis her anders mit traumatischen Brüchen um.

Eine Reihe geschlechtsspezifischer Verhaltensweisen ist häufig mit Traumatisierung verbunden. Sie variieren mit den Lebensbedingungen und Kontexten, und es gibt pathogene Milieus, die konstant mit geschlechtsspezifischen Gewaltverhältnissen verknüpft sind (vgl. Reddemann & Lampe, 2013, S. 446 ff.):

- *Männer* versuchen, Traumatisierungen durch körperliche Gewalt, externalisierende Strategien, Kompensation und Kontrolle zu steuern. So werden Affekte wie Demütigung, Scham, Todesangst, unterdrückte Angst, Wut, Rachegefühle, offene Aggression und Gewalt kontrolliert oder kompensiert. Oder Depression, Stummheit und Alleinsein halten die Aggression unter Kontrolle. Dissoziales Verhalten und Sucht und ein funktionalistisches Verhältnis zum eigenen Körper sind Strategien männlicher Traumakompensation und -symptomatik.
- *Frauen* flüchten sich in eher internalisierende Strategien; die begleitenden Affekte wie Todesangst, Scham, Schuld, sich schlecht und schmutzig zu fühlen, selbstverletzendes Verhalten kompensieren Gefühlsleere und Empfindungslosigkeit. Die Beziehung zu Misshandlern kann nur schwer aufgegeben werden. Die Depression kann Angst, Dissoziation und Intrusionen (Flashbacks) verbergen. Körperkontrolle, somatoforme Störungen und Suchtverhalten sind Kompensationen. Frauen haben durch die länger anhaltenden taumatisierenden Erfahrungen in der Regel eine nur schwach ausgebildete Kotrollüberzeugung und eine niedrige Selbstwirksamkeitserwartung.

Gewalterfahrung als Kind setzt sich im Erwachsenenalter fort, es ist schwer, das Gewaltmuster zu durchbrechen, die Summe der pathogenen Lebensumstände verringert zusätzlich das Gefühl von Selbstachtung, Würde und Selbstwirksamkeit. Frauen sind verletzlicher für Gewalterfahrungen und für Erkrankungen vulnerabler, sie schämen sich und beschuldigen sich selbst für die erfahrene Gewalt (vgl. Reddemann & Lampe, 2013, S. 446 ff.).

Methodische Hinweise oder: The slower, the faster!

Bewältigung traumatischer Erfahrengen ist, diesen Ausführungen folgend, gebunden an ein ganzheitliches Vorgehen, dass vor aller Methodik die Würde des betroffenen Menschen wieder herzustellen versucht und den Kontext des Geschehens nicht aus dem Blick verliert.

Menschen, die an Traumatisierung leiden, sind zuallererst Überlebende – „Survivors". Sie haben überlebt, aber sie brauchen uns, um ein gutes Leben zu führen (vgl. Reddemann & Lampe, 2013).

So ist die therapeutische Arbeit getragen von einem Willen zur Präsenz, die man geben kann: Eine Beziehung zu gestalten, die respektvoll ist, partnerInnenschaftlich und die Sicht- und Fühlweisen der Betroffenen in den Mittelpunkt stellt.

Die spezifischen Bewältigungsformen und Abwehrmechanismen werden als Ausgangspunkt der Zusammenarbeit akzeptiert und genutzt. Das methodische Handwerkszeug wie Stabilisierungsübungen sind grundlegend und erleichtern die Arbeit, ohne dass die kontextuelle Sichtweise als entlastende Strategie vernachlässigt wird.

Arbeit mit Traumatisierten aber verlangt in besonderer Weise Menschlichkeit, Anteilnahme, das Angebot einer partnerInnenschaftlichen Beziehung und professionelle Fertigkeiten, die das Erleben des Herausfallens aus der menschlichen Gemeinschaft und das Sich-Fremdfühlen zu überwinden versuchen.

Literatur

Becker, David (2000). Prüfstempel PTSD – Einwände gegen das herrschende „Trauma"-Konzept. In Medico International (Hrsg.), *Schnelle Eingreiftruppe „Seele". Auf dem Weg in die therapeutische Weltgesellschaft. Texte für eine kritische Trauma-Arbeit* (Reihe: medico report, Bd. 20; 2., unveränd. Aufl.; S. 25–47). Frankfurt: Medico International (Erstauflage erschienen 1997).

Brenssell, Ariane (2013). *Trauma als Prozess – Wider die Pathologisierung struktureller Gewalt und ihrer innerpsychischen Folgen.* Vortrag auf der Fachtagung „Trauma und Politik" in Frankfurt, 24.01.2013. Online verfügbar: http://www.medico.de/media/trauma-als-prozess.pdf [02.11.2014].

Brown, Laura S. (1988). Feminist therapy perspectives on psychodiagnosis: Beyond the DSM and ICD. In Stichting de Man (Hrsg.), *Feminist diagnosis and therapy* (S. 45–66). Amsterdam: Stichting de Maan.

Keilson, Hans (1979). *Sequentielle Traumatisierung bei Kindern. Deskriptiv-klinische und quantifizierend-statistische follow-up Untersuchung zum Schicksal der jüdischen Kriegswaisen in den Niederlanden* (Reihe: Forum der Psychiatrie, Bd. 5). Stuttgart: Enke.

Khan, Mohammed Masud Raza (1963). The concept of cumulative trauma. *Psychoanalytic Study of the Child, 18*(1), 286–306.

Lampe, Astrid & Reddemann, Luise (2013). Pathogene Milieus – belastende Lebensumstände. In Brigitte Boothe, Anita Riecher-Rössler & Lina Arboleda (Hrsg.), *Frauen in Psychotherapie. Grundlagen – Störungsbilder – Behandlungskonzepte* (S. 231–238). Stuttgart: Schattauer.

Reddemann, Luise & Lampe, Astrid (2013). Behandlung traumatisierter Patientinnen. In Brigitte Boothe, Anita Riecher-Rössler & Lina Arboleda (Hrsg.), *Frauen in Psychotherapie. Grundlagen – Störungsbilder – Behandlungskonzepte* (S. 446–457). Stuttgart: Schattauer.

Reemtsma, Jan Philipp (1997). *Im Keller.* Hamburg: Hamburger Edition.

Scheffler, Sabine & Gerlich, Katharina (2014). Trauma und Gender – noch immer ein blinder Fleck? Kritische Betrachtungen zur Traumaforschung und -behandlung aus der Geschlechterperspektive. *Trauma & Gewalt, 8*(3), 192–202.

Zondi, Mpumi (2014). *Breaking the walls of trauma councelling. Finding agency in an ongoing landscape of struggle.* Vortrag bei der Ringvorlesung „Die umkämpfte Psyche – Zur Rekontextualisierung psychischen Leids im Kapitalismus", Frankfurt, 12.05.2014.

Praxis der Traumatherapie, -beratung und Supervision

Barbara Kreiner, Marlene Schrimpf,
Silke Birgitta Gahleitner und Christoph Pieh

Überlegungen zur Diagnostik traumatischer Belastungen

Ein Trauma kann nach Fischer und Riedesser (1998, S. 79) als ein „vitales Diskrepanzerlebnis zwischen bedrohlichen Situationsfaktoren und individuellen Bewältigungsmöglichkeiten" begriffen werden. In der Regel geht es mit eigener oder unmittelbar beobachteter Todesnähe oder einer ernsthaften Verletzung der körperlichen Unversehrtheit einher. Traumatische Belastungen entstehen aus Bewältigungsversuchen von Ereignissen, die den alltäglichen Erfahrungsrahmen um ein Vielfaches übersteigen. Fast alle Menschen haben allerdings bereits traumatische Ereignisse erlebt (Calhoun, 2012; Kessler et al., 1995), die aktuelle Resilienzforschung (vgl. für einen Überblick Fröhlich-Gildhoff & Rönnau-Böse, 2011) geht sogar von der Notwendigkeit gewisser widriger Ereignisse für eine gesunde Entwicklung aus. Nicht alle Menschen erkranken also an traumatischen Erfahrungen. Eine Studie konnte zeigen, dass etwa 25% der Befragten einem traumatisches Ereignis ausgesetzt waren, während die Prävalenz einer Traumafolgestörung in derselben Stichprobe bei 2,3% lag (Maercker et al., 2008). Die Lebenszeitprävalenz einer posttraumatischen Belastungsstörung (PTSD) wird zwischen 1 und 9% geschätzt (Frommberger & Maercker, 2011), wobei in Europa niedrigere Prävalenzen berichtet werden (Alonso et al., 2004) als in den USA (APA, 2013; Kessler et al., 1995).

Auch die Art des erlebten Traumas scheint eine Rolle bei der Entwicklung der PTSD zu spielen: So entwickeln etwa 50% von Flüchtlingen, etwa 30% von Vergewaltigungsopfern und 15 bis 20% der Betroffenen nach einem schweren Verkehrsunfall oder dem unerwarteten Tod eines nahen Angehörigen eine PTSD (Langkafel, 2000). Als besonders pathogen werden frühe traumatische Erfahrungen wie Kindesmisshandlung und Kindesmissbrauch im sozialen Nahraum beurteilt (Gahleitner, 2005). Als persönliche Risikofaktoren zur Entwicklung einer PTSD zählen weibliches Geschlecht, geringer sozialer Status und ein niedriges Intelligenzniveau (APA, 2013). Auch andere Einflüsse, wie das Angehören einer kulturellen Minorität, vorausgegangene traumatische Erlebnisse oder psychische Erkrankungen werden als Risikofaktoren beschrieben (ebenda).

Mit der Beschreibung der PTSD im DSM-III (Diagnostic and Statistical Manual of Mental Disorders) wurde es erstmals möglich, eine Traumafolgestörung zu diagnostizieren, ohne damit eine bereits vor dem Trauma bestandene psychische Störung zu implizieren.

Im DSM-IV und in der ICD-10 (International Statistical Classification of Diseases and Related Health Problems) ist die Diagnose der akuten Belastungsstörung hinzugekommen, die ähnliche Symptome umfasst wie die PTSD, allerdings nur wenige Tage bis maximal einen Monat anhalten. In die Forschungskriterien des DSM-IV fanden noch weitere stressbezogene Erkrankungen Eingang, wie eine komplexe Traumafolgestörung, die im DSM-5 nicht weiter verfolgt werden, aber nach aktuellem Stand in der ICD-11 berücksichtigt werden (Kapfhammer, 2014). Auf diese Symptombereiche soll im Folgenden näher eingegangen werden. Im Anschluss daran wird Traumadiagnostik als biopsychosoziales Geschehen verortet und ein entsprechendes Modell für eine umfassende diagnostische Abklärung empfohlen.

Posttraumatische Belastungsstörungen im DSM

Die PTSD wurde anfangs der Gruppe der Angststörungen zugeordnet und beinhaltete fünf Kriterien (APA, 1980):

A. Erleben eines überwältigenden Ereignisses, für fast jeden belastend,
B. andauerndes Wiedererleben des Ereignisses,
C. Vermeiden von Reizen, die mit dem Ereignis assoziiert sind,
D. anhaltende Symptome eines erhöhten Erregungsniveaus,
E. Symptomatik mindestens seit einem Monat.

Im DSM-III-R (APA, 1987) wurde der Begriff des „überwältigenden Ereignisses" erweitert und anhand einiger Beispiele erläutert. Obgleich von diesem Zeitpunkt an auch das Erleben von Naturkatastrophen und Ziviltraumata als traumatischen Ereignis eingestuft werden konnte, dauerte es bis zum Erscheinen des DSM-IV (APA, 1994; deutsch: Saß et al., 1996), bis auch die Diagnose einer lebensbedrohlichen Erkrankung, das Wissen über sexuellen Missbrauch des eigenen Kindes und der Tod eines Nahestehenden als solche anerkannt wurden (Kapfhammer, 2014).

Andere Neuerungen im DSM-IV waren die Änderung des A-Kriteriums, bei dem nun – neben dem Erleben des traumatischen Ereignisses – auch eine Reaktion des/der Betroffenen mit Angst, Hilflosigkeit oder Entsetzen verlangt wurden und die Hinzunahme eines sechsten Kriteriums, nämlich das

Vorhandensein eines Leidens oder Beeinträchtigungen in wichtigen Funktionsbereichen (APA, 1994). Neu war im DSM-IV auch die Einführung der „akuten Belastungsstörung", um schon in den ersten vier Wochen nach der Traumatisierung eine Diagnose stellen zu können (APA, 1994).

Mit der aktuellen fünften Auflage des DSM (DSM-5; APA, 2013) werden die traumabezogenen Störungen nicht mehr innerhalb der Angststörungen eingestuft, sondern eine neue Kategorie der „trauma- und stressbezogenen Störungen" wurde geschaffen. Im A-Kriterium wird nun auch berücksichtigt, dass Menschen, die wiederholt traumatischen Erlebnissen ausgesetzt sind, z.B. Polizisten oder Rettungskräfte, an einer Posttraumatischen Belastungsstörung leiden können (APA, 2013). Insgesamt werden nun im DSM-5 acht Kriterien genannt:

A. Konfrontation mit Tod oder Bedrohung des Lebens, ernsthafte Erkrankung, sexuelle Gewalt,
B. Wiedererleben des Ereignisses,
C. Vermeiden von Reizen, die mit dem Ereignis assoziiert sind,
D. anhaltende negative Veränderungen in Kognition und Stimmung,
E. anhaltende Symptome eines erhöhten Erregungsniveaus,
F. Symptomatik mindestens seit einem Monat,
G. Leiden oder Beeinträchtigungen in wichtigen Funktionsbereichen,
H. keine Verursachung durch Substanzeinnahme.

Insgesamt gibt es im DSM-5 statt 17 nun 20 Symptomkriterien (Kapfhammer, 2014). Eine weitere wichtige Neuerung im DSM-5 betrifft die Aufgabe des A-2-Kriteriums, eine starke Reaktion des/der Betroffenen in Form von starker Angst, Hilflosigkeit oder Entsetzen wird nun nicht mehr verlangt (APA, 2013). Außerdem wird ein dissoziativer Subtypus der PTSD definiert (Kapfhammer, 2014). Dafür allerdings ist der wertvolle Hinweis auf die komplexe posttraumatische Belastungsstörung oder auch DESNOS (disorder of extreme stress not otherwise specified; Kolk et al., 1996) verschwunden, der noch im DSM-IV als ergänzende Beschreibung der PTSD in den Anhang aufgenommen war (APA, 2000) und präzisierende Potenziale insbesondere für schwere Traumaformen ermöglicht hatte.

Posttraumatische Belastungsstörungen in der ICD

In der ICD-10 (WHO, 1992; deutsch: Dilling et al., 1992) ist die PTSD im Kapitel F43 „Reaktionen auf schwere Belastungs- und Anpassungsstörungen" (F43) zu finden. Die Posttraumatische Belastungsstörung (F43.1) wird dort beschrieben als eine „verzögerte oder protrahierte Reaktion auf ein belastendes Ereignis oder eine Situation kürzerer oder längerer Dauer, mit außergewöhnlicher Bedrohung oder katastrophenartigem Ausmaß, die bei fast jedem eine tiefe Verzweiflung hervorrufen würde". Als typische Merkmale werden genannt:

- wiederholtes Erleben des Traumas,
- Gleichgültigkeit gegenüber anderen Menschen,
- Teilnahmslosigkeit der Umgebung gegenüber,
- Vermeidung von Aktivitäten und Situationen, die Erinnerungen an das Trauma wachrufen könnten,
- vegetative Übererregbarkeit,
- übermäßige Schreckhaftigkeit,
- Schlafstörungen.

Als weitere Diagnosemöglichkeit für Menschen mit Belastungen nach traumatischen Ereignissen findet sich in der ICD-10 die „akute Belastungsreaktion" (F43.0), eine Reaktion nach einem belastenden Ereignis, die innerhalb weniger Tage jedoch wieder abklingt (WHO, 1992).

Komplexe Traumafolgestörungen

Angereichert durch die Diskussion über die DSM-IV-Diagnosekategorie der DESNOS, die als Forschungskriterium in die Diagnosesysteme aufgenommen wurde, setzten sich in den letzten Jahren Begriffe wie „komplexe Traumatisierung" oder „komplexe Traumafolgestörungen" (vgl. Kolk et al., 1996) durch. In der ICD-11, die derzeit in Vorbereitung und deren Einführung für 2017 geplant ist (WHO, 2014), soll es daher neben der Diagnose „Posttraumatische Belastungsstörung" auch die Diagnose der „Komplexen posttraumatischen Belastungsstörung" und die „Prolongierte Trauerstörung" geben (Kapfhammer, 2014). Letztere Diagnose wird neu geschaffen und beschreibt eine sehr lang anhaltende Trauer von Personen um einen verstorbenen Menschen (WHO, 2014). Während bei der „Posttraumatischen Belastungsstörung" das Wiedererleben des Traumas z.B. durch Flashbacks oder Albträume, das Vermeiden von Gedanken, Erinnerungen und Aktivitäten, die mit dem Ereignis zusammenhängen, und Hypervigilanz oder verstärkte Schreckhaftigkeit als Diagnosekriterien definiert sind, fordert die Diagnose der „komplexen posttraumatischen Belastungsstörung" zusätzlich Beeinträchtigungen der Affektivität, des Selbstkonzepts und der Beziehungsfähigkeit (WHO, 2014).

Sack (2010) ergänzt Symptome der Affektregulation, Störungen in der Selbstwahrnehmung, Störungen der Sexualität, dissoziative Symptome und

Veränderungen in persönlichen Wert- und Glaubensvorstellungen. Er weist darauf hin, dass mit diesem diagnostischen Konstrukt ein einheitliches ätiologisches Modell typischer Symptome frühkindlicher und lang dauernder Traumatisierungen abgebildet werden soll (ebenda). Wie heterogen solche Traumafolgestörungen aussehen können, verdeutlicht Abbildung 1. Es wird eine Vielzahl an Symptomkomplexen aufgelistet, die als komorbide Krankheitsbilder gesehen werden können. Da viele dieser Krankheitsbilder per se eine eigenständige Diagnose umfassen, besteht eine gewisse Gefahr, die möglichen Zusammenhänge als Traumafolgestörung zu übersehen. Bereits Sack (2010) formulierte: „Es mag ja banal klingen, aber eine wichtige Aufgabe der Diagnostik ist, zunächst zu klären, ob überhaupt Symptome einer Traumafolgestörung vorliegen und ob sich aus dieser Symptomatik aktuell eine Indikation für eine traumaspezifische Behandlung ergibt" (S. 34).

Abbildung 1: Trauma-Entwicklungsheterotopie
(nach Schmid et al., 2010, S. 49)

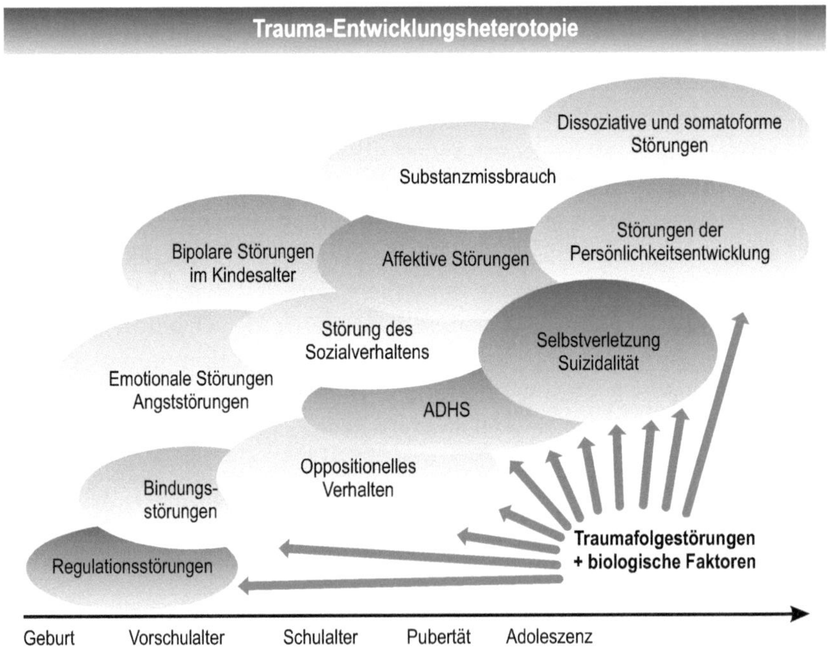

Um posttraumatische Belastungsstörungen, komplexe Traumafolgestörungen und die Auswirkungen von schweren und frühen Traumatisierungen umfassend diagnostizieren zu können, ist eine biopsychosoziale Diagnostik notwendig, die neben bereits genannten klassifikatorischen Charakteristika auch biografisch-prozessuale und Lebensweltaspekte in die diagnostische Abklärung einbeziehen. Dazu ist zunächst ein entwicklungsbasiertes Verständnis traumatischer Bewältigungsprozesse Voraussetzung.

Traumatische Erfahrungen als prozessuales Entwicklungsgeschehen

Ein Trauma entfaltet seine Wirkung im Spannungsfeld subjektiver und objektiver Faktoren. Zu den subjektiven Faktoren gehört die kognitive, affektive, physische und soziale Entwicklung nebst angeborenen oder erworbenen konstitutionellen Faktoren. Vor diesem individuellen Hintergrund, der durch entwicklungstypische Verletzlichkeiten sowie individuelle und psychische Vorerfahrungen geprägt ist, erlebt ein Mensch die traumatogenen objektiven Faktoren. Das traumatische Erlebnis wiederum wird durch entwicklungsbedingte Umbau- und Umformungsprozesse und durch deren Verbindung zu anderen psychischen Abläufen ständig aktualisiert und modifiziert. Die Entwicklungsmatrix bietet daher einen wichtigen Referenzrahmen für die Diagnostik traumatischer Erfahrungen (Gahleitner, 2011).

Anstelle einer frühen positiven Bindungserfahrung, die zentrale Orientierungspunkte schafft, bewirkt frühe und dauerhafte traumatische Überstimulierung komplexe Bindungs- und Entwicklungsstörungen wie mangelnde Selbstregulation, Affektdysregulationen und eine verzögerte Kognitions- und Sprachentwicklung (Kolk, 1999). Stattdessen bildet das Kind frühe Abwehrmechanismen aus wie z.B. dissoziative Fähigkeiten, überagiles oder apathisches und Vermeidungsverhalten (Riedesser et al., 1999). Traumabezogene innere Schemata werden zu einem Teil des Selbst- und Weltbildes, an dem sich die zukünftigen Handlungen und Erwartungen orientieren. Die sozialen Beziehungen sind durch die früh erworbenen Bindungsstörungen und Störungen im Familiensystem beeinträchtigt, regressive Erscheinungen lassen das Kind selbst an kleineren Entwicklungsanforderungen scheitern.

Im Jugendalter kulminieren Chancen und Anforderungen durch Autonomie- und Integrationsprozesse (Streeck-Fischer, 1999). Für traumatisierte Jugendliche bedeutet dies häufig die krisenhafte Aufdeckung der kumulativ erlittenen Traumata. Probleme in der Identitätsentwicklung führen zu Essstörungen, Schlafstörungen, Unruhezuständen, Schwierigkeiten mit Sexualität und Freundschaften etc. Natürliche Entwicklungsaufgaben der Adoleszenz werden dadurch nachhaltig beeinträchtigt. Der Wunsch, alles ungeschehen zu machen und es anderen gleichzutun, wie auch die Unfähigkeit, diesen Wunsch zu realisieren, stürzen zusätzlich in destruktives Ausagieren und führen zu Chronifizierungen, die sich bis ins Erwachsenenalter erstrecken (Bürgin, 1999). Das Risiko einer Verschlechterung oder eines plötzlichen Ausbrechens posttraumatischer Symptomatik besteht dadurch bis ins hohe Alter (Hankin, 1997).

Aufgrund ihrer prägenden Wirkung auf die Persönlichkeit verzerren frühe oder sehr komplexe traumatische Erfahrungen die Erwartungen von Betroffenen in Bezug auf die Welt sowie in zwischenmenschliche Interaktionen und das persönliche Integritätsgefühl (Riedesser et al., 1999). Der Mensch als Körper-Seele-Geist-Wesen in Verbund mit seiner sozialen und ökologischen Lebenswelt ist daher durch eine frühe Traumatisierung auf allen Ebenen angegriffen. Janoff-Bulman (1985) beschreibt dieses Phänomen als „shattered assumptions", als eine fundamentale Erschütterung grundlegender Überzeugungen wie der eigenen Unverletzbarkeit, des Gefühls der Sicherheit und Geborgenheit in der Welt und der positiven Selbstwahrnehmung. Im Falle von frühen Kindheitstraumata oder schweren wiederholten komplexen traumatischen Erfahrungen werden das Gefühl von Sicherheit und Geborgenheit in die Welt und das Vertrauen in die Menschheit daher immer wieder neu erschüttert, nicht selten bevor es überhaupt stabil ausgebildet ist (Khan, 1963; Keilson, 1979).

Das Ausmaß der Belastung durch traumatische Erfahrungen ist also abhängig von der Art, den Umständen und der Dauer des Ereignisses, vom Entwicklungsstand des Opfers zum Zeitpunkt der Traumatisierungen und eventuell vorhandenen protektiven Faktoren bzw. Risikofaktoren. Frühe und anhaltende sowie komplexe Traumatisierung – man spricht auch von kumultativer bzw. sequentieller Traumatisierung (Khan, 1963; Keilson, 1979) verursachen Phänomene psychischer Fragmentierung und Desintegration. Die Fundamente des Selbst und die eigene Selbstwahrnehmung werden erschüttert. Häufig treten dissoziative Erscheinungen auf, im Extremfall bis zur Borderlineproblematik oder zur multiplen Persönlichkeitsstörung (Wirtz, 1989).

Biopsychosoziale Diagnostik traumatischer Belastungen

Komplexe Traumata und die damit verbundenen multiplen Entwicklungsstörungen auf psychischer, physischer und sozialer Ebene (Streeck-Fischer, 1999) erfordern daher eine bio-psycho-soziale, mehrdimensionale Diagnostik und Behandlung. Neben der an DSM und ICD entwickelten phänomenologischen Psychodiagnostik sind daher eine biografische Diagnostik, eine soziale und Lebensweltdiagnostik sowie eine ausführliche Ressourcenanalyse hilfreich, um einen adäquaten Behandlungsplan zu entwickeln. Biopsychosozial angelegte Diagnostik muss also in der Lage sein, die Gleichzeitigkeit individueller, sozialer, psychischer, medizinischer und ökonomischer Aspekte und Prozesse sowie deren gegenseitige Wechselwirkungen zu erfassen, also die Besonderheiten „biographischer Eigensinnigkeit" (Hanses, 2010, S. 365) nicht verloren gehen zu lassen.

Abbildung 2: Rahmenmodell für eine interdisziplinäre Traumadiagnostik

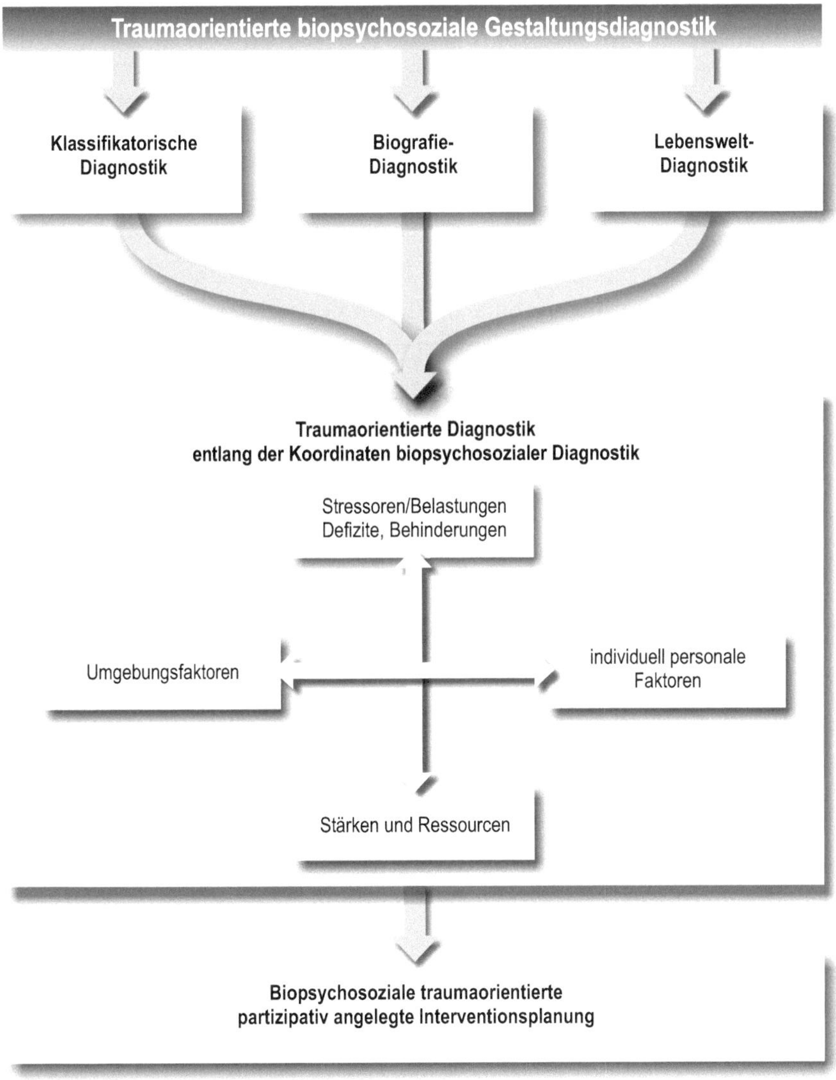

In Abbildung 2 wird ein solches Rahmenmodell zur interdisziplinären Traumadiagnostik vorgestellt. Dieses Modell hat sich in den letzten Jahren basierend auf der Theorie und Praxis der Integrativen Therapie stetig weiterentwickelt[1] (vgl. zum Stand der Diskussion und zur Übersicht über ein Rahmenmodell und einzelne Verfahren u. a. Gahleitner & Pauls, 2013, Gahleitner et al., 2014).

Um eine Person möglichst umfassend zu beschreiben, das Verhältnis zwischen Subjekt, Milieu und strukturierender Außenwelt zu erfassen und in seiner Komplexität abzubilden, ist eine multiperspektivische Herangehensweise notwendig. Gleichzeitig muss eine strukturierende Ordnung und Komplexitätsreduktion erfolgen, um handlungsleitende Behandlungsmaßnahmen ableiten zu können. Die dadurch entstehende unauflösliche Ambivalenz von Komplexitätsgewinn und Komplexitätsreduktion im diagnostischen Prozess hat Heiner (2010, 2013) mit dem Begriff „Diagnostisches Fallverstehen" zu fassen versucht. Für den Bereich der Psychotherapie und Beratung wurde dieses Modell zu einem „integrativen diagnostischen Verstehen" weiterentwickelt (Gahleitner et al., 2014). „Integratives diagnostisches Verstehen" geschieht dialogisch im Rahmen kommunikativer Prozesse zwischen den KlientInnen und allen BehandlerInnen. Der multiperspektivische Ansatz, der klassifikatorische, biografische und lebensweltliche Diagnostik verschränkt, schafft letztlich auch die Basis für eine interdisziplinäre Herangehensweise und bildet somit die Schnittstelle zischen medizinischer, psychologischer, soziologischer und alltagssituativen Dimensionen. Die Verfahren der biopsychosozialen Praxis hierzu sind vielfältig.

Auf der Seite der klassifikatorischen Diagnostik stehen phänomenologische Beschreibungen der Krankheitsbilder und Syndrome aus DSM und ICD zur Verfügung, die auch allgemeine ätiologische Überlegungen und Verlaufskriterien beinhalten, welche im Einzelfall zu überprüfen sind. Unterstützt wird eine kategoriale Diagnostik durch strukturierte Interviews (z. B. Strukturiertes Klinisches Interview für DSM IV nach Wittchen et al., 1997; Interview zur komplexen posttraumatischen Belastungsstörung von Boroske-Leiner et al., 2008) und psychologischen Fragebögen (z. B. deutsche Form der Impact of Event Scale nach Maercker & Schützwohl, 1998; Posttraumatic Diagnostic Scale nach Ehlers et al., 1996), die auch eine vertiefende Exploration von Teilaspekten (z. B. FDS) ermöglichen. Einen guten

1 Dieses Modell entstand in einem mehrjährigen Prozess über verschiedene Fachdiskurse hinweg in Zusammenarbeit mit einer Reihe weiterer KollegInnen. Der Artikel beruht daher in Auszügen auf bereits erschienenen Publikationen, in denen das Verfahren z. T. ausführlicher und an verschiedenen Beispielen exemplifiziert wurde (insbesondere Gahleitner et al., 2009; Gahleitner, 2011; Gahleitner & Pauls, 2013; Gahleitner et al., 2014).

Überblick hierzu bieten Maercker (2003) oder Sack und KollegInnen (2013). Zur biografischen Erhebung gibt es verstehende Zugänge aus der rekonstruktiven Biografieforschung und der daraus entstandenen narrativen Handlungspraxis, die sich eher im sprachlichen Bereich bewegen (vgl. dazu u. a. Hanses, 2004; Mollenhauer & Uhlendorf, 1992), oder Methoden wie das „Lebenspanorama“ sowie die „5 Säulen der Identität“ der Integrativen Therapie und Beratung, die eher im bildhaft-symbolischen Raum angesiedelt sind (Petzold et al., 2000). Bewährte sozialdiagnostische Instrumente wie das soziale Netzwerkinventar, Genogramme oder Ecomaps bieten die Möglichkeit, das Umfeld und die beteiligten Institutionen des Hilfenetzwerkes dialogisch in die Diagnostik zu integrieren. Das soziale Umfeld und seine Bedeutung für die Betroffenen auf diese Weise einzubeziehen, bietet zudem die Chance, auch bindungssensible Instrumente wie das Erwachsenenbindungsinterview („Adult Attachment Interview“, AAI; Gloger-Tippelt, 2001) zu integrieren. All diese Verfahren sollten eingebettet in eine ganzheitliche Auseinandersetzung zwischen den PatientInnen und den BehandlerInnen, jeweils als Subjekt, also in einem intersubjektiven Korespondenzprozess (Petzold, 2003) erfolgen. Nur in diesem dialogischen Vorgehen können die gesammelten Informationen zusammengeführt, ein gemeinsames diagnostisches Verstehen entwickelt und darauf aufbauend ein informed consent hergestellt werden.

Aus entwicklungsorientierter Perspektive betrachtet, bringen komplex Traumatisierte zudem außergewöhnliche Fähigkeiten hervor und entwickeln z. T. sehr kreative und vitale Überlebensstrategien, die es im diagnostischen Vorgehen aufzuspüren gilt. Was einst hilfreich war, kann im weiteren Lebensverlauf jedoch wieder destruktiv werden und gravierende Symptome verursachen. Resultat ist häufig ein ausgeklügeltes System vielfältiger somatischer und psychischer Symptome, die die (gerade erst entstehende) Persönlichkeit entscheidend in der Entwicklung beeinflussen (Herman, 1993; Terr, 1995). Generell müssen alle Informationen, die aus den unterschiedlichen Diagnostikbereichen gesammelt werden, unter den Blickwinkeln der Saluto- und der Pathogenese betrachtet werden. In diesem Rahmenmodell wird dies anhand der von Pauls (2011, S. 205–210) vorgeschlagenen Koordinaten psychosozialer Diagnostik verdeutlicht. Es fokussiert v. a. auf die Ressourcen, Stärken und Potenziale, die sowohl die Person als auch ihr Umfeld und ihre Lebenswelt über die gesamte Lebensspanne hinweg mitbringen. Eine umfassende Ressourcendiagnostik ist für eine schonende Traumatherapie (Sack, 2010) unverzichtbar. Anhand dieser Koordinaten kann eine systematische Einordnung der Gesamtinformation erfolgen, wodurch eine gezielte Behandlungsplanung auf den einzelnen Ebenen je nach Prioritätsgewichtung möglich wird (weitere Übersichten und Exemplifizierungen an einzelnen Beispielfällen bei Gahleitner, 2011; Gahleitner et al., 2013, 2014).

Ausblick

Ausgangspunkt für eine biopsychosoziale Diagnostik ist das Verständnis von Gesundheit, Krankheit und Beeinträchtigung als biografisch und in soziokulturellen Milieus verankert, welches ohne eine hinreichende Betrachtung der individuellen Faktoren ebenso wenig möglich ist wie durch eine zu enge Fokussierung auf psychophysische Aspekte. Dies ist umso notwendiger, da die heutige Lebenswelt verlangt, sich flexibel zu verhalten, Risiken einzugehen und ein ‚selbstbestimmtes' Leben zu führen. Dies erzeugt bei vielen Menschen nicht nur Angst (Sennett, 1998), sondern ist auch zu einer mächtigen neuen Quelle des Leidens und psychosozialen Hilfebedarfs geworden (Keupp, 2012). Für traumatisierte Menschen gilt dies in besonderer Weise. Umso bedeutender ist es, bei der Diagnostik solche und ähnliche Aspekte einzubeziehen, um ein möglichst vollständiges Bild für eine möglichst umfassende angemessene Intervention zu erhalten. Spannend bleibt auch, inwiefern sich die beiden Diagnosesysteme ICD und DSM in Zukunft entwickeln. Kapfhammer (2014) erwartet aufgrund der derzeit bekannten Änderungen in der ICD-11 „bedeutsame Unterschiede der beiden Klassifikationssysteme in der diagnostischen Erfassung von trauma- und stressorbezogenen psychischen Störungen" (S. 562). Es wird sich beim der Erscheinen der ICD-11 zeigen, wie groß diese Unterschiede tatsächlich sind und welche dieser Diagnosekriterien sich in der Praxis bewähren werden.

Literatur

Alonso, Jordi, Angermeyer, Matthias Claus, Bernert, Sebastian, Bruffaerts, Ronny, Brugha, Traolach S., Bryson, Heather, Girolamo, Giovanni de, Graaf, Ron de, Demyttenaere, Koen, Gasquet, Isabelle, Haro, Josep Maria, Katz, Steven J., Kessler, Ronald C., Kovess, Viviane, Lépine, Jean-Pierre, Ormel, Johan, Polidori, Gabriella, Russo, Leo J., Vilagut, Gemma, Almansa, Josué, Arbabzadeh-Bouchez, Saena, Autonell, Jaume, Bernal, Mariola, Buist-Bouwman, Martine A., Codony, Miquel, Domingo-Salvany, Antonia, Ferrer, Montserrat, Joo, Sam S., Martínez-Alonso, Montserrat, Matschinger, Herbert, Mazzi, Fausto, Morgan, Zoe, Morosini, Pierluigi, Palacín, Concepció, Romera, Berta, Taub, Nick & Vollebergh, Wilma A. M. (2004). 12-Month comorbidity patterns and associated factors in Europe: results from the European Study of the Epidemiology of Mental Disorders (ESEMeD) project. *Acta Psychiatrica Scandinavica, 109*(Supplement 420), 28–37.

American Psychiatric Association (APA) (1980). *Diagnostic and statistical manual of mental disorders [DSM-III]* (3., überarb. Aufl.). Washington, DC: American Psychiatric Press.

American Psychiatric Association (APA) (1987). *Diagnostical and statistical manual of mental disorders. DSM-III-R* (3., rev. Aufl.). Washington, DC: APA.

American Psychiatric Association (APA) (1994). *Diagnostic and statistical manual of mental disorders. DSM-IV* (4., überarb. Aufl.). Wahshington, DC: APA.

American Psychiatric Association (APA) (2000). *Diagnostic and statistical manual of mental disorders. DSM-IV-TR* (4., rev. Aufl.). Washington, DC: APA.

American Psychiatric Association (APA) (2013). *Diagnostic and Statistical Manual of Mental Disorders. DSM-5* (5., überarb. Aufl.). Washington, DC: APA.

Boroske-Leiner, Katja, Hofmann, Arne & Sack, Martin (2008). Ergebnisse zur internen und externen Validität des Interviews zur komplexen Posttraumatischen Belastungsstörung (I-kPTBS). *Psychotherapie, Psychosomatik, Medizinische Psychologie, 58*(5), 192–199.

Bürgin, Dieter (1999). Adoleszenz und Trauma. Grundsätzliche und spezifische Aspekte der Behandlung von Jugendlichen mit traumatischen Erfahrungen. In Anette Streeck-Fischer (Hrsg.), *Adoleszenz und Trauma* (2., unveränd. Aufl.; S. 128–160). Göttingen: Vandenhoeck & Ruprecht (Erstauflage erschienen 1998).

Calhoun, Patrick S., Hertzberg, Jeffrey S., Kirby, Angela C., Dennis, Michelle F., Hair, Lauren P., Dedert, Eric A. & Beckham, Jean C. (2012). The effect of draft DSM-V criteria on posttraumatic stress disorder prevalence. *Depression & Anxiety, 29*(12), 1032–1042.

Dilling, Horst, Mombour, Werner & Schmidt, Martin H. (Hrsg.) (1992). *Internationale Klassifikation psychischer Störungen. ICD-10 Kapitel V (F): Klinisch-diagnostische Leitlinien.* Bern: Huber.

Ehlers, Anke, Steil, Regina, Winter, Heike & Foa, Edna B. (1996). *Posttraumatic Stress Diagnostic Scale (PDS). Deutsche Übersetzung.* Unveröffentlichtes Manuskript. Oxford, UK: Warnford Hospital, Department of Psychiatry (englisches Original erschienen 1995).

Fischer, Gottfried & Riedesser, Peter (1998). *Lehrbuch der Psychotraumatologie.* München: Reinhardt.

Fröhlich-Gildhoff, Klaus & Rönnau-Böse, Maike (2011). *Resilienz* (Reihe: Profile; 2., durchges. Auflage). München: Reinhardt/UTB.

Frommberger, Ulrich & Maercker, Andreas (2011). Posttraumatische Belastungsstörung (ICD-10 F4). In Ulrich Voderholzer & Fritz Hohagen (Hrsg.), *Therapie psychischer Erkrankungen. State of the Art 2010/2011* (6., akt. Aufl.; S. 165–173). München: Urban & Fischer.

Gahleitner, Silke Birgitta (2005). *Neue Bindungen wagen. Beziehungsorientierte Therapie bei sexueller Traumatisierung* (Reihe: Personzentrierte Beratung & Therapie, Bd. 2). München: Reinhardt.

Gahleitner, Silke Birgitta (2011). *Das Therapeutische Milieu in der Arbeit mit Kindern und Jugendlichen. Trauma- und Beziehungsarbeit in stationären Einrichtungen.* Bonn: Psychiatrie-Verlag.

Gahleitner, Silke Birgitta, Hintenberger, Gerhard & Leitner, Anton (2013). Biopsychosozial – zur Aktualität des interdisziplinären Modells in Psychotherapie, Beratung und Supervision. *Resonanzen, 1*(1), 1–14. Online verfügbar: http://www.resonanzen-journal.org/index.php/resonanzen/article/view/188/122 [14.09.2014].

Gahleitner, Silke Birgitta, Pauls, Helmut, Hintenberger, Gerhard & Leitner, Anton (2014). „Biopsychosozial" revisited. In Silke Birgitta Gahleitner, Gernot Hahn & Rolf Glemser (Hrsg.), *Psychosoziale Interventionen* (Reihe: Klinische Sozialarbeit – Beiträge zur psychosozialen Praxis und Forschung, Bd. 6; S. 16–35). Köln: Psychiatrie-Verlag.

Gahleitner, Silke Birgitta & Pauls, Helmut (2013). Biopsychosoziale Diagnostik als Voraussetzung für eine klinisch-sozialarbeiterische Interventionsgestaltung: Ein variables Grundmodell. In Silke Birgitta Gahleitner, Gernot Hahn & Rolf Glemser (Hrsg.), *Psychosoziale Diagnostik* (Reihe: Klinische Sozialarbeit – Beiträge zur psychosozialen Praxis und Forschung, Bd. 5; S. 61–77). Bonn: Psychiatrie-Verlag.

Gahleitner, Silke Birgitta, Schulze, Heidrun & Pauls, Helmut (2009). ‚hard to reach' – ‚how to reach'? Psycho-soziale Diagnostik in der Klinischen Sozialarbeit. In Peter Pantucek & Dieter Röh (Hrsg.), *Perspektiven sozialer Diagnostik. Über den Stand der Entwicklung von Verfahren und Standards* (S. 321–344). Münster: Lit.

Gloger-Tippelt, Gabriele (2001). Das Adult Attachment Interview. Durchführung und Auswertung. In Gabriele Gloger-Tippelt (Hrsg.), *Bindung im Erwachsenenalter* (S. 102–120). Bern: Huber.

Hankin, Cheryl S. (1997). Chronische posttraumatische Belastungsstörungen im Alter. In Andreas Maercker (Hrsg.), *Therapie der posttraumatischen Belastungsstörungen* (S. 357–384). Berlin: Springer.

Hanses, Andreas (Hrsg.) (2004). *Biographie und Soziale Arbeit. Institutionelle und biographische Konstruktionen von Wirklichkeit* (Reihe: Grundlagen der sozialen Arbeit, Bd. 9). Baltmannsweiler: Schneider.

Hanses, Andreas (2010). Professionalisierung Sozialer Arbeit – Fragmente einer reflexiven Positionsbestimmung. *Zeitschrift für Sozialpädagogik, 8*(4), 357–375.

Heiner, Maja (2010). Diagnostik in der Sozialen Arbeit: Zielsetzung, Gegenstand und Dimensionen. *Archiv für Wissenschaft und Praxis der sozialen Arbeit, 41*(4), 14–28.

Heiner, Maja (2013). Wege zu einer integrativen Grundlagendiagnostik in der Sozialen Arbeit. In Silke Birgitta Gahleitner, Gernot Hahn & Rolf Glemser (Hrsg.), *Psychosoziale Diagnostik* (Reihe: Klinische Sozialarbeit. Beiträge zur psychosozialen Praxis und Forschung, Bd. 5; S. 18–34). Bonn: Psychiatrie-Verlag.

Herman, Judith Lewis (1993). Sequelae of prolonged and repeated trauma: evidence for a complex posttraumatic syndrome (DESNOS). In Jonathan R. T. Davidson & Edna B. Foa (Hrsg.), *Posttraumatic stress disorder: DSM-IV and beyond* (S. 213–228). Washington, DC: American Psychiatric Press.

Janoff-Bulman, Ronnie (1985). The aftermath of victimization: Rebuilding shattered assumptions. In Charles R. Figley (Hrsg.), *Trauma and its wake. The study and treatment of post-traumatic stress disorder* (S. 15–35). New York: Brunner/Mazel.

Kapfhammer, Hans-Peter (2014). Trauma- und stressorbezogene Störungen. Diagnostische Konzeptualisierung im DSM-5. *Nervenarzt, 85*(5), 553–563.

Keilson, Hans (1979). *Sequentielle Traumatisierung bei Kindern.* Stuttgart: Enke.

Kessler, Ronald C., Sonnega, Amanda, Bromet, Evelyn, Hughes, Michael & Nelson, Christopher B. (1995). Posttraumatic stress disorder in the national comorbidity sample. *Archives of General Psychiatry, 52*(12), 1048–1060.

Keupp, Heiner (2012). Alltägliche Lebensführung in der fluiden Gesellschaft. In Silke Birgitta Gahleitner & Gernot Hahn (Hrsg.), *Übergänge gestalten, Lebenskrisen begleiten* (Reihe: Klinische Sozialarbeit. Beiträge zur psychosozialen Praxis und Forschung, Bd. 4; S. 34–51). Bonn: Psychiatrie-Verlag.

Khan, Mohammed Masud Raza (1963). The concept of cumulative trauma. *Psychoanalytic Study of the Child, 18*(1), 286–306.

Kolk, Bessel A. van der (1999). Zur Psychologie und Psychobiologie von Kindheitstraumata (Developmental Trauma). In Annette Streeck-Fischer (Hrsg.), *Adoleszenz und*

Trauma (2., unveränd. Aufl.; S. 32–56). Göttingen: Vandenhoeck & Ruprecht (Erstauflage erschienen 1998).

Kolk, Bessel A. van der, Pelcowitz, David, Roth, Susan, Mandel, Francine S., McFarlane, Alexander C. & Herman, Judith L. (1996). Dissociation, somatization, and affect dysregulation. The complexity of adaption to trauma. *American Journal of Psychiatry, Festschrift Supplement, 153*(7), 83–93.

Langkafel, Mathias (2000). Die Posttraumatische Belastungsstörung. *Psychotherapie im Dialog, 1*(1), 3–12. Online verfügbar: http://www.btonline.de/info/krankheiten/belastungsstoerungen1.pdf [14.09.2014].

Maercker, Andreas (Hrsg.) (2003). *Therapie der posttraumatischen Belastungsstörungen* (2., überarb. u. erg. Aufl.). Berlin: Springer.

Maercker, Andreas, Forstmeier, Simon, Wagner, Birgit, Glaesmer, Heide & Brähler, Elmar (2008). Posttraumatische Belastungsstörungen in Deutschland. Ergebnisse einer gesamtdeutschen epidemiologischen Untersuchung. *Der Nervenarzt, 79*(5), 577–586. Online verfügbar: http://www.kriegskinder-verein.de/StudieBraehlerNervenar08.pdf [13.09.2014].

Maercker, Andreas & Schützewohl, Matthias F. (1998). Erfassung von psychischen Belastungsfolgen: Die Impact of Event Skala – revidierte Version (IES-R). *Diagnostica, 44*(1), 130–141.

Mollenhauer, Klaus & Uhlendorff, Uwe (1992). *Sozialpädagogische Diagnosen. Über Jugendliche in schwierigen Lebenslagen* (Reihe: Juventa Materialien). Weinheim: Juventa.

Pauls, Helmut (2011). *Klinische Sozialarbeit. Grundlagen und Methoden psycho-sozialer Behandlung* (Reihe: Grundlagentexte Soziale Berufe; 2., überarb. Aufl.). Weinheim: Juventa (Erstauflage erschienen 2004; 3., unveränd. Aufl. erschienen 2013).

Petzold, Hilarion G. (2003). *Integrative Therapie. Modelle, Theorien & Methoden einer schulenübergreifenden Psychotherapie.* 3 Bände (2., überarb. und erw. Aufl.). Paderborn: Junfermann.

Petzold, Hilarion G., Wolf, Hans Ulrich, Landgrebe, Birgit, Josič, Zorica & Steffan, Angela (2000). „Integrative Traumatherapie" – Modelle und Konzepte für die Behandlung von Patienten mit „posttraumatischer Belastungsstörung". In Bessel A. van der Kolk, Alexander C. McFarlane & Lars Weisaeth (Hrsg.), *Traumatic Stress. Grundlagen und Behandlungsansätze. Theorie, Praxis und Forschung zu posttraumatischem Streß sowie Traumatherapie* (Reihe: Innovative Psychotherapie und Humanwissenschaften, Bd. 62; S. 445–549). Paderborn: Junfermann.

Riedesser, Peter, Fischer, Gottfried & Schulte-Markwort, Michael (1999). Zur Entwicklungspsychologie und -pathologie des Traumas. In Anette Streeck-Fischer (Hrsg.), *Adoleszenz und Trauma* (2., unveränd. Aufl.; S. 79–90). Göttingen: Vandenhoeck & Ruprecht (Erstauflage erschienen 1998).

Sack, Martin (2010). *Schonende Traumatherapie.* Stuttgart: Schattauer.

Sack, Martin, Sachsse, Ulrich & Schellong, Julia (Hrsg.) (2013). *Komplexe Traumafolgestörungen. Diagnostik und Behandlung von Folgen schwerer Gewalt und Vernachlässigung.* Stuttgart: Schattauer.

Saß, Henning, Wittchen, Hans-Ulrich & Zaudig, Michael (1996). *Diagnostisches und statistisches Manual psychischer Störungen DSM-IV.* Im Auftrag der American Psychiatric Association (APA). Göttingen: Hogrefe (englisches Original der APA erschienen 1994).

Schmid, Marc, Fegert, Jörg M. & Petermann, Franz (2010). Traumaentwicklungsstörung: Pro und Contra. *Kindheit und Entwicklung, 19*(1), 47–63.
Sennett, Richard (1998). *Der flexible Mensch. Die Kultur des neuen Kapitalismus.* Berlin: Berlin Verlag.
Streeck-Fischer, Annette (1999). Mißhandelt – Mißbraucht: Probleme der Diagnostik und Psychotherapie traumatisierter Jugendlicher. In Anette Streeck-Fischer (Hrsg.), *Adoleszenz und Trauma* (2., unveränd. Aufl.; S. 174–196). Göttingen: Vandenhoeck & Ruprecht (Erstauflage erschienen 1998).
Terr, Lenore C. (1995). Childhood traumas. An outline and overview In George S. Everly & Jeffrey M. Lating (Hrsg.), *Psychotraumatology. Key papers and core concepts in post-traumatic stress* (S. 301–319). New York: Plenum.
Wirtz, Ursula (1989). *Seelenmord. Inzest und Therapie.* Zürich: Kreuz.
Wittchen, Hans-Ulrich, Zaudig, Michael & Fydrich, Thomas (1997). *SKID. Strukturiertes klinisches Interview für DSM-IV. Achse I und II.* Göttingen: Hogrefe (englisches Original erschienen 1996).
World Health Organization (WHO) (1992). *The ICD-10 classification of mental and behavioural disorders. Clinical descriptions and diagnostic guidelines. ICD-10.* Genf: WHO.
World Health Organization (WHO) (2014). *ICD-11 Beta Draft (Joint Linearization for Mortality and Morbidity Statistics).* Genf: WHO. Online verfügbar: http://apps.who.int/classifications/icd11/browse/l-m/en [14.09.2014].

Katharina Purtscher-Penz

Traumatisierung in der Kindheit und Jugend

Hilfe durch Psychotherapie und Traumapädagogik

Die weitreichenden Folgen traumatischer Erlebnisse in der Kindheit für die emotionale, kognitive und soziale Entwicklung von Kindern und Jugendlichen wurden in den vergangenen Jahrzehnten durch klinische Beobachtungen und wissenschaftliche Ergebnisse immer deutlicher.

Die aktuellen neurobiologischen Forschungen der letzten Jahre zeigen, dass chronisch traumatische Stressbelastung in der Kindheit zu einer Vielzahl von Entwicklungsbeeinträchtigungen von Strukturen und funktionellen Prozessen des kindlichen Gehirns führen (Anda et al., 2006). Die vielfältigen Probleme von Jugendlichen mit traumatischen Lebenserfahrungen in der frühen Kindheit können zu psychiatrischen Erkrankungen, chronischen somatischen Problemen, Lernproblemen und Schul- und Berufsschwierigkeiten führen. So kann chronisches Stresserleben Symptome einer Vielzahl von psychischen Störungen wie ADHS, reaktive depressive Störungen, Angststörungen oder Störungen des Sozialverhaltens zur Folge haben. Nicht nur traumatische Lebenserfahrungen im Sinne lebensbedrohlicher Ereignisse wie Unfälle, sexueller Missbrauch, Misshandlung, Verlust einer nahen Bezugsperson führen zu traumareaktiven Folgeerkrankungen, sondern auch stressbezogene Alltagserfahrungen.

Die wiederholten Stressereignisse und chronisches Stresserleben werden als komplexe Traumatisierung von Kindern und Jugendlichen verstanden. Nur wenige Kinder und Jugendliche zeigen die traumaspezifischen Folgeerkrankungen im Sinne einer akuten Belastungsreaktion, einer chronischen Belastungsstörung oder Anpassungsstörung.

Das frühzeitige Erkennen dieser Entwicklungsstörungen in ihren vielfältigen Ausprägungsformen in den unterschiedlichen Lebens- und Entwicklungsaltern ist eine Grundvoraussetzung für frühe Interventionen und Behandlung, um spätere Folgeschäden zu vermeiden (Driessen et al., 2002). Nur eine frühzeitige Unterstützung und Behandlung dieser gefährdeten Jugendlichen kann verhindern, dass sie in Bezug auf Schule und Berufsausbildung aus den normalen Entwicklungswegen herausfallen. Die frühe und umfassende Hilfe für misshandelte und missbrauchte Kinder und Jugendliche ist der wichtigste Schritt, um Langzeitfolgen zu reduzieren.

Häufigkeit und Epidemiologie

Die Bremer Jugendstudie (Essau et al., 1999) zeigt, dass 22,5 % der befragten Jugendlichen von zumindest einem traumatischen Ereignis in ihrem Leben berichten. Dazu zählen einmalige traumatische Ereignisse (Typ 1) und wiederholte bzw. chronische Traumatisierungen (Typ 2).

Zur Beschreibung der traumatischen Erfahrungen hat sich die von Terr 1991 eingeführte Unterscheidung von Einmal- oder Monotraumata (Typ 1) und Mehrfachtraumata bzw. chronisch traumatischen Erfahrungen (Typ 2) bewährt und durchgesetzt (vgl. Tabelle 1). Demnach stellen einmalige traumatische Ereignisse eine Unterbrechung der bisherigen Normalität im Leben und der Entwicklung eines Kindes dar. Bei chronischen, sich wiederholenden traumatischen Ereignissen sind diese Teil der alltäglichen Erfahrungen von Kindern oder Jugendlichen – und das in einem entscheidenden Entwicklungszeitraum!

Tabelle 1: Arten von Trauma (Terr, 1991)

Traumaopfer-Typ	Traumatisches Ereignis
Trauma-Typ 1	Unfall
	Überfall
	Operativer Eingriff
	Längerfristige Trennung
	Schwere Erkrankung
	Verbrennung
	Naturkatastrophe
Trauma-Typ 2	Vernachlässigung
	Misshandlung
	Missbrauch (emotional, sexuell)
	Chronische Traumatisierung durch Krieg, Flucht, Folter
	Chronisch existenzieller Mangel (Hungersnot)

Die Situationsfaktoren des traumatischen Ereignisses, die prätraumatische Vulnerabilität und besonders die Qualität der Hilfe nach dem Ereignis bestimmen den weiteren Verlauf möglicher Traumafolgeerkrankungen.

Diagnostik von traumabedingten Störungen

Grundlage der Diagnostik sind die behutsame traumaspezifische Anamnese, klinische Beurteilung des psychischen Befindens, Erfassung möglicher Verhaltensauffälligkeiten und Klärung der sozialen Lebenssituation.

Geeignete deutschsprachige Instrumente zur Diagnostik der Akuten und Posttraumatischen Belastungsstörung bei Kindern und Jugendlichen sind die Interviews zur Erfassung der akuten (IBS-A-KJ) und der posttraumatischen Belastungsstörung (IBS-P-KJ) (Steil & Füchsel, 2006). Das Essener Trauma-Inventar (ETI-KJ) enthält eine Selbst- und Fremdbeurteilungsversion für die Altersgruppe der 12- bis 17-Jährigen (Tagay et al., 2011). Weitere hilfreiche Instrumente sind UCLA-PTSD-Reaction Index (Steinberg et al., 2004), Children's Impact of Events Scale (Dyregrov et al., 1996) und Child PTSD Symptom Scale (Foa et al., 2001) Zur Erfassung der dissoziativen Symptome kann das Heidelberger Dissoziationsinventar (Brunner et al., 1999) ab dem 11. Lebensjahr herangezogen werden.

Da die vielfältigen Folgen frühkindlicher Traumatisierung in den bisherigen traumaspezifischen Diagnosen kaum abbildbar sind, wurde von vielen ForscherInnen und TherapeutInnen die Einführung einer Diagnose vorgeschlagen, die den komplexen Traumafolgestörungen in Bezug auf die kindliche Entwicklung gerecht werden kann (Kolk, 2009).

Die Diagnose von entwicklungsbezogenen Traumafolgestörungen sollte folgende Kriterien berücksichtigen: (A) Das Ereigniskriterium, das die situativen Umstände der traumatischen Erfahrungen beschreibt; (B) die weiteren Folgen mit den Symptomen der affektiven und physiologischen Dysregulation; (C) die Dysregulation von Aufmerksamkeit und Verhalten und (D) die Beeinträchtigungen der Selbstregulation und Beziehungsgestaltung. Weiters sollen (E) Symptome aus dem Bereich der posttraumatischen Belastungsstörung erfasst werden. Die Dauer der Symptome und Beeinträchtigung muss (F) mindestens 6 Monate betragen und (G) zu einer funktionellen Beeinträchtigung in mindestens einem Lebensbereich führen.

Die psychischen Symptome nehmen meist mit dem zeitlichen Abstand zum Ereignis ab, oft sind jedoch nach Jahren traumaspezifische Ängste, Beeinträchtigungen in der Bewältigung des Alltages oder eine gesteigerte Erregbarkeit vorhanden (Streeck-Fischer, 2006).

Vieles, was heute an Störungen bei Kindern und Jugendlichen zu beobachten ist, hängt also ursächlich mit traumatisierenden Erfahrungen – vornehmlich in der Kindheit – zusammen.

Therapie

Fast zeitgleich mit den fortschreitenden Erkenntnissen und Konzepten zur Ätiologie traumabedingter Störungen haben die Kenntnisse und Methoden der Traumabehandlung in den vergangenen Jahren große Fortschritte gemacht. Zur Behandlung von Traumafolgeerkrankungen bei Kindern und Jugendlichen gibt es verschiedene therapeutische Zugänge und Methoden (Landolt, 2012). Die wichtigsten Verfahren für die Einzelpsychotherapie sind die traumafokussierte kognitiv-behaviorale Therapie, traumazentrierte Spieltherapie (Weinberg, 2005, 2010), narrative Expositionstherapie für Kinder (KIDNET) (Ruf et al., 2012), Psychodynamische und tiefenpsychologische Verfahren.

Dazu können strukturierte Behandlungsmanuale herangezogen werden (Cohen & Mannarino, 1998). Es sind auch völlig neue Methoden zur Traumabehandlung dazugekommen, wovon EMDR („Eye Movement Desensitization and Reprocessing"; Shapiro, 1995) wohl die bekannteste ist (Hensel, 2007, 2013).

Als Interventionen in der Akutbehandlung werden v.a. kognitiv-behaviorale und psychoedukative Methoden angewendet (Cohen et al., 2006/2009). Grundvoraussetzung ist jedoch immer eine tragfähige therapeutische Beziehung, Ressourcenorientierung und Miteinbeziehung der sozialen Umwelt von Betroffenen.

Für eine erfolgreiche Traumatherapie muss, wie man heute weiß, zu Beginn darauf geachtet werden, dass es nicht zu einer frühzeitigen Konfrontation mit den traumatischen Erfahrungen kommt. Stattdessen gilt es, eine stabile und tragfähige therapeutische Beziehung aufzubauen, die den Kindern und Jugendlichen Sicherheit, Geborgenheit und Verlässlichkeit gibt (Huber, 2004). Erst dann wird durch traumaspezifische psychotherapeutische Interventionen eine begleitete aktive Auseinandersetzung – im Sinne einer Reexposition – mit der traumatischen Erfahrung angestrebt. Die therapeutische Zielorientierung ist dabei durchaus symptomorientiert: Im Vordergrund stehen die Reduktion der traumabezogenen Angstsymptome, besondere Unterstützung bei einschränkendem Vermeidungsverhalten und eine Begrenzung dissoziativer Zustände (Cohen et al., 2004). Auch die Reaktivierung und Bearbeitung traumatischer Erinnerungen mittels der EMDR-Technik ist nur innerhalb eines umfassenden Behandlungsplans sinnvoll (Hensel & Landolt, 2012).

In der Behandlung und Betreuung von Kindern mit traumabedingten Symptomen und Störungen kommen neben den psychotherapeutischen Verfahren den pädagogisch-therapeutischen Ansätzen und der Psychoedukation wachsende Beachtung zu. Die ergänzende medikamentöse Therapie – wenn erforderlich – ist anfangs meist symptomorientiert, z.B. zur Unterstützung bei ausgeprägten Angstsymptomen oder bei Schlafstörungen. Für die Effekte der Kombination von Psychotherapie und psychopharmakologischer Behandlung liegen noch keine ausreichenden Studien für Jugendliche vor (Kraft, 2006).

Dazu ist allerdings anzumerken, dass der Prozess der Bewältigung von belastenden Lebenserfahrungen nie als abgeschlossen betrachtet werden kann. Gerade in der Kindheit und Jugend muss dem auf neuen Entwicklungsstufen der kognitiven, emotionalen und sozialen Entwicklung mit neuen Reflexions- und Verarbeitungsmöglichkeiten immer wieder Rechnung getragen werden. Zusätzlich können Phasen von Aktualisierung z.B. eines sexuellen Missbrauchs beim Beginn einer intimen PartnerInnenbeziehung in der Pubertät vorkommen. Diese auf neuen Entwicklungsstufen notwendige Neubearbeitung stellt keineswegs einen Rückfall oder eine Infragestellung der vorangegangenen therapeutischen Interventionen dar, sondern eine notwendige entwicklungsbedingte Reflexion und Bearbeitung in einem neuen Lebensabschnitt.

Traumasensibilität – in der Psychotherapie und Pädagogik

Nur die Verbindung von therapeutischen und pädagogischen Unterstützungsmaßnahmen, die abgestimmt, differenziert und im Sinne einer Synergie eingesetzt werden, kann traumatisierten Kindern und Jugendlichen die notwendigen Voraussetzungen zur Bewältigung bieten. Zentral dabei ist, Sicherheit und Verlässlichkeit im Alltag zu bieten. Dies betrifft v.a. die Verlässlichkeit von Bezugspersonen, getroffenen Vereinbarung und Absprachen.

Als Antwort auf die erforderliche Traumsensibilität im Alltag psychisch belasteter Kinder und Jugendlicher sind die Konzepte der Traumapädagogik entstanden (Weiß, 2003/2013; Gahleitner, 2011). Psychisch belastete Kinder und Jugendliche sind häufig diejenigen, die sowohl Unterstützung von der Jugendhilfe als auch der Kinder- und Jugendpsychiatrie und -psychotherapie brauchen. Vielfach haben diese Kinder schon häufige Beziehungsabbrüche und Wechsel von wichtigen Bezugspersonen erlebt. Oft hat sich dies negativ auf ihre emotionale und soziale Entwicklung ausgewirkt (Schmid, 2010). In der Kinder- und Jugendpsychiatrie haben sich die ÄrztInnen und TherapeutInnen lange hauptsächlich auf die psychopathologische und psychotraumatologische Diagnostik und Behandlung konzentriert. In einem zweiten Schritt wurden daraus auch die Notwendigkeiten einer trauma-adäquaten Pädagogik im klinischen und familiären Alltag abgeleitet. Die Übertragung und Anwendung der Erkenntnisse der Psychotraumatologie im Alltag der Kinder- und Jugendpsychiatrie im Sinne einer psychotraumatologisch adäquaten milieutherapeutischen Haltung des gesamten Behandlungsteams ist zunehmend erkannt worden. Dies umfasst alle Berufsgruppen und Interventionen – therapeutische, pädagogische und pflegerische. Zum Teil wird die konsequente Umsetzung des psychotraumatologischen Wissens in der Diagnostik und Behandlung auch dadurch behindert, dass das Konzept der komplexen Traumatisierung und die Diagnose der Traumaentwicklungsstörung als Erklärungsmodell und Leitfaden für das traumapädagogische Handeln nicht in die Klassifikationssysteme für psychische Störungen ICD-10 und DSM-V aufgenommen wurden (Schmid et al., 2010; Schmid, 2010).

Aufgrund der immer kürzeren stationären Behandlungszeiten werden viele Kinder und Jugendliche nach der stationären Behandlung in stationäre Jugendhilfsmaßnahmen, z.B. sozialpädagogische Wohngemeinschaften entlassen (Weiß, 2003/2013). Die enge Kooperation mit diesen Einrichtungen und deren MitarbeiterInnen ist eine wichtige Voraussetzung für die gelingende Behandlung im ambulanten Setting.

Selbstverständlich kann die Qualität der Behandlung in der Kinder- und Jugendpsychiatrie und -psychotherapie durch eine höhere Traumasensibilität und v.a. durch die Anwendung von traumatherapeutischen und traumapädagogischen Konzepten qualitativ verbessert werden. Die Gestaltung der Rahmenbedingungen der Behandlung und der Kooperation zwischen Kinder- und Jugendpsychiatrie und pädagogischen Institutionen soll an den in Tabelle 2 dargestellten Grundsätzen ausgerichtet sein (Schmid et al., 2014).

Schlussfolgerungen

Die Bedeutung der akuten und chronischen Folgen von Traumatisierung in der Kindheit wurde von vielen ForscherInnen in neurobiologischen und klinisch-psychologischen Untersuchungen eindrücklich nachgewiesen.

Die umfassenden Gesundheitsfolgen und Gesundheitsfolgekosten sind in der Studie über „Adverse Childhood Experiences (ACE)“ (Felitti et al., 1998) eindrucksvoll dargestellt. Dabei wurde der Zusammenhang zwischen traumatisierenden Erfahrungen in der Kindheit und psychischen, körperlichen und sozialen Beeinträchtigungen und Erkrankungen im Erwachsenenalter erforscht. Die psychosozialen Belastungen der Kindheit führen zu vielfältigen Erkrankungen und sozialen Beeinträchtigungen. Zusammenfassend

Tabelle 2: Traumatherapeutische und -pädagogische Rahmenbedingungen

	Bereich/Ziel	Traumatherapeutische und -pädagogische Maßnahmen
1	Therapeutisches Milieu	• Etablierung eines sicheren therapeutischen Milieus mit Schutz vor weiterer Traumatisierung, „sichere Orte“ für Kinder und Jugendliche wie auch MitarbeiterInnen • Traumapädagogischer Umgang mit Stationsregeln: wenige, klare, überschaubare Regeln; individualisierte Vereinbarungen, die aus der Beziehung und Entwicklung begründet sind; sichere berechenbare Strukturen • Unterstützung bei der Selbstregulation, die Emotionen und das Verhalten betreffend • Förderung der Sinnes- und Körperwahrnehmung • Schaffung von Gelegenheiten zum Erleben von Selbstwirksamkeit und (Selbst-)Fürsorge
2	Regeln	• Sensibler Umgang mit Regeln, Forderungen, Konsequenzen und Zwangsmaßnahmen • Problemlösestrategien ohne Zwangsmaßnahmen • Deeskalationsschulungen für alle MitarbeiterInnen • Psychologische Nachbesprechungen nach Eskalationen (mit dem Kind oder dem/der Jugendlichen, für die MitarbeiterInnen, ObsorgeträgerInnen, eventuell AugenzeugInnen)
3	Selbstverstehen	• Förderung des Selbstverstehens, der eigenen Biografie • Psychoedukation
4	Beziehungserfahrungen	• Beachtung der traumatischen Beziehungserfahrungen in der Kooperation mit dem Herkunftssystem und bei der weiteren Hilfeplanung
5	Partizipation	• Partizipation der Kinder und Jugendlichen bei der Planung der Behandlung und weiterer Hilfsmaßnahmen
6	Kooperation	• Verbesserung der Kooperation zwischen Kinder- und Jugendpsychiatrie und Jugendhilfe • Liaisondienste • Gemeinsame Zielvereinbarungen und definierte Verantwortlichkeiten
7	Krisenintervention	• Realistische Erwartungen und klare Absprachen für die stationäre Behandlung (Krisenintervention, geplante stationäre Therapie bzw. Traumatherapie) • Vermeidung von Beziehungsabbrüchen durch Krisenintervention in der KJP und Stärkung der haltgebenden Personen (in der Familie, Pflegefamilie, Wohngemeinschaft etc.)
8	Psychotherapie	• Intensive psychotherapeutische Behandlung • Traumatherapie • Biografiearbeit
9	Unterstützende Maßnahmen	• Unterstützende Maßnahmen und entlastende Strukturen für die MitarbeiterInnen • Intervision, Supervision • Spezifische Maßnahmen zur Stressbewältigung nach kritischen Ereignissen
10	Aus- und Weiterbildung	• Spezifische Aus- und Weiterbildung der MitarbeiterInnen

muss gesagt werden, dass die belastenden Kindheitserfahrungen eine Hauptdeterminante für Gesundheit und soziales Wohlergehen im Erwachsenenalter darstellen (Felitti, 2002).

Die Behandlungsstrategien für akut oder chronisch traumatisierte Kinder und Jugendliche umfassen ein vielfältiges Spektrum von möglichen Interventionen und sind als abgestuftes Behandlungs- und Versorgungskonzept zwischen der Kinder- und Jugendpsychiatrie und der Jugendhilfe zu verstehen.

Um komplex traumatisierte Kinder und Jugendliche bestmöglich betreuen zu können, ist eine spezifische Weiterbildung der MitarbeiterInnen in der Kinder- und Jugendpsychiatrie und Jugendhilfe erforderlich. Häufig wiederkehrende Schwierigkeiten und pädagogische Probleme im Alltag können dann von allen besser verstanden werden. Der von allen MitarbeiterInnen unterschiedlicher Berufsgruppen im Behandlungsteam gemeinsam reflektierte Umgang mit Problemverhalten von Jugendlichen soll durch konkretes Wissen über Psychotraumatologie und praxisrelevante traumapädagogische Konzepte vermittelt werden. Daraus ergeben sich folgende Forderungen für die optimale Versorgung traumatisierter Kinder und Jugendlicher. Zusatzausbildungen in Psychotraumatologie, traumatherapeutischen Verfahren und Konzepten der Traumapädagogik sind für die MitarbeiterInnen im multiprofessionellen Team der Kinder- und Jugendpsychiatrie ebenso erforderlich wie für die MitarbeiterInnen im Bereich der Jugendhilfe und deren stationärer Betreuungseinrichtungen. Im Rahmen der Behandlung und Betreuung ist eine Vollfinanzierung der psychotherapeutischen und psychologischen Behandlung für Kinder und Jugendliche notwendig und dringend zu fordern.

Nur eine individualisierte und an den spezifischen Bedürfnissen der jeweiligen Kinder orientierte Pädagogik und eine Haltung aller, die die Partizipationsmöglichkeiten der Kinder betonen und fördern, schafft Voraussetzungen für eine gute psychiatrische und sozialpädagogische Versorgung und Entwicklungsmöglichkeit. Traumasensibilität im Alltag und Traumapädagogik, die die Entwicklung der Kinder fördert, die ihre Sicherheit und Selbstwirksamkeit stärkt, erfordert auch MitarbeiterInnen, die sich selbst effizient unterstützt und sicher und selbstwirksam erleben können. D.h., dass strukturelle und organisatorische Voraussetzungen für Selbstreflexion, Reflexion im Team, effiziente Unterstützungssysteme und Kooperationsstrukturen zwischen Kinder- und Jugendpsychiatrie und der Jugendhilfe Voraussetzungen sind, um sich oft sehr belastenden traumatherapeutischen und traumapädagogischen Aufgaben zu stellen – für beide: die Kinder und Jugendlichen und deren BehandlerInnen und BetreuerInnen (Bausum et al., 2013).

Literatur

Anda, Robert F., Felitti, Vincent J., Bremner, J. Douglas, Walker, John D., Whitfield, Charles, Perry, Bruce D., Dube, Shanta R. & Giles, Wayne H. (2006). The enduring effects of abuse and related adverse experiences in childhood. A convergence of evidence from neurobiology and epidemiology. *European Archives of Psychiatry and Clinical Neuroscience, 256*(3), 174–186.

Bausum, Jacob, Besser, Lutz, Kühn, Martin & Weiß, Wilma (Hrsg.) (2013). *Traumapädagogik. Grundlagen, Arbeitsfelder und Methoden für die pädagogische Praxis* (3., durchges. Aufl.). Weinheim: Beltz Juventa.

Brunner, Romuald M., Resch, Franz, Parzer, Peter & Koch, Eginhard (1999). *Heidelberger Dissoziations Inventar (HDI). Instrument zur dimensionalen und kategorialen Erfassung dissoziativer Symptomatologie bei Jugendlichen und Erwachsenen.* Frankfurt: Swets Test Services.

Cohen, Judith A., Deblinger, Esther, Mannarino, Anthony P. & Steer, Robert A. (2004). A multisite, randomized controlled trial for children with sexual abuse-related PTSD symptoms. *Journal of the American Academy of Child and Adolescent Psychiatry, 43*(4), 393–402.

Cohen, Judith A. & Mannarino, Anthony P. (1998). Interventions for sexually abused children: initial treatment outcome findings. *Child Maltreatment, 3*(1), 17–26.

Cohen, Judith A., Mannarino, Anthony P. & Deblinger, Esther (2009). *Traumafokussierte kognitive Verhaltenstherapie bei Kindern und Jugendlichen.* Berlin: Springer (englisches Original erschienen 2006).

Driessen, Martin, Beblo, Thomas, Reddemann, Luise, Rau, Harald, Lange, Wolfgang, Silva Saavedra, Anamaria, Berea, Christina, Wulff, Hella & Ratzka, Susanne (2002). Ist die Borderlinde-Persönlichkeitsstörung eine komplexe posttraumatische Störung? *Nervenarzt, 73*(9), 820–829.

Dyregrov, Atle, Kuterovac, Gordana & Barath, Arpad (1996). Factor analysis of the impact of event scale with children in war. *Scandinavian Journal of Psychology, 37*(4), 339–335.

Essau, Cecilia A., Conradt, Judith & Petermann, Franz (1999). Häufigkeit der posttraumatischen Belastungsstörung bei Jugendlichen: Ergebnisse der Bremer Jugendstudie. *Zeitschrift für Kinder- und Jugendpsychiatrie und Psychotherapie, 27*(1), 37–45.

Felitti, Vincent J. (2002). Belastungen in der Kindheit und Gesundheit im Erwachsenenalter: die Verwandlung von Gold in Blei. *Zeitschrift für Psychosomatische Medizin und Psychotherapie, 48*(4), 359–369.

Felitti, Vincent J., Anda, Robert F. & Nordenberg, Dale (1998). The relationship of adult health status to childhood abuse and household dysfunction. *American journal of preventive medicine, 14*(4), 245–258.

Foa, Edna B., Johnson, Kelly M., Feeny, Norah C. & Treadwell, Kimberli R.H. (2001). The child PTSD symptom scale (CPSS): A preliminary examination of its psychometric properties. *Journal of Clinical Child Psychology, 30*(3), 376–384.

Gahleitner, Silke Birgitta (2011). *Das Therapeutische Milieu in der Arbeit mit Kindern und Jugendlichen. Trauma- und Beziehungsarbeit in stationären Einrichtungen.* Bonn: Psychiatrie-Verlag.

Hensel, Thomas (Hrsg.) (2007). *EMDR mit Kindern und Jugendlichen.* Göttingen: Hogrefe.

Hensel, Thomas (2013). Psychotherapie komplexer Traumafolgestörungen bei Kindern und Jugendlichen. In Martin Sack, Ulrich Sachsse & Julia Schellong (Hrsg.), *Komplexe Traumafolgestörungen. Diagnostik und Behandlung von Folgen schwerer Gewalt und Vernachlässigung* (S. 313–343). Stuttgart: Schattauer.

Hensel, Thomas & Landolt, Markus A. (2012). Moderne Methoden der Behandlung von Kindern und Jugendlichen mit komplexen Traumafolgestörungen. In Markus A. Landolt & Thomas Hensel (Hrsg.), *Traumatherapie mit Kindern und Jugendlichen* (2., akt. u. erw. Aufl.; S. 325–340). Göttingen: Hogrefe.

Huber, Michaela (2004). *Trauma und Traumabehandlung. Teil 2: Wege der Trauma-Behandlung* (2., unveränd. Aufl.). Paderborn: Junfermann (Erstauflage erschienen 2003).

Kolk, Bessel A. van der (2009). Entwicklungstrauma-Störung: Auf dem Weg zu einer sinnvollen Diagnostik für chronisch traumatisierte Kinder. *Praxis der Kinderpsychologie und Kinderpsychiatrie, 58*(8), 572–586.

Kraft, Susanne, Schepker, Renate, Goldbeck, Lutz & Fegert, Jörg M. (2006). Behandlung der posttraumatischen Belastungsstörung bei Kindern und Jugendlichen. Eine Übersicht empirischer Wirksamkeitsstudien. *Nervenheilkunde, 25*(9), 709–716.

Landolt, Markus A. (2012). Trauma-fokussierte kognitiv-behaviorale Therapie. In Markus A. Landolt & Thomas Hensel (Hrsg.), *Traumatherapie bei Kindern und Jugendlichen* (2., akt. u. erw. Aufl.; S. 77–94). Göttingen: Hogrefe.

Ruf, Martina, Schauer, Maggie, Neuner, Frank, Schauer, Elisabeth, Catani, Claudia & Elbert, Thomas (2012). KIDNET – Narrative Expositionstherapie (NET) für Kinder. In Markus A. Landolt & Thomas Hensel (Hrsg.), *Traumatherapie bei Kindern und Jugendlichen* (2., akt. u. erw. Aufl.; S. 120–149). Göttingen: Hogrefe.

Schmid, Marc (2010). Umgang mit traumatisierten Kindern und Jugendlichen in der stationären Jugendhilfe: „Traumasensibilität" und „Traumapädagogik". In Jörg M. Fegert, Ute Ziegenhain & Lutz Goldbeck (Hrsg.), *Traumatisierte Kinder und Jugendliche in Deutschland. Analysen und Empfehlungen zu Versorgung und Betreuung* (Reihe: Studien und Praxishilfen zum Kinderschutz; S. 36–60). Weinheim: Juventa.

Schmid, Marc, Fegert, Jörg M. & Petermann, Franz (2010). Traumaentwicklungsstörung: Pro und Contra. *Kindheit und Entwicklung, 19*(1), 47–63.

Schmid, Marc, Purtscher-Penz, Katharina & Stellermann-Strehlow, Kerstin (2014). Traumasensibilität und traumapädagogische Konzepte in der Kinder- und Jugendpsychiatrie/-psychotherapie. In Silke Birgitta Gahleitner, Thomas Hensel, Martin Baierl, Martin Kühn & Marc Schmid (Hrsg.), *Traumapädagogik in psychosozialen Handlungsfeldern. Ein Handbuch für Jugendhilfe, Schule und Klinik* (S. 174–191). Göttingen: Vandenhoeck & Ruprecht.

Shapiro, Francine (1995). *Eye movement desensitization reprocessing. Basic principles, protocols and procedures.* New York: Guilford.

Steil, Regina & Füchsel, Grit (2006). *Interviews zu Belastungsstörungen bei Kindern und Jugendlichen (IBS-KJ). Diagnostik der akuten und der posttraumatischen Belastungsstörung.* Göttingen: Hogrefe.

Steinberg, Alan M., Brymer, Melissa J., Decker, Kelly B. & Pynoos, Robert S. (2004). The UCLA PTSD Reaction Index. *Current Psychiatry Reports, 6*(2), 96–100.

Streeck-Fischer, Annette (2006). *Trauma und Entwicklung. Frühe Traumatisierungen und ihre Folgen in der Adoleszenz.* Stuttgart: Schattauer.

Tagay, Sefik, Düllmann, Sonja, Hermans, Enno, Repic, Nevena, Hiller, Regina & Senf, Wolfgang (2011). Das Essener Trauma-Inventar für Kinder und Jugendliche (ETI-KJ). *Zeitschrift für Kinder- und Jugendpsychiatrie und Psychotherapie, 39*(5), 323–340.

Terr, Leonore C. (1991). Childhood traumas: An outline and overview. *American Journal of Psychiatry, 148*(1), 10–20.

Weinberg, Dorothea (2005). *Traumatherapie mit Kindern. Strukturierte Trauma-Intervention und traumabezogene Spieltherapie* (Reihe: Leben lernen, Bd. 178). Stuttgart: Pfeiffer bei Klett-Cotta.

Weinberg, Dorothea (2010). *Psychotherapie mit komplex traumatisierten Kindern. Behandlung von Bindungs- und Gewalttraumata in der frühen Kindheit* (Reihe: Leben lernen, Bd. 233). Stuttgart: Klett-Cotta.

Weiß, Wilma (2013). *Philipp sucht sein Ich. Zum pädagogischen Umgang mit Traumata in den Erziehungshilfen* (Reihe: Basistexte Erziehungshilfen; 7., unveränd. Aufl.). Weinheim: Juventa (Erstauflage erschienen 2003).

Alexander Korittko

Das erstarrte Mobile

Wenn eine Familie ein Trauma von außen trifft[1]

Viele unterschiedliche Ereignisse tragen traumatische Belastungen für Familien in sich: z. B. Verkehrs- und Haushaltsunfälle, Tierangriffe, Kriegs- und Bürgerkriegserlebnisse, Brände, Überfälle, School-Shootings, Naturkatastrophen, schwere Erkrankungen. Sicherlich stellen innerfamiliäre sexuelle Gewalt, Vernachlässigungen und Misshandlungen gegenüber Kindern die Traumatisierungen mit den massivsten Traumafolgestörungen dar. In diesem Beitrag wird es aber vorwiegend um die oben beschriebenen *Traumata „von außen"* gehen, weil hierbei eine gemeinsame Beratung und Therapie von Erwachsenen und Kindern möglich und sinnvoll ist.

In einer Untersuchung des amerikanischen National Center for PTSD haben nach einem Monotrauma 71,4 % der Betroffenen den Kontakt zu KollegInnen, FreundInnen und Familienmitgliedern gesucht, während nur 9,2 % den Kontakt zu HelferInnen von außen willkommen hießen (Ruzek & Watson, 2001). Während bei der Diskussion über die Genesung von einem psychischen Trauma auch im deutschsprachigen Raum seit Langem die Wichtigkeit der familiären und sozialen Unterstützungsfaktoren betont werden (Maercker, 2003; Lasogga & Gasch, 2011) und auf die innerfamiliären Langzeitfolgen von nicht integrierten Traumata über mehrere Generationen hinweg hingewiesen wird (Brisch & Hellbrügge; 2003; Ruppert, 2012; Rauwald, 2013), ist ein familienbezogener Behandlungsansatz nach traumatischen Einwirkungen auf Einzelne oder auf das gesamte Familiensystem, wie z. B. von Figley in „Helping Traumatized Families" (1989) beschrieben, im deutschsprachigen Raum kaum beachtet worden.

Wenn wir einer systemischen Sichtweise folgen und annehmen, dass zwischen neurobiologischen Prozessen in Gehirn und Körper (Organismus), den emotionalen Prozessen (Psyche) und den zwischenmenschlichen kommunikativen Prozessen (Verhalten) eine strukturelle Koppelung besteht (Simon, 1995), das Eine also nicht ohne das Andere denkbar ist, wäre es sinnvoll, posttraumatische Familien- und Interaktionsprozesse in die Dia-

1 In Teilen Erstveröffentlichung in: Korittko & Pleyer (2010/2014).

gnose und Behandlung der PTBS einzuschließen. Aus dieser Perspektive kann das, was als gesicherte Erkenntnis der Psychotraumatologie gilt (Kolk, 1996/2000), nämlich eine Speicherung von Traumafragmenten im Gehirn und die durch Erinnerungsreize entstehende Symptomatik des unkontrollierten Wiedererlebens des Traumas (Intrusion), des Vermeidens von Situationen, die an das Trauma erinnern (Konstriktion), und der physiologischen Übererregung des Körpers (Hyperarousal) nicht nur als Reaktionen des Einzelnen verstanden werden, sondern auch in ihren Auswirkungen auf die Interaktion mit anderen Menschen, insbesondere innerhalb der Familie. Dies gilt umso mehr, wenn ein Familiensystem kollektiv von einer traumatischen Bedrohung betroffen ist.

Noch einleuchtender ist die Annahme einer solchen systemischen Traumafolgereaktion, wenn Kinder betroffen sind. Sie benötigen die Fürsorge der Eltern als wichtigsten stabilisierenden Faktor. Eltern hingegen sind durch nichts so sehr aus dem seelischen Gleichgewicht zu bringen, wie durch eine Bedrohung des Lebens ihrer Kinder. Kurz: Wenn in einer Familie ein Kind oder ein Erwachsener von einem Trauma betroffen ist, können Einschränkungen durch einen posttraumatischen Prozess bei allen Beteiligten entstehen, haben sie nun ein bedrohliches Ereignis gemeinsam erlebt oder nicht. Diese Einschränkungen wirken sich einerseits belastend auf den innerfamiliären Kontakt aus und verringern andererseits die Wahrscheinlichkeit der posttraumatischen Heilung. Zudem könnte eine Genesung vom Trauma schneller erfolgen, je rascher innerfamiliäre Ressourcen aktiviert sind.

Posttraumatische Familieninteraktion

Ähnlich wie im neurobiologischen Prozess des Individuums (Notfallschaltung und „eingefrorene“ fragmentierte Speicherung) gerät die Interaktion des Systems zum Zeitpunkt des Traumas in einen Zustand des Einfrierens. Sind die Selbsthilfekräfte der Familie erschöpft, wird das Ereignis nicht vergangenheitsfähig, es wird nicht in die Geschichte der Familie, des Paares oder der Peer-Gruppe integriert, sondern die kommunikativen Interaktionen werden über einen manchmal Jahre andauernden Zeitraum weiterhin so organisiert, als befände man sich in einem Stillstand, der Zeitpunkt des Traumas scheint nicht vorübergehen zu wollen. In einer solchen rekursiven posttraumatischen Interaktion können die eingefrorenen, auf Dauer nicht mehr angemessenen Interaktionsmuster zu einer erheblichen Einschränkung im emotionalen und interaktionellen Wachstum des Familiensystems führen. Auf der gemeinsamen „inneren Landkarte“ sind nur wenige Wege eingezeichnet, wenn das „Dort und Damals“ immer wieder mit dem „Hier und Jetzt“ verschwimmt.

Man stelle sich das von vielen Paar- und FamilientherapeutInnen benutzte Bild von der Familie als Mobile vor, bei dem durch die Verbindung der einzelnen Teile miteinander und durch das im dynamischen Gleichgewicht befindliche Konstrukt jede Bewegung oder Veränderung bei einem Element zu neuen Gleichgewichten und neuen Positionen bei allen anderen führt (Satir, 1988/2010, S. 187 ff.). Setzt man dieses Mobile auch nur für kurze Zeit einem Gefrierschock in einem Tiefkühlfach aus, verändert sich das Bild. Das starre Gebilde ohne die vorher so eleganten Bewegungen hat seine Dynamik verloren, jede noch so kleine Erschütterung kann das äußerst zerbrechliche Konstrukt zerstören, Veränderungen auf der einen Seite haben keinen Effekt auf die restlichen Teile. Wenn es gelänge, durch einen langsamen kontrollierten Auftauprozess das Mobile von seiner Eishülle zu befreien, könnte es wieder so funktionieren, wie vor dem Schock.

Zunächst fällt Außenstehenden auf, dass in „eingefrorenen“ Familien eine unbewusste Reinszenierung der traumatischen Interaktion stattfindet. Familien stecken in ihrer Kommunikation so sehr fest, dass Wiedererleben beim traumatisierten Individuum (Intrusion) mit einer systemischen interaktionellen Wiederholung einhergeht: Immer wieder über das Ereignis sprechen oder sich auch noch sehr viel später so verhalten wie in den ersten Wochen danach. Solche „erstarrten“ Interaktionsmuster finden wir bei vielen traumatisierten Familien. Eine besondere Form des Stillstandes stellt die ausschließlich aggressive Auseinandersetzung mit dem Trauma dar. In manchen Familien nimmt der Kampf um Wiedergutmachung oder um die Bestrafung von Schuldigen (in der Familie oder außerhalb der Familie) einen so großen Raum ein, dass dieses Ringen um den äußeren Kontext emotionale Verarbeitungsprozesse behindert. So wichtig die Auseinandersetzung mit Unrecht und Verbrechen auch ist und so heilend auch die politische und gesellschaftliche Auseinandersetzung mit erfahrenem Horror und Schmerz sein kann, sie stellt nur einen Teil der kommunikativen Verarbeitung der traumatischen Erfahrung dar.

Andererseits sind in traumatisierten Familien auch Muster von Vermeidung (Konstriktion) zu erkennen. Ausgesprochene oder unbewusste Tabus bestimmen, wie sich dem Trauma genähert werden darf bzw. welche Interaktionen vermieden werden sollen, die allzu schmerzhaft an das erschütternde Erlebnis erinnern. Neue Familienregeln werden installiert, wie z. B. „Wir wollen nicht traurig sein“, „Darüber wird nicht mehr gesprochen“, „Mutter soll sich nicht aufregen – wir erwähnen das Thema am besten nicht mehr“ oder „Damit muss jeder alleine fertig werden“. Den Familienmitgliedern scheint eine Annäherung an das Trauma so schmerzhaft, dass sie sich davor schützen wollen. Gespräche über emotional bedeutsame Inhalte werden vermieden.

Zum Dritten ist manchmal eine überschießende Hektik zu erleben, die, ähnlich wie die posttraumatische Übererregung bei einzelnen Traumatisierten, urplötzlich im gesamten Familiensystem auftritt. Es scheint, als sei die Vermeidung der Nähe zum Trauma nicht vollends durchzuhalten, wenn durch bestimmte Erinnerungsauslöser („Trigger") die Gefahr entsteht, dass das Trauma mit all seinem Schmerz und damit verbundener Hilflosigkeit und Trauer um sich greift. Als „interaktionelle Notbremse" entsteht dann eine Form von familiärer Dissoziation. In Gesprächen wird plötzlich auf ein anderes Thema umgeschwenkt, Dialoge werden nicht zu Ende geführt, in der Familie erscheint wie die von Satir (1988/2010, 127 ff.) beschriebene „irrelevante Kommunikation". Eine schnelle Abfolge von verwirrenden Gesprächs- und Handlungsfragmenten verwirrt die BeobachterInnen. In später auftauchenden Ruhepausen wird die enorme Erschöpfung und Depression deutlich, die in der Familie gleichzeitig besteht.

Die beschriebenen Interaktionsmuster geben noch keine Hinweise auf die Dysfunktionalität der betroffenen Familie. Es sind meist nicht schon vor der Traumatisierung bestehende Muster, sondern die typischen Folgen der über einen langen Zeitraum nicht integrierten traumatischen Erfahrung. Das Trauma ist – bildlich gesprochen – wie eine Granate im Zentrum der Familie explodiert, die einzelnen Familienmitglieder sind von den Splittern dieser Granate getroffen und erstarrt. Das Trauma wirkt nachhaltig auf die gesamte Familie ein, manchmal über mehrere Generationen hinweg.

Traumazentrierte Familienberatung: Familie Braun[2]

Eine traumazentrierte Familientherapie ist dann hilfreich, wenn die Selbstheilungskräfte der Familie blockiert sind und Symptome einen Hinweis darauf geben, dass das System über einen längeren Zeitraum in der traumatischen Starre verharrt. Traumazentrierte systemische Beratung und Therapie kann also als ein „Auftauprozess" mit ressourcenorientierten Randbedingungen beschrieben werden, der in einem Beziehungskontext durch die Einführung neuer Optionen die Spielräume der Familie erweitert und dadurch die Genesung von traumatischem Stress ermöglicht.

Wenn ein Paar oder eine Familie zur gleichen Zeit und am selben Ort von einem traumatischen Schock betroffen ist, kann man von einer simultanen Traumatisierung sprechen. Die Familie hat direkt mit den neurobiolo-

2 Die Namen sind zum Schutz der Identität der Familie frei erfunden.

gischen und interaktionellen Einwirkungen des Traumas umzugehen, wie z. B. bei einem Unfall, an dem alle beteiligt sind, oder bei einer Brand- oder Flutkatastrophe, bei der sich alle im selben Gebäude aufgehalten haben. Wie bei fast jedem Trauma haben die einzelnen Familienmitglieder das Ereignis in unterschiedlichen Sequenzen erlebt, die jedoch so dicht aufeinander folgen, dass insgesamt von einem gemeinsam erlebten Trauma gesprochen werden kann.

Frau Braun, ihr 12-jähriger Sohn Horst und die 9-jährige Tochter Hanna hatten vor einem halben Jahr eines Abends erlebt, wie vor der Haustür des Mietshauses, in dem sie lebten, eine junge Frau erstochen wurde. Alle drei waren bis zum Eintreffen des Krankenwagens an Rettungsversuchen beteiligt, später wurden sie von der Polizei intensiv als ZeugInnen vernommen. Bei den Kindern hielten Schlafprobleme auch noch nach sechs Monaten an, und die Mutter berichtete von häufig auftretenden Flashbacks (lebendige Rückerinnerungen). Alle drei, so berichtete die Mutter, würden immer wieder von dem Mord berichten, als ob es gestern passiert wäre. Gleichzeitig verließen sie nur selten die Wohnung, vor allem abends blieben sie zu Hause.

Oft kommen traumatisierte Familien ausgebrannt und kraftlos zur Therapie. Sie erwarten, dass TherapeutInnen sie von der Last des Traumas befreien, und wissen gleichzeitig von der Unmöglichkeit der Erfüllung ihres Wunsches. Ihre Wahrnehmung der eigenen Ressourcen ist getrübt. Die Normalisierung von Symptomen und die positive Übersetzung von Interaktionen legen zu Beginn der Arbeit mit Familien den Grundstein dafür, dass die Familie Hoffnung für Veränderung entwickelt. Gelingt es, den Blick für die positiven Absichten ihrer als problematisch erlebten Handlungen zu schärfen oder das damals sinnvolle des heute merkwürdigen Verhaltens zu erkennen, wächst auch die Zuversicht für die eigenen Kräfte. Wie bei der Arbeit mit Individuen stellt die sogenannte Stabilisierung den oft wichtigsten Teil der ersten Phase dar.

Frau Braun und die Kinder erfahren in der ersten gemeinsamen Sitzung von mir, wie sehr ich ihre Rettungsaktivitäten schätze und wie verständlich es ist, nach einem solchen Erlebnis vorsichtiger zu sein. Die häufigen Erzählungen der Kinder und die Flashbacks der Mutter seien ein Zeichen dafür, dass der beobachtete Mord noch nicht verarbeitet sei. In der Arbeit mit Familie Braun gehört nicht nur die positive Übersetzung von Symptomen zur Stabilisierung. Ich frage sie auch nach gemeinsamen Aktivitäten, nach Hobbies und speziellen Interessen, aber auch danach, was denn dieses schlimme Erlebnis damals vielleicht auch positiv verändert hätte. Mutter und Kinder berichten, wie sehr sie Zeit zu Hause miteinander genießen würden und dass sie gemerkt haben, wie sehr sie sich lieben.

Keine Frage, ein Trauma zu erleiden ist schlecht und produziert erhöhten Stress. Gleichzeitig kann jedoch bei vielen Individuen und Familien ein Prozess beobachtet werden, der von Calhoun und Tedeschi (2013) „Posttraumatisches Wachstum" genannt wird. Solche positiven Wandlungen durch Leiden sind seit Jahrhunderten ein Thema in Überlieferungen, in Religionen und in der Literatur. Sie beinhalten ein verändertes Selbstwertgefühl mit einer hinzugewonnenen Stärke. „Wenn ich das überlebt habe, kann ich auch anderes verkraften." Zusätzlich kann eine Verbesserung der sozialen Interaktionen eintreten: ein verstärktes Gefühl von Intimität mit nahen Angehörigen und FreundInnen, eine größere Freiheit, das eigentliche Selbst auszudrücken, mehr Rücksicht und Sorge gegenüber anderen Menschen, mehr Empathie mit anderen Leidenden. Das Erleben von positiven Veränderungen durch die Auseinandersetzung mit wesentlichen Lebenskrisen, einschließlich lebensbedrohlicher traumatischer Ereignisse, mindert nicht den traumatischen Stress, sondern befindet sich damit in Koexistenz.

Systemische Traumaexposition

So sehr auch in einer anfänglichen Phase von Stabilisierung die Orientierung an den Ressourcen der Familie hilft, die Selbstheilungskräfte zu stärken, und so sehr auch die Fokussierung auf die Aspekte von posttraumatischem Wachstum dazu beiträgt, die Symptome in einem anderen Rahmen zu sehen – die Auswirkungen des traumatischen Schocks auf die familiäre Interaktion werden sich dauerhaft nicht verändern, wenn in der Therapie nicht der schmerzhafte Weg beschritten wird, die traumatische Situation mit den sensorischen Details noch einmal zu vergegenwärtigen. Das reine „Sprechen über", das zu Beginn der Therapie angemessen ist, sollte in eine Form des kontrollierten „die Situation erleben" übergeleitet werden. Hierzu eignet sich die Arbeit mit Erinnerungsgegenständen, die in die Sitzungen mitgebracht werden, oder aber – besonders bei der Arbeit mit Kindern – die Arbeit mit Zeichnungen. Die fragmentierten Erinnerungssplitter können so zu einem gemeinsamen Bild zusammengefügt werden. Optische „Erinnerungsauslöser" stellen in der Therapie eine Nähe zum Trauma her, die dazu beiträgt, dass eingefrorene, bisher nicht ausgedrückte Gefühle verarbeitet werden können.

Frau Braun und ihre Kinder werden gebeten, Zeichnungen anzufertigen, auf denen zu sehen ist, was sie gemacht haben, bevor sie den Mord beob-

achten mussten. Frau Braun zeichnet sich selbst beim Einkaufen, Hanna zeichnet eine Situation im Schwimmbad und Horst sich selbst beim Basketballtraining. In einer nächsten Beratungsstunde zeichnen die Familienmitglieder auf meine Bitte hin eine neutrale Situation danach. Hanna zeichnet ihre Schule, Frau Braun sich selbst beim Staubsaugen und Horst das nächste Basketballtraining.

Eine kontrollierte Annäherung an ein Trauma gelingt Kindern und Erwachsenen besser, wenn nicht die schlimmsten Ereignisse zu Beginn in den Mittelpunkt gestellt werden. Die Bilder des „Vorher" und „Danach" stellen sogenannte Sicherheitssäulen in der Arbeit mit der Familie dar. Das Trauma hatte einen Anfang und ein Ende, die Begrenzung lässt es weniger bedrohlich erscheinen, zusammen mit der Struktur wird das Trauma in das familiäre Narrativ integrierbar.

Es scheint so zu sein, dass das menschliche Gehirn in Gefahr und größter Not vertikale neuronale Verknüpfungen entwickelt, die über drei Ebenen (Neokortex, limbisches System, Hirnstamm) einen „Schacht" bilden (Hüther et al., 2010, 2012). Der Traumaforscher Kolk (1994, 2007) geht davon aus, dass Sinneserfahrungen in der extremen traumatischen Erregung fragmentiert gespeichert und durch eine fehlende Verknüpfung mit dem Broca-Sprachzentrum vom Gehirn nicht angemessen interpretiert werden können. Man ist „sprachlos vor Schreck", „der Schock sitzt in allen Gliedern". Wird ein Mensch wieder durch nonverbale Erinnerungssignale an das Trauma erinnert (angetriggert), rutscht das Denken ungebremst in die unterste Etage des oben beschriebenen schnell erregbaren neuronalen Schachtes. Zuallererst entstehen körperliche Symptome, die im Hirnstamm gesteuert werden: Herzklopfen, Schweißausbrüche, Atemnot, angespannte Muskulatur usw. Erst später kommt die Wahrnehmung eines Gefühls (z. B. Angst, limbisches System) dazu, danach vielleicht ein Gedanke („Ich habe versagt", traumaassoziierte negative Kognition im Neokortex).

Setzt man sich das Ziel, die Triggersensibilität und die Symptombildung zu reduzieren, ist es günstig, in sanfter und kontrollierter Form die damaligen Erlebnisse emotional zu vergegenwärtigen und die neuronalen Trauma-Netzwerke auf allen drei Ebenen des Gehirns neu zu verknüpfen. Diese systematische Puzzle-Arbeit ermöglicht die Integration des Traumas auf unterschiedlichen Wahrnehmungsebenen, das traumatische Ereignis kann vergangenheitsfähig werden. Das aus anderen Traumaverfahren bekannte BASK-Modell (Braun, 1988) stellt hier eine hilfreiche Struktur zur Verfügung:

- *B*ehavior/Verhalten,
- *A*ffekte/Emotionen,

- Sensorische Wahrnehmungen/Körpergefühle,
- Kognitionen/Gedanken.

Die Schilderung der (z. B. gezeichneten) Sequenzen des bedrohlichen Ereignisses wird durch Fragen nach Details verlangsamt: Was ist da geschehen? Wie spät war es? Wie war das Wetter? Wer war anwesend, wer hat was gemacht? In welcher Reihenfolge? Was gab es noch zu sehen? Was war zu hören? Eine zusätzliche Verlangsamung wird durch Fragen nach momentanen Emotionen, Körperreaktionen und Gedanken bewirkt: Während du das jetzt erzählst, welches Gefühl entsteht zur gleichen Zeit bei dir? Wo merkst du dieses Gefühl im Körper, und welcher Gedanke kommt dir dazu? Diese Fragen betreffen einerseits die Details des Ereignisses mit möglichen Erinnerungsfragmenten (Behavior) als auch die durch die Erzählung angeregten Emotionen mit ihren Körperrepräsentanzen (Affekt, Körpergefühl) und die damit verbundenen Gedanken (Kognition). Es ist, als würde man die unsortierten Teile eines Puzzles der Reihe nach zusammenfügen und das vollständige Bild in das Archiv der vergangenen Ereignisse am passenden Ort ablegen. Eine Neuverknüpfung des „Traumaschachtes" wäre dann parallel zu einem interaktionellen Auftauprozess gelungen.

Ich bitte Familie Braun in jeder Sitzung, nach erfolgter Zeichnung die Papiere vor sich auf den Boden zu legen und zunächst sich gegenseitig zu fragen und zu erklären, was dort auf den Zeichnungen zu sehen ist (Verhalten/Neokortex). Dann soll jedes Familienmitglied prüfen, welches Gefühl entsteht, wenn es die Bilder anguckt (Emotion/limbisches System). Anschließend soll es herausfinden, wo sie (oder er) dieses Gefühl im Körper spüren kann (sensorische Wahrnehmung/Hirnstamm). Als letztes wird jeder von mir gefragt, welcher Satz zu dem Bild, dem Gefühl und der Körperempfindung passt. Zu den ersten Bildern passt z. B. für Hanna der Satz „Das ist ein schöner Tag". Danach werden die anderen beiden gefragt, wie ihnen dieser Satz gefällt. Anschließend sprechen die anderen Familienmitglieder über bei ihnen ausgelöste Gefühle, Körperreaktionen und passende Kognition. In der ersten Stunde werden mithilfe der Struktur des BASK-Modells die „Vorher-Bilder" bearbeitet, in der zweiten Stunde die „Danach-Bilder".

Können all diese Elemente für jede Sequenz Schritt für Schritt von jedem wahrgenommen und ausgesprochen werden und begeben sich Familienmitglieder gemeinsam auf diese Reise in die Vergangenheit, befinden sie sich in einem Stadium des „situationsabhängigen Lernens", d. h., das durch optische Reize angeregte gemeinsame kontrollierte Wiedererleben versetzt jede(n) in die Lage, die durch das Trauma ausgelöste Sprachlosigkeit, Empfindungslosigkeit und körperliche Starre zu überwinden. Was in der traumatischen Situation nicht möglich war, geschieht jetzt nachträglich und führt zu einer gemeinsamen Integration des Traumas. Das defragmentierte Trauma wird vergangenheitsfähig.

Nach den „Sicherheitssäulen", die das Vorher und Nachher betreffen, wird die Familie üblicherweise gebeten, den schlimmsten Moment zu zeichnen. Jedes Familienmitglied drückt auf seine Weise den stärksten Schmerz, die stärkste Bedrohung aus.

Frau Braun zeichnet die erstochene junge Frau im Hauseingang, sich selbst in einigem Abstand dazu telefonierend in der Nähe einer Laterne. Horst zeichnet ebenfalls die sterbende Frau. Auf beiden Bildern fällt im Zentrum der Zeichnung ein riesiger Blutfleck auf. Hanna zeichnet sich selbst im Bett der Mutter. Sie berichtet, dass sie beim schlimmsten Moment im Auto sitzen geblieben sei und die Augen zugemacht habe. Doch abends musste sie immer wieder an das bedrohliche Bild denken und konnte lange nicht einschlafen. Das sei für sie das Schlimmste gewesen. Man könnte einerseits annehmen, dass es für Hanna sehr schwer ist, den bedrohlichsten Moment im Bild festzuhalten und sie deshalb in ihrer Zeichnung auf eine weniger bedrohliche Situation ausweicht. Es ist aber ebenso möglich, dass sie an diesem Abend in einen dissoziativen Zustand geraten ist, in dem sie keine Wahrnehmung für das Geschehen hatte. Vielleicht war sie erst vorm Einschlafen wieder in der Lage, ihre Sinneseindrücke, Emotionen und Gedanken umfassend wahrzunehmen.

Auch nach der erfolgten Darstellung der bedrohlichsten Momente wird mit dem BASK-Modell gearbeitet. Bei der Fokussierung auf den individuellen Schmerzmoment muss der Berater/die Beraterin mit besonders viel Geduld und Einfühlungsvermögen dazu beitragen, dass von den Familienmitgliedern auch für die schwierigsten Gefühle und Körperempfindungen eine Sprache gefunden werden kann. Auch positive Übersetzungen helfen dabei, das Geschehene zu integrieren. „Ich war so durcheinander, ich wusste gar nicht, was ich tat" kann ergänzt werden durch „Gut, wie du trotz des verständlichen Schocks intuitiv das Richtige getan hast". Für „Das ist genau die Situation, die ich immer wieder träume und die auch tagsüber ganz lebendig erscheint" kann folgende Neurahmung hilfreich sein: „Sie haben die Fähigkeit, den Moment, der Ihnen am meisten zu schaffen macht, lebendig zu erinnern, und Sie versuchen vielleicht in Ihren Träumen, eine Bedeutung für Ihr Verhalten in diesem Moment zu finden."

Bei positiven Übersetzungen geht es darum, die von den traumatisierten Familienmitgliedern erlebten Symptome als natürliche Folge des Traumas zu kennzeichnen und zu verdeutlichen, wie sie auch unter Stress ihr Bestes getan haben, um die qualvolle Situation zu meistern. Auch problematisches Verhalten im posttraumatischen Stress hat meist einen positiven Kern. Verschärfte familiäre Konflikte können als normale Auswirkung des traumatischen Stresses und als Zeichen dafür interpretiert werden, dass die Familie sich noch nicht als Team gefunden hat, um mit diesem Stress gemeinsam umzugehen.

In den vielen Familien mit älteren Kindern führen traumaorientierte Gespräche dazu, dass die Familie zu einer Beantwortung der Fragen gelangt, die ausgesprochen oder unausgesprochen alle traumatisierten Familien bewegen: Was ist passiert? Warum ist es passiert? Warum habe ich mich so verhalten? Warum habe ich mich danach so verhalten? Wie werde ich mich verhalten, wenn wieder etwas passiert? Wenn die Umstände des Traumas, die individuellen und interaktionellen Reaktionen und die Konsequenzen daraus in eine gemeinsame Sprache übersetzt werden können, haben die Familienmitglieder nicht nur ihr Trauma integriert, sondern die Familie ist auch für mögliche zukünftige Belastungen besser ausgerüstet.

Sind bei Familiengesprächen Kinder anwesend, sollte ihnen unbedingt eine altersentsprechende Beteiligung ermöglicht werden. Je jünger sie sind, umso mehr sollten Elemente der Spieltherapie und des bildhaften Ausdrucks verwendet werden. Spielfiguren, Knetgummi, Bilder und Zeichnungen der Kinder helfen nicht nur ihnen selbst, sich selbstkontrolliert dem Trauma zu nähern und es zu verarbeiten, sondern setzen auch bei den Erwachsenen einen oft bewegenden emotionalen Prozess frei.

Vermutlich ist schon deutlich geworden, dass diese Vorgehensweise nur dann sinnvoll und fachgerecht ist, wenn das Trauma von außerhalb der Familie als Bedrohung gewirkt hat. In Fällen von sexueller Gewalt, Misshandlung und Vernachlässigung innerhalb der Familie hat gerade mangelnde Empathie zur Traumatisierung geführt. Hier empfiehlt sich eindeutig das sogenannte Drei-Spuren-Modell (Bullens, 1996; Trepper & Barrett, 1989/1991; Bentovim, 1992/1995), in dem die Opfer (besser: die Überlebenden), andere Familienangehörige, die nicht Täter waren, und die Täter getrennt voneinander behandelt werden.

Für andere außerfamiliäre Traumatisierungen, die sich nicht, wie im obigen Beispiel, auf ein Monotrauma beschränken, sind Modifizierungen nötig, die an anderem Ort beschrieben sind: z. B. multiple und sequenzielle Traumatisierungen, sekundäre Traumafolgen, Entwicklungstraumata, traumatische Trauer, Traumakompensationen, die zum Trauma für andere werden (Korittko, 2010; Korittko & Pleyer, 2014).

Schlussbemerkungen

In den letzten 30 Jahren ist eine Reihe von kraftvollen Interventionen für die Arbeit mit traumatisierten Individuen entwickelt worden. Damit ging meist die Hoffnung einher, dass sich die therapeutischen Erfolge in der Individualtherapie auch auf den Alltag und die sozialen Interaktionen übertragen. Was passiert jedoch, wenn sich dieser Erfolg nicht einstellt? Könnten sich dann KlientInnen im Beratungssetting verstanden und akzeptiert fühlen, aber von ihren Mitmenschen nur noch mehr abgelehnt und isoliert (Barrett, 2014)? Andererseits werden die Ressourcen, die in Paar- und Familienbeziehungen mobilisiert werden können, nicht für den Genesungsprozess Einzelner genutzt. Zusätzlich können in einem systemtherapeutischen Ansatz gemeinsam traumatisierte Familienmitglieder gleichzeitig Unterstützung darin bekommen, aus einer traumabedingten Erstarrung herauszufinden. Kurz: ein systemischer Ansatz ermöglicht direkte Verstärkung von heilenden Familienprozessen. Er kann als eine gezielte Herbeiführung familiärer Erfahrungen mit dem Ziel einer interaktionellen posttraumatischen Genesung bezeichnet werden. Auf diese Weise kann nach Traumatisierungen auch jenseits des Hoheitsgebietes medizinisch-therapeutischer Wirkungsfelder, u. a. in Beratungsstellen, entscheidend dazu beigetragen werden, dass Eltern und Kinder ihre gemeinsamen Ressourcen nutzen, sich aus einer posttraumatischen Erstarrung befreien und die überstandene Belastung in die Erzählung über die Entwicklung der Familie integrieren können.

Literatur

Barrett, Mary Jo (2014). Outside the box. Bringing families into trauma treatment. Psychotherapy Networker, 38(3), 20–49.

Bentovim, Arnon (1995). Traumaorganisierte Systeme. Systemische Therapie bei Gewalt und sexuellem Mißbrauch in Familien. Mainz: Grünewald (englisches Original erschienen 1992).

Braun, Bennett G. (1988). The BASK model of dissociation. Dissociation, 1(2), 4–23.

Brisch, Karl Heinz & Hellbrügge, Theodor (Hrsg.) (2003). Bindung und Trauma. Risiken und Schutzfaktoren für die Entwicklung von Kindern. Stuttgart: Klett-Cotta.

Bullens, Ruud (1996). Aufgaben und Möglichkeiten multiprofessioneller Kooperation aus Sicht der Mißhandlertherapie. Vortrag bei der Fachtagung der DGgKV, Hannover, 23.–24.02.1996.

Calhoun, Lawrence G. & Tedeschi, Richard G. (2013). Post-traumatic growth in clinical practice. Oxford: Routledge.

Figley, Charles R. (1989). Helping traumatized families. San Francisco, CA: Jossey Bass.

Hüther, Gerald, Korittko, Alexander, Wolfrum, Gerhard & Besser, Lutz (2010). Neurobiologische Grundlagen der Herausbildung psychotrauma-bedingter Symptomatiken. Trauma & Gewalt, 4(1), 18–31.

Hüther, Gerald, Korittko, Alexander, Wolfrum, Gerhard & Besser, Lutz (2012). Neurobiologische Erkenntnisse zur Herausbildung psychotraumabedingter Symptomatiken und ihre Bedeutung für die Traumapädagogik. Trauma & Gewalt, 6(3), 182–189.

Kolk, Bessel A. van der (1994). The body keeps the score: Memory and the evolving psychobiology of PTSD. Harvard Review of Psychiatry, 1(5), 253–265.

Kolk, Bessel A. van der (2000). Trauma und Gedächtnis. In Bessel A. van der Kolk, Alexander C. McFarlane & Lars Weisaeth (Hrsg.), Traumatic Stress. Grundlagen und Behandlungsansätze. Theorie, Praxis und Forschung zu posttraumatischem Stress sowie Traumatherapie (Reihe: Innovative Psychotherapie und Humanwissenschaften, Bd. 62; S. 221–240). Paderborn: Junfermann (englisches Original erschienen 1996).

Kolk, Bessel A. van der (2007). Untersuchungen zur PTBS. In Lamprecht (Hrsg.), Wohin entwickelt sich die Traumatherapie? Bewährte Ansätze und neue Perspektiven (S. 212–236). Stuttgart: Klett Cotta.

Korittko, Alexander (2010). Wenn die Familie des Soldaten mit leidet: Sekundäre Traumatisierung. Zeitschrift für Systemische Therapie und Beratung, 28(3), 111–117.

Korittko, Alexander & Pleyer, Karl Heinz (2014). Traumatischer Stress in der Familie. Systemtherapeutische Lösungswege (Reihe: V&R systemische Therapie; 4., überarb. Aufl.). Göttingen: Vandenhoeck und Ruprecht (Erstaufl. erschienen 2010).

Lasogga, Frank & Gasch, Bernd (2011). Notfallpsychologie. Lehrbuch für die Praxis (Reihe: SpringerLink-Bücher; 2., überarb. Aufl.). Heidelberg: Springer.

Maercker, Andreas (2003). Opfer oder Überlebende. ESTSS Bulletin, 10(1), 1–3.

Rauwald, Marianne (Hrsg.) (2013). Vererbte Wunden. Transgenerationale Weitergabe traumatischer Erfahrungen. Weinheim: Beltz.

Ruppert, Franz (2012). Trauma, Bindung und Familienstellen. Seelische Verletzungen verstehen und heilen (Reihe: Leben lernen, Bd. 177; 5., unveränd. Aufl.). Stuttgart: Klett-Cotta (letzte überarb. Aufl. 2010).

Ruzek, Josef I. & Watson, Patricia (2001). Early intervention to prevent PTSD and other trauma-related problems. PTSD-Research Quarterly, 4(4), 1–3. Online verfügbar: http://www.ptsd.va.gov/professional/newsletters/research-quarterly/V12N4.pdf [03.11.2014].

Satir, Virginia (2010). Kommunikation, Selbstwert, Kongruenz. Konzepte und Perspektiven familientherapeutischer Praxis (8., unveränd. Aufl.). Paderborn: Junfermann (englisches Original erschienen 1988).

Simon, Fritz B. (1995): Die andere Seite der Gesundheit. Ansätze einer systemischen Krankheits- und Therapietheorie. Heidelberg: Carl-Auer-Systeme.

Trepper, Terry S. & Barrett, Mary J. (1991). Inzest und Therapie. Ein (system)therapeutisches Handbuch (Reihe: Systemische Studien, Bd. 6). Dortmund: Verlag Modernes Lernen (englisches Original erschienen 1989).

Lydia Hantke

Traumakompetenz in psychosozialen Handlungsfeldern

Trauma ist als Schlagwort heute in aller Munde, doch wer kümmert sich um die Menschen, die Geschehnisse in ihrer Vergangenheit nicht ausreichend verarbeiten konnten? In welchen Bereichen psychosozialer Arbeit tauchen sie auf, welche Kompetenzen brauchen und haben die KollegInnen, die mit ihnen arbeiten?

Traumazentrierte, traumasensible, traumakompetente Arbeit wird mittlerweile kontextübergreifend nachgefragt und angeboten. Sie ist zu finden in der stationären Kinder- und Jugendarbeit, in der Ehe- und Familienberatung, in der Gefangenenseelsorge, in der Gewaltprävention, in Frauenhäusern, in Wohneinrichtungen für unbegleitete minderjährige Flüchtlinge, in Behandlungszentren für Folteropfer oder Beratungsstellen bei der Landesbeauftragten für die Opfer der Staatssicherheit der DDR. Es gibt traumasensible Arbeit mit körperlich verletzten Menschen und spezielle Angebote für Berufgruppen wie die Versorgung von Krisendiensten, Menschen in der Entwicklungszusammenarbeit, SoldatInnen, Feuerwehrleuten, selbst im Outplacement-Coaching für ManagerInnen hat das Thema Einzug gehalten.

Worum geht es dabei, was ist der Bedarf? Ist es eine Modewelle, oder steckt mehr dahinter, wenn in Zeiten knapper Kassen und zögerlicher Weiterbildungsbewilligungen dieser Zweig wächst, die AnbieterInnen sich kaum der Anfragen erwehren können, die Zahl der Weiterbildungsinstitute in den letzten Jahren v.a. im traumapädagogischen und -beraterischen Bereich sprunghaft gewachsen ist?

Zur Jahrtausendwende – das ist gerade mal 15 Jahre her – gab es auf dem Weiterbildungsmarkt ein Angebot von wenigen Instituten, die Traumatherapie mit Eye Movement Desensitization and Reprocessing (EMDR) lehrten, die deutschsprachige Literatur zum Thema war überschaubar, Traumatherapie war nicht mehr unbekannt, aber selten zu haben. Und in den Einrichtungen mit Alltagskontakt zur Klientel, ambulant oder stationär, in Kinderheimen, betreuten Wohngemeinschaften, Mutter-Kind-Heimen oder psychiatrischen Einrichtungen tauchte die Frage auf: Was passiert denn da?

Welche Auswirkungen hat das für uns als ErzieherInnen, Pflegekräfte, BeraterInnen?

Da die Curricula der Institute sich durchweg an PsychotherapeutInnen und ÄrztInnen richteten, entstanden zum einen In-House-Angebote v. a. im stationären Kinder-Jugend-Bereich, zum anderen Curricula für alle, die im Alltagskontakt die neue Dissoziationstheorie zu Handlungswissen wandeln wollten. Waren die ambulant angebotenen Curricula zunächst ein Sammelbecken für nicht approbierte KollegInnen aus allen psychosozialen Bereichen mit Interesse an traumazentrierter Weiterbildung, so entwickelte sich aus der Zusammenarbeit eine Integration aus einfach weiterzugebender Traumatheorie, Selbstfürsorge und alltagsnahen Stabilisierungsangeboten mit zunehmender Berücksichtigung von transgenerationellen und systemischen Aspekten sowie Kulturspezifika. Im Miteinander der Berufe und Arbeitsfelder fand Vernetzung statt, entwickelte sich eine gemeinsame Sprache. In den traumapädagogischen Seminaren wurde den Kontexten und der Sicherheit in der stationären Arbeit mit Kindern und Jugendlichen ein großer Stellenwert eingeräumt. Der Fokus lag hier von Beginn an auf Bindungsangeboten (vgl. Gahleitner, 2005) und Partizipation sowie Selbstermächtigungsgedanken (Weiß, 2008). Gemeinsame Basis waren die inhärente Systemkritik und die Betonung parteilicher Arbeit vor dem Hintergrund eines dissoziationstheoretischen Verständnisses der Traumaverarbeitung. Die ersten gemeinsamen Standards mit einer Verbindung von stationär und ambulant erarbeiteten Aspekten wurden von der Deutschsprachigen Gesellschaft für Psychotraumatologie (DeGPT) 2005 aufgestellt. 2011 wurden sie in Zusammenarbeit mit der Bundesarbeitsgemeinschaft Traumapädagogik (BAG-TP) novelliert (BAG-TP, 2011).

Entwicklung der traumasensiblen Arbeit bis heute

Traditionell werden in der psychosozialen Landschaft Pädagogik, Beratung und Therapie unterschieden, Pflege und Begleitung bzw. Betreuung sind zusätzliche wichtige Einsatzfelder. Die Definitionen sind geschichtlich bedingt und inzwischen sehr unscharf geworden (vgl. auch Hantke, 2012b). Die genannten Berufe finden sich in Ämtern (Jugendamt, Justiz, Sozialpsychiatrischen Diensten etc.), stationären Einrichtungen (Psychiatrie, unterschiedlichen betreuten Wohnformen, Heimen, familienähnlichen Wohngruppen) und ambulanten Angeboten (Schulen, Beratungsstellen etc.). Sie umfassen alle Altersgruppen (Säuglinge, Kinder, Jugendliche, Erwachsene, SeniorInnen) und Herkünfte (Sprach-, National-, Regionsspezifika), zielgruppenspezifische Angebote und Mischformen (Mütter mit Kindern, MigrantInnen, Kinder, Jugendliche, alte Menschen, Menschen mit speziellen sexuellen Orientierungen, Sprachhintergründen, Erfahrungshintergründen etc.). Sie wenden sich an Menschen mit Einschränkungen (Demenz, Mehrfachbehinderungen, kognitive Einschränkungen etc.), Vorlieben (Glaube, sexuelle Orientierung etc.), Suchtverhalten (Alkohol, Drogen etc.) und nutzen verschiedenste Medien (Telefonseelsorge, Internetberatung, Erlebnispädagogik, tiergestützte Therapie etc.). Die Finanzierung übernehmen Regierungsstellen, Kirchen, freie Träger, kleine Initiativen oder die ehrenamtlichen HelferInnen selbst im In- und Ausland (Entwicklungszusammenarbeit, internationale Hilfen, Friedensdienste etc.).

In all diesen Bereichen hat traumazentrierte Arbeit Einzug gehalten. *Traumatisierung ist kein Spezialthema mehr, die Dissoziationstheorie macht sie zu einem gesellschaftlichen Querschnittthema,* da Trauma nicht länger durch das Ereignis definiert wird, sondern eine Verarbeitungsform und die daraus resultierende Symptomatik bezeichnet. Wie ist das zu erklären?

Ein *Trauma* resultiert aus einem Ereignis im Leben eines Menschen, das vom individuellen Organismus als potenziell *lebensbedrohlich* bewertet wurde, das die *Notfallreaktion* ausgelöst hat und so mit einer extremen *Ausprägung der Körperspannung* verbunden war, das in der Flucht oder im Kampf nicht erfolgreich und mit überwältigenden Gefühlen von *Angst* und *Hilflosigkeit* verbunden war und das *nicht ausreichend verarbeitet* wurde, weil im Moment des Erlebens eine dissoziative Trennung zwischen Steuerung und Erleben ausgelöst wurde und für die Verarbeitung auch in der Folge *keine ausreichenden Ressourcen* (Gesundheit, andere Menschen, Geld, Nahrung, Geborgenheit etc.) vorhanden waren.

Das Umschalten des Körpers auf eine *Notfallreaktion ist also wesentlicher Bestandteil der traumatischen Erfahrung.* Diesen Rettungsmechanismus für unseren Organismus haben wir aus der Tierwelt übernommen: Bei subjektiv empfundener Bedrohung von Leib und Leben reagiert unser Nervensystem mit einer Umschaltung aller Körperfunktionen auf Flucht und/oder Kampf. Das ist sinnvoll, weil es unser Überleben sichern kann. Sind aber, wie in den meisten überwältigenden Situationen, Flucht oder Kampf unmöglich, so schaltet der Körper von Hochspannung auf Notabschaltung – wir fühlen die Schmerzen nicht mehr oder nur eingeschränkt und beobachten uns oft wie von außerhalb. Damit dieser Mechanismus optimal funktionieren kann, wird die Großhirnrinde, die für bewusste Steuerung und Einordnung zuständig ist, am Eingreifen gehindert. Diese Trennung zwischen bewusster Steuerung und Körpergeschehen nennen wir Dissoziation. Eine Folge ist die fehlende gefühlsmäßige Einordnung in Raum und Zeit (die nur durch den Abgleich zwischen beiden Bereichen stattfindet), was dazu führt, dass alles, was uns später von dem Erlebten wiederbegegnet, sich anfühlt, als wäre es jetzt – und nicht längst vorbei. Es fehlt der Marker: „Das ist vorbei", es gibt keine Erinnerung, sondern nur subjektives Wiedererleben. Ein Großteil der ängstigenden Symptomatik ist Folge dieser Nichtverarbeitung. Wird das Erleben in der nahen Folge nicht integriert und werden die Symptome, die durch die Dissoziation ausgelöst werden, nicht verstanden, toleriert und dadurch vermindert, sprechen wir (mithilfe unterschiedlicher diagnostischer Kriterien) von einer Traumafolgestörung.

Wird die Notfallreaktion schon im Laufe der frühen kindlichen Entwicklung immer wieder ausgelöst und fehlt gleichzeitig eine hinreichende Beruhigung, Abfederung und Integration durch Vermittlung, Nähe, Halt und Bindung von, bei, durch und zu erwachsenen Bezugspersonen, so bedingt der permanente Stress eine strukturelle Entwicklung – hin zu erhöhter Anspannung, permanenter Angst oder Aggression, Überwachsamkeit, häufigen Dissoziationen vom Alltagsgeschehen, einer mangelnden Fähigkeit der Selbstregulation und Affektmodulation, damit in Zusammenhang stehenden Körpersymptomen wie Einkoten, Herzrasen, Darm-, Hautbeschwerden etc. Selbst- und Fremdbild, Welterleben und Selbstwirksamkeitserwartung werden nach dem Vorbild der erfolgten mangelhaften Versorgung gebildet. Das Kind hat sich nicht nur an das hohe Stresslevel gewöhnt, sondern es bildet dieses Stresslevel auf den unterschiedlichen Gehirn- bzw. Körper-, Verhaltens- und Beziehungsebenen nach. Dieselbe Grundausstattung finden wir bei Erwachsenen, die als Kinder in solchen Bindungs- und Spannungsmustern herangewachsen sind.

Gemeinsame Kennzeichen der Traumafolgestörungen – wie auch immer diagnostisch eingeteilt und hierin zusätzlich unterschieden – sind nicht verarbeitete Erlebensfragmente aus emotional überwältigenden Situationen oder Beziehungen, die sich scheinbar situationsunangemessen ins Erleben drängen und dann das Verhalten bestimmen. Das reicht von Albträumen über Angstattacken bis zu sexualisiertem Verhalten oder aggressiven Übergriffen, von Konzentrationsschwierigkeiten bis zu depressiven Rückzügen oder Selbstverletzung, vom Verkennen der gemeinhin wahrgenommenen Realität bis zum Ausbilden unterschiedlicher Persönlichkeiten. Die Anpassungsmechanismen an die Grausamkeiten des Lebens sind vielfältig und oft beschrieben (vgl. z. B. Fiedler, 2002; Huber, 2003; Hart et al., 2008; Weinberg, 2005/2013), gemeinsam ist ihnen die Abhängigkeit von der Grundspannung des Individuums. Ob jemand sich wohl fühlt oder angespannt ist, hat immense Folgen für die Wahrscheinlichkeit des Auftretens der Symptomatik.

Theorien erwachsen aus sich verändernden Diskursen, und so ist das Erstarken der Dissoziationstheorie ein Anzeichen dafür, dass wir nach Gemeinsamkeiten Ausschau halten, die Trennungen aufheben. Wie weit entfernt sind wir von anderen Säugetieren, und welchen Nutzen hat die Einsicht in Gemeinsamkeiten? Ebenso wie in Evolutionstheorie, Verhaltensforschung und Medizin sind in der Psychotherapie, der (Entwicklungs-)Psychologie und den Kulturwissenschaften die interdisziplinären Ansätze taktgebend für die Herausarbeitung neuer Ansätze und Denkweisen.

Hatte Keupp 1987 noch Grund, für eine „gemeindepsychologische Praxis … interdisziplinäre Strategien" (o. S.) einzufordern, so ist die berufsübergreifende Zusammenarbeit inzwischen Standard (vgl. Brisch & Hellbrügge, 2003; Streeck-Fischer et al., 2001) und zumal im Zuge der Anforderungen, die traumasensible Arbeit mit sich bringt, unverzichtbar: Integration und Akzeptanz, gegenseitige Wertschätzung und Ressourcenorientierung sind hier nicht nur Möglichkeiten, sondern notwendige Ableitung aus einem wohl verstandenen Dissoziationskonzept (Hantke & Görges, 2012; Hantke, 2012a, b). Ebenso wie in der wissenschaftlichen Interdisziplinarität etabliert sich die Notwendigkeit der vernetzten Arbeit in praktischen Handlungsfeldern. Vernetzung meint hier, die Ressourcen anderer HelferInnen zu nutzen, immer mehr aber auch, den eigenen Handlungsrahmen so zu erweitern, dass man als Profi im Arbeitsumfeld selbstwirksam bleibt.

Anforderungen an psychosoziale Fachkräfte

Zentrale Anforderungen an die Arbeit mit traumatisierten Menschen sind die Einführung von Möglichkeiten der *Kontrollerfahrung,* der *Selbstregulierung* und die Möglichkeit, eine *verlässliche Beziehung* im *sicheren Kontext* zu erfahren. Dadurch entsteht *Stabilität,* die immer daran messbar ist, ob das Auslösen einer Notfallreaktion verhindert oder reguliert werden kann.

Es folgt daraus, dass die Arbeit mit Traumatisierung zwar Spezialkenntnisse erfordert, aber kein Spezialgebiet sein kann. Traumatisierte Menschen sind überall zu finden, weil Traumaverarbeitung eben nicht notwendig ein dauerhaftes Ausscheren aus dem gesellschaftlichen Funktionieren bedingt. Traumasensibles Arbeiten bedeutet, dass die Grundlagen der psychosozialen Arbeit insgesamt überdacht werden müssen. Wenn Anspannung die Verarbeitung einschränkt und ein hohes Spannungsniveau Aggressivität, Konzentrationsstörungen und Konfliktpotenzial erhöht, dann ist eine gute eigene Selbstregulierungsfähigkeit vonnöten, um im Kontakt mit traumatisierten Menschen ein guter Anker im Hier und Jetzt und gleichzeitig Vorbild in Selbstfürsorge und Spannungsregulation zu sein.

Wenn die Beziehungen durch Unkontrollierbarkeit, Unterwerfung, Willkürlichkeit oder Gewalt geprägt waren, braucht es Beziehungsangebote, die Transparenz, Vorhersagbarkeit und Vertrauen ermöglichen, um Ausgangspunkt für Selbstwahrnehmung, Partizipation und Empathieentwicklung zu werden. Dazu bedarf es einer differenzierten Wahrnehmung von eigenen und fremden Bedürfnissen und Grenzen, um Missbrauch im Kontaktverhalten abzuwenden.

Das Wissen um die Mechanismen und Konsequenzen von Verarbeitung in den unterschiedlichen Lebensaltern, die Spezifika von Traumaverarbeitung und deren Auswirkungen im Erleben und Verhalten sind dann mindestens ebenso wichtig wie die Fähigkeit, dieses Wissen altersangemessen dem jeweiligen Gegenüber zu vermitteln, damit die Symptomatik wahrgenommen und verstanden werden kann, was oft der erste Schritt aus der Hilflosigkeit ist und den Beginn von Kontrollmöglichkeiten darstellt.

Stabilisierungs- und Ressourcenorientierung sind notwendig und meinen Unterschiedliches:

- die alltägliche Orientierung an dem, was jemand kann, und an den Umständen, in denen das gelingt;
- die Aktivierung von neuen Fähigkeiten, die jemand braucht und selbst mobilisieren lernt, um auch unter Belastung sein Leben angenehmer zu gestalten;
- systemisches Wissen zum Einbezug der Kontexte und zum Umgang mit den Menschen, die für das Gegenüber wichtig sind – ob es um andere Hilfen oder das Nutzen familiärer Ressourcen geht;
- Wissen um Traumadynamiken und Möglichkeiten zur Verhinderung transgenerationeller Weitergabe von Traumasymptomatiken;
- Umgang mit der Traumafolgesymptomatik bei aufbrechenden Erinnerungen, was die Kontrolle von Flashbacks, den Umgang mit Triggern, die Beachtung der Spannungskurve und den Ausbau des Ressourcenbereichs angeht;
- Förderung der Kontrollerfahrung und positiven Selbsterlebens.

Umsetzung in der Praxis: vier Beispiele

Anja kommt viel früher von der Schule zurück, Bernd macht ihr die Tür auf, er ist der Erzieher in der Kinderdorffamilie, die Kinderdorfmutter ist mit den Kleinen unterwegs. Anja ist ganz aufgelöst, Bernd saß gerade noch bei Kurt am Bett – der ist krank. „Oh je, da komm erst mal mit“, sagt Bernd zu Anja. Angefasst werden mag sie nicht, wenn es ihr schlecht geht, das weiß er: „Erzählen kannst du später, wenn dein Häschen keine Angst mehr hat, ja?“ Dass die Körperhäschen manchmal erst beruhigt werden müssen, bevor man wieder denken oder überlegen kann, wissen alle in der Gruppe (vgl. Hantke, 2014). Bernd schnappt sich Kurt und dessen Decke, legt beide auf die Couch im Wohnzimmer, während Anja schon in die Hängematte daneben gekrabbelt ist und Anweisungen gibt: „Dolle anschubsen!“ Als sie ruhiger geworden ist, malt sie mit Bernd ein Haus mit einem schönen Zimmer für die Angst vor den Großen aus der Schule. Sie sieht ganz klein aus, die

Angst, bekommt ein Bett und Leckereien, damit sie sich dort wohlfühlt und nicht mehr so schnell zu Anja kommt. „Und morgen gehst du mit zur Lehrerin!“ sagt Anja, bevor sie spielen geht.

Anne ist früh misshandelt und von einem Kinderheim zum nächsten gereicht worden, außer Verwahrung, Füttern und auf den Topf Setzen war da nicht viel. Die Punkerin ist inzwischen 35 und hat seit einigen Monaten das Haus nicht mehr verlassen. Sie isst nicht mehr, und Björn, der 5-jährige Sohn, wirkt in der Kita ziemlich desorientiert. Die Erzieherin war kürzlich da, hat sie gar nicht angemacht, sondern versucht herauszufinden, was Björn helfen könnte. Sie redet von Symptomen, die vielleicht gar nichts mit ihm, sondern mit ihr zu tun haben. Aber es klang nicht so, als wolle sie sie angreifen. Nach dem Gespräch hat Anne die Caritas angerufen, und nun kommt jemand vorbei und sieht nach ihr und Björn. Komisch, die Frau hat für sie beide als erstes eine Hängematte vorgeschlagen. Die hängt nun quer durchs Wohnzimmer und Anne liegt oft lange dort, mit Björn spielt sie dann Verstecken in dem großen Tuch. Die Frau von der Familienhilfe fragt gar nicht, was passiert ist, das ist gut. Und kürzlich haben Björn, die Frau und sie zusammen Ressourcentiere gemalt, für jeden eins. Vielleicht schafft Anne es ja bald mal raus, die Dame in der Beratungsstelle klang am Telefon ganz nett.

Doris arbeitet im Jugendamt, heute steht wieder eine Inobhutnahme an. Sie weiß, dass ihr Job nicht damit getan ist, das Kind an die Kurzzeitpflegemutter zu übergeben. Trennungsschmerz, Verlustangst, Hass, professionelle Abwertung, unendlich tiefes Leid – das trifft sie alles und bis vor Kurzem konnte sie vorher nicht schlafen, wollte so schnell wie möglich raus aus der Situation und hat hinterher nur fantasiert, wie sie diesen Job los wird, bis die Weinflasche leer war. Jetzt gönnt sie sich schon am Vorabend eine ruhige Stunde, macht sich morgens eine besonders liebevolle Stulle, beobachtet ihren Atem, nimmt Malblock und Stifte mit und macht sich immer wieder klar: Dies ist ein wichtiger Moment im Leben dieser Menschen. Sie steckt die Gedanken an die schlimmen Konsequenzen schon morgens in den Tresor – die helfen nicht. Es kann auch gut werden. Sie will Vertrauen in das Leben haben, ein Anker sein in all der Angst um sich herum, nicht selbst darin versinken. Sie sucht sich für den Tag ein Lied, steckt eine schöne Karte in die Tasche. Vielleicht gibt sie die der Mutter mit, mal sehen. Vielleicht malt die Mutter dem Kleinen noch ein Bild. Ein Foto macht sie auf jeden Fall von beiden – wozu hat sie denn ein Handy!

Patrick ist Vertrauenslehrer an einer großen Berliner Grundschule. Timo kennt er bisher nicht, der Klassenlehrer hat ihn geschickt. Er vermutet Misshandlungen. Timo hat von seiner kleinen Schwester erzählt, die immer wieder im Krankenhaus ist. Und auch Timo fehlt oft, hat dicke Ringe unter den Augen und mag im Sport nicht mittun, reagiert, als hätte er Schmerzen. Patrick weiß aber auch, dass Timo nichts auf seine Eltern kommen lässt, er hat sonst ja auch niemanden. Er muss die Liebe, die Bindung beachten, die da ist, die Angst vor Verrat und vor Verlust. Gemeinsam zeichnen die beiden ein Ressourcengenogramm, und Timo malt die Menschen, die für ihn wichtig sind, ins Bild. Er freut sich, dass er erzählen kann, wie schön der Geburtstag war, und dass Papa so weiche Haare hat. Und da auch alle anderen wichtigen Menschen mit aufs Bild sollen, taucht der Nachbar auf, der auf die beiden aufpasst, wenn Mama Nachtschicht hat und Papa für seinen Chef unterwegs ist. Der ist ganz schwarz gemalt. Vielleicht, überlegt Patrick für sich, sollte ich die Eltern mal einladen und nachfragen. Mit Timo malt er lieber den Hund ganz bunt, den er sich wünscht und den er dann auch mit in die Klasse nimmt.

Arne Hofmann, einer der ersten EMDR-Therapeuten in Deutschland, soll einmal gesagt haben, 95 % der Therapie mit traumatisierten Menschen sei Stabilisierung. Wir fügen hinzu: Und die findet im Alltag statt, in Beratung, Pädagogik, Pflege und Begleitung. Die Therapien können den Bedarf nicht decken, Ressourcen müssen im Alltag gefunden und angewandt werden. Vernetzung findet dann statt, wenn Lernen miteinander möglich ist und eine neue gemeinsame Sprache entsteht, deren Wortschatz aus Wertschätzung, Selbstfürsorge und Wahrnehmung von Bedürfnissen besteht – vor dem Hintergrund des Wissens um die Not eines Menschen im Überleben.

Literatur

Brisch, Karl-Heinz & Hellbrügge, Theodor (Hrsg.) (2003). *Bindung und Trauma. Risiken und Schutzfaktoren für die Entwicklung von Kindern.* Stuttgart: Klett-Cotta.

Bundesarbeitsgemeinschaft Traumapädagogik (BAG-TP) (2011). *Standards für traumapädagogische Konzepte in der stationären Kinder- und Jugendhilfe. Ein Positionspapier der BAG Traumapädagogik.* Gnarrenburg: BAG. Online verfügbar: http://www.bag-traumapaedagogik.de/index.php/standards.html [09.01.2015].

Fiedler, Peter (2002). *Dissoziative Störungen* (Reihe: Fortschritte der Psychotherapie, Bd. 17). Göttingen: Hogrefe.

Gahleitner, Silke Birgitta (2005). *Neue Bindungen wagen. Beziehungsorientierte Therapie bei sexueller Traumatisierung* (Reihe: Personzentrierte Beratung & Therapie, Bd. 2). München: Reinhardt.

Hantke, Lydia (2012a). Traumapädagogik, Traumaberatung, Traumatherapie. Gemeinsamkeiten, Unterschiede und Möglichkeiten voneinander zu lernen. In Angela May & Ina May (Hrsg.), *Traumapädagogik* (Reihe: Schriftenreihe gegen sexualisierte Gewalt, Bd. 9; S. 57–87). Berlin: Verlag die Jonglerie.

Hantke, Lydia (2012b). Traumazentrierte Arbeit im psychosozialen Feld. Unterschiede und Gemeinsamkeiten von Traumatherapie, -beratung und -pädagogik. *Trauma & Gewalt, 6*(3),198–205.

Hantke, Lydia (2014). Eine verständliche Erklärung der Traumareaktion entlastet und zeigt neue Wege auf – Die Analogie von Häschen und Denker. In Kathlen Priebe & Anne Dyer (Hrsg.), *Metaphern, Geschichten und Symbole in der Traumatherapie* (S. 17–23). Göttingen: Hogrefe.

Hantke, Lydia & Görges, Hans-Joachim (2012). *Handbuch Traumakompetenz. Basiswissen für Therapie, Beratung und Pädagogik.* Paderborn: Junfermann.

Hart, Onno van der, Nijenhuis, Ellert R.S. & Steele, Kathy (2008). *Das verfolgte Selbst. Strukturelle Dissoziation und die Behandlung chronischer Traumatisierung* (Reihe: Trauma & Dissoziation – Coaching fürs Leben). Paderborn: Junfermann.

Huber, Michaela (2003). *Trauma und die Folgen. Trauma und Traumabehandlung. Teil 1.* Paderborn: Junfermann.

Keupp, Heiner (1987). *Psychosoziale Praxis im gesellschaftlichen Umbruch. Sieben Essays.* Bonn: Psychiatrie Verlag. Online verfügbar: http://bidok.uibk.ac.at/library/keupp-praxis.html#idp1895152 [09.01.2015].

Streeck-Fischer, Annette, Sachsse, Ulrich & Özkan, Ibrahim (Hrsg.) (2001). *Körper, Seele, Trauma. Biologie, Klinik und Praxis.* Göttingen: Vandenhoeck und Ruprecht.

Weinberg, Dorothea (2013). *Traumatherapie mit Kindern. Strukturierte Trauma-Intervention und traumabezogene Spieltherapie.* Reihe: Leben lernen, Bd. 178; 5., unveränd. Aufl.). Stuttgart: Pfeiffer bei Klett-Cotta).

Weiß, Wilma (2008). *Philipp sucht sein Ich. Zum pädagogischen Umgang mit Traumata in den Erziehungshilfen* (Reihe: Basistexte Erziehungshilfen; 4., überarb. Aufl.). Weinheim: Juventa.

Konstanze Eppensteiner

Interkulturelle Psychotherapie mit traumatisierten Flüchtlingen in einer Institution in Wien

Eindrücke und Aspekte aus der Praxis

Flüchtlinge aus den aktuellen Krisengebieten der Welt stellen Europa vor immer größere Herausforderungen. Neben der primären Versorgung mit Obdach, Kleidung und Nahrung bedarf es jedoch weiterer Maßnahmen, um ihnen die Möglichkeit zu geben, im sicheren Aufnahmeland wirklich anzukommen.[1] Bis zu 40% der Flüchtlinge leiden unter Traumafolgen und bedürfen einer professionellen Behandlung. Das Angebot kann der Nachfrage nicht gerecht werden. Sowohl vor dem Thema komplexer Traumatisierung als auch dem ungewohnten Setting mit DolmetscherInnen schrecken viele PsychotherapeutInnen zurück. Nur wenige Organisationen trauen sich zu, ein entsprechendes Angebot auf die Beine zu stellen. Nicht zuletzt, weil es damit kein großes Geld zu verdienen gibt. Dieser Artikel berichtet von den Herausforderungen, aber auch von der Notwendigkeit und den Freuden, die diese spezielle therapeutische Arbeit mit sich bringen kann.

1 Grundversorgung: Seit Mai 2004 haben alle AsylwerberInnen in Österreich Anspruch auf staatliche Grundversorgungsleistungen, im Gegenzug verpflichten sie sich zur aktiven Mitwirkung an ihrem Asylverfahren. Die Grundversorgung besteht aus Unterkunft, Verpflegung, Gesundheitsversorgung und Beratungsleistungen. Die Versorgung kann entweder in organisierten Heimen und Quartieren (meist in Trägerschaft einer NGO) oder privat erfolgen. Die Grundversorgungsleistungen für Personen in betreuten Unterkünften betragen für Verpflegung bzw. Lebensmittel oder Verpflegungsgeld im Wert von 5 € pro Tag und 40 € Taschengeld pro Monat. Privat untergebrachte AsylwerberInnen haben Anspruch auf 200 € Verpflegungsgeld und 120 € Mietgeld, für Minderjährige gibt es 90 € Verpflegungsgeld. Unter bestimmten Bedingungen kann die Grundversorgung entzogen werden: Bei Verstößen gegen die Hausordnung, unerlaubtem Fernbleiben über Nacht für mehr als drei Tage, bei Abwesenheit zu angekündigten Kontrollterminen sowie Straffälligkeit droht der Verlust der staatlichen Unterstützung (vgl. Fonds Soziales Wien: http://wohnen.fsw.at/grundversorgung/leistungen.html; Der Standard: http://derstandard.at/3040445 [10.08.2014]).

Zum interkulturellen psychotherapeutischem Angebot von Sintem

Seit dem Jahr 2003 gibt es im Rahmen des Caritas Familienzentrums Wien ein spezifisches psychotherapeutisches Angebot für Flüchtlinge unter dem Titel „Sintem". Dieses Angebot entstand aus der Initiative der MitarbeiterInnen Christa Ruthner-Springer und Wilhelm Tauber, zwei erfahrenen PsychotherapeutInnen und SozialarbeiterInnen. Sie schrieben ein Konzept, basierend auf ihren persönlichen und professionellen Erfahrungen als freiberufliche PsychotherapeutInnen bei Hemayat, das umgesetzt wurde (www.hemayat.org). Die Erfahrungen der BegründerInnen und ihre Motivation waren davon geprägt, dass Interkulturelle Psychotherapie mit traumatisierten Flüchtlingen ein seltenes und wichtiges Angebot ist, um der Zielgruppe eine gesundes Leben im Aufnahmeland zu ermöglichen.

Aus diesem persönlichen Engagement ist über die Jahre ein professionelles Angebot in Trägerschaft der Caritas der Erzdiözese Wien entstanden. Unter dem Namen Sintem (ein tschetschenisches Wort für Wohlbefinden) werden jährlich 3200 interkulturelle Psychotherapie- und Beratungsstunden gehalten. Das Team besteht aus sechs Personen und unterstützt, teilweise muttersprachlich, teilweise DolmetscherInnen-gestützt, Menschen nach ihrer Flucht aus vielen Ländern dieser Welt. Es wird vorwiegend im Einzel-, aber auch im Paar- und Familiensetting gearbeitet.

Alle MitarbeiterInnen sind eingetragene PsychotherapeutInnen mit zusätzlichen Fortbildungen in traumaspezifischen Behandlungsmethoden wie EMDR® (nach Shapiro, 1995/1998), Psychoimaginativer Traumatherapie PITT (nach Reddemann, 2004) oder Somatic Experience SE® (nach Levine, 1997/1998). Drei TherapeutInnen, die russisch, tschetschenisch, englisch und französisch sprechen, stellen ein muttersprachliches Therapieangebot. Für alle anderen stehen – größtenteils muttersprachliche – DolmetscherInnen zur Verfügung. Das Team der PsychotherapeutInnen wird von einer Psychiaterin unterstützt, die in geringem Ausmaß den KlientInnen als Wahlärztin zur Verfügung steht, das Team berät und für Fallbesprechungen im Rahmen der Intervision die psychiatrische Perspektive einbringt. Auch für die psychiatrische Versorgung der KlientInnen sowie für allfällige sonstige medizinische externe Abklärungen stehen die DolmetscherInnen zur Verfügung.

Der überwiegende Teil der Therapien findet mit Unterstützung von DolmetscherInnen statt. Vielfach wird Russisch benötigt, aber auch Dari, Farsi, Pashto, Armenisch, Georgisch, Mandarin, Somali, Türkisch, Kurdisch, Hindi, Tadschikisch etc. werden gedolmetscht. Die DolmetscherInnen arbeiten als Honorarkräfte, haben meist selbst einen Migrationshintergrund und übersetzen nicht nur, sondern wirken auch als KulturvermittlerInnen. Nur einige wenige sind ausgebildete DolmetscherInnen.

Alle MitarbeiterInnen erhalten regelmäßig externe Supervision, auch die DolmetscherInnen haben ein monatliches Supervisionangebot. Die Qualitätssicherung wird durch wöchentliche Teamsitzungen mit Intervisionszeit, regelmäßigen Fortbildungen und einer jährlichen Teamklausur gewährleistet.

Das Sintem-Team steht in laufendem Kontakt mit anderen Flüchtlingstherapieeinrichtungen, mit dem Asylzentrum der Caritas Wien und mit diversen NGOs, die Flüchtlinge im Raum Wien betreuen und beraten. Diese Einrichtungen weisen die KlientInnen zu und melden sie schriftlich an. Sintem ist Mitglied beim „Netzwerk Interkulturelle Psychotherapie bei Extremtraumatisierung“ (NIPE), einem losen Zusammenschluss österreichweiter Einrichtungen, in unterschiedlicher Trägerschaft (www.nipe.or.at).

Das Angebot wird aus Mitteln des europäischen Flüchtlingsfonds EFF, des BMI, des Integrationsfonds, durch Kostenübernahme der Wiener Gebietskrankenkassa und aus Caritas-Spendengeldern finanziert.

Über die Zielgruppe von Sintem: Traumatisierte Flüchtlinge

Menschen, die als Flüchtlinge nach Österreich kommen, haben mit einer spezifischen Kumulation von Problemen zu kämpfen und müssen umfassende Veränderungen bewältigen, die meist nicht freiwillig gewählt wurden. Sie flüchten vor Krieg, Folter, Verfolgung, Vertreibung und Armut. Die Genfer Flüchtlingskonvention definiert Flüchtlinge wie folgt: Ein Flüchtling ist eine Person, die „aus der begründeten Furcht vor Verfolgung wegen ihrer Rasse, Religion, Nationalität, Zugehörigkeit zu einer bestimmten sozialen Gruppe oder wegen ihrer politischen Überzeugung sich außerhalb des Landes befindet, dessen Staatsangehörigkeit sie besitzt, und den Schutz dieses Landes nicht in Anspruch nehmen kann“ (United Nations, 1951, Art. 1a Abs. 2).

Grundsätzlich sind MigrantInnen vor die Aufgabe gestellt, den Verlust von Bezugspersonen und vertrauten Orten, die Konfrontation mit neuen Alltagsrelevanzen und Wertesystemen zu meistern. Erzwungene Migration, wie Flucht, ist mit zusätzlichen massiven Belastungen und Entwertungserfahrungen verbunden: Die Flucht aus dem eigenen Zuhause, der Verlust vieler Facetten der eigenen Identität, traumatische, fluchtauslösende Ereignisse sowie beschränkende soziale Rahmenbedingungen im Aufnahmeland sind häufig mit einer Beeinträchtigung des Selbstwertgefühls, Depressionen, Somatisierungsstörungen bis hin zur posttraumatischen Belastungsstörung verbunden. Die Belastungen und die damit verbundenen Symptome stellen für viele der betroffenen Personen eine massive Störung ihrer Handlungsfähigkeit sowie ein großes Handicap für die Bewältigung des Alltags in Österreich dar. Ebenso wirken sich diese Belastungen unweigerlich auf das Familiensystem und die Erziehungskompetenz von Eltern aus.

Die aktuelle österreichische und europäische Asylpolitik stigmatisiert die Schutzsuchenden als Eindringlinge und erzeugt ein gesellschaftliches Klima, in dem ihnen mit großem Misstrauen begegnet und die Anerkennung als Opfer oft verweigert wird (vgl. Ottomeyer, 2011). Die Traumatisierung endet vielfach daher nicht mit dem Verlassen des lebensbedrohlichen Kontexts, sondern setzt sich auf der Flucht und im Aufnahmeland fort. Die schwierigen Rahmenbedingungen (u.a. überfüllte Flüchtlingsquartiere, Arbeitsverbot und Abschiebedrohung während des Asylverfahrens) bewirken u.U. eine Fortsetzung des Traumas bzw. eine Retraumatisierung.

Viele Flüchtlinge sind somit nicht in der posttraumatischen Phase, sondern noch mitten im Trauma. Keilson (1979) spricht von „sequenzieller Traumatisierung“ und weist darauf hin, dass die Phase nach der unmittelbaren traumatischen Erfahrung die sensibelste ist, das Geschehene zu verarbeiten. Stehen hier keine gesundheitsförderlichen Bedingungen bzw. entsprechende Unterstützungsangebote zur Verfügung, besteht ein hohes Chronifizierungsrisiko (ebenda)

Die KlientInnen, die bei Sintem angemeldet werden, sind Opfer von „man-made disasters“, ein Ausdruck aus der Traumaklassifizierung, der von Menschen verursachte Katastrophen von solchen unterscheidet, die durch technische Gebrechen oder Naturereignisse begründet sind (vgl. Maercker, 1997). Folter, Krieg, Vertreibung und sexualisierte Gewalt im Zusammenhang mit Kriegshandlungen fallen in diese Kategorie. Heute wird in diesem Zusammenhang von „Extremtraumatisierung“ gesprochen (vgl. Bettelheim, 1943), um das Spezifische eines Traumas zu verdeutlichen, das aus dem willentlichen Versuch einer Auslöschung und Zerstörung anderer Menschen resultiert. Die Betroffenen, die zu Sintem überwiesen werden, haben in der Folge die Symptome einer Posttraumatischen Belastungsstörung, „PTBS“ (F43.1 nach ICD 10), entwickelt. Das bedeutet, sie leiden unter einem breiten Spektrum an kognitiven, affektiven und psychosozialen Beeinträchtigungen, die über einen längeren Zeitraum bestehen bleiben. In ihrem Alltag äußert sich das unter anderem als dauernde Anspannung, Stimmungsschwankungen bis hin zu Affektdurchbrüchen, Schlafstörungen, Flashbacks, Vermeidungsverhalten, Unfähigkeit, sich selbst und anderen zu vertrauen, Dissoziationen, Schmerzen in unterschiedlichen Körperregionen etc. Unter solchen Voraussetzungen ist es vielen unmöglich, Deutsch zu lernen oder sich um Integration zu bemühen. Sie sind verstört und überfordert mit ihrer Symptomatik. Manche haben Angst, verrückt zu werden, was zu weiterem sozialem Rückzug, Scham und verstärktem Vermeidungsverhalten führt.

Die Entwicklung von Vertrauen ist die Grundvoraussetzung für einen erfolgreichen psychotherapeutischen Prozess. Im herkömmlichen Psychotherapiesetting ist die dyadische Beziehung der Rahmen, den der/die TherapeutIn am Anfang von sich aus gestaltet und zur Verfügung stellt, um Vertrauen entstehen zu lassen. Im Fall der Interkulturellen Psychotherapie mit traumatisierten Flüchtlingen, wie sie von Sintem angeboten wird, erweitert sich dieses Dyadische Setting meist um eine weitere Person: den Dolmetscher oder die Dolmetscherin.

Salman (2010) hat für das Dolmetschen im medizinischen und sozialen Bereich modellhaft eine „Grüne Karte des Dolmetschens" (S. 206) entwickelt – in Fachkreisen auch als translingualer Trialog bezeichnet. In dieser grünen Karte werden die wichtigsten Rahmenbedingungen für das Dolmetschen in der Psychotherapie festgelegt. Sowohl die Auswahlkriterien für die DolmetscherInnen bezüglich Geschlecht, Ethnie, Minderheit, Religion sind für das Gelingen des Therapieprozesses zu berücksichtigen als auch Zeiten für Vor- und Nachbesprechungen von TherapeutIn und DolmetscherIn, die Sitzordnung im Therapieraum etc. Der bzw. die DolmetscherIn ist als Mensch im Therapiesetting, als Hilfskraft in zentraler Funktion anwesend. „Man ist beiden Seiten als Sprachrohr verpflichtet", erzählt eine Dolmetscherin, „wichtig ist, dass man beim Übersetzen möglichst nahe am Original bleibt und auch Kommunikationsfehler und Missverständnisse mit dolmetscht, die unter normalen Umständen ausgebügelt werden" (Türk, 2008, o. S.). Im gesamten Therapieverlauf übersetzen DolmetscherInnen in der Ich-Form und konsekutiv, d. h. wortwörtlich und in kurzen Sequenzen. Sie können bei belastenden/traumatischen Inhalten zu ihrem eigenen Schutz in die 3. Person wechseln und/oder Pausen einfordern.

DolmetscherInnen sind den gleichen Übertragungs- und Gegenübertragungsphänomenen ausgesetzt wie die TherapeutInnen. Ein Grundwissen über diese und andere psychotherapeutische Phänomene ist hilfreich und wird bei Sintem in jährlich angebotenen Fortbildungen für DolmetscherInnen vermittelt. Das Einsetzen von FreundInnen oder Verwandten als ÜbersetzerInnen ist keine praktikable Möglichkeit. Der Therapieraum muss ein sicherer Ort sein, und die Verschwiegenheit, der die Dolmetscherin ebenso wie die Therapeutin verpflichtet sind, bietet den sicheren Boden, auf dem schwierige und oft schambehaftete Inhalte ausgesprochen und bearbeitet werden können (vgl. Cagala, 2008). Im besten Fall bleiben DolmetscherIn und TherapeutIn während des gesamten Therapieverlaufs gleich. Kommt es zu einem unvermeidlichen DolmetscherInnenwechsel, so ist es wichtig, das rechtzeitig zu kommunizieren. Flucht ist immer mit Beziehungsabbrüchen verbunden, deshalb besteht hier die Gefahr der Retraumatisierung. Je nach individuellem Prozessverlauf kann die Tatsache des DolmetscherInnenwechsels auch therapeutisch genutzt werden.

Einige Aspekte aus dem Alltag von Sintem

Am Beginn eines Kontakts sind es im Regelfall die DolmetscherInnen, die den telefonischen Kontakt mit den – schriftlich angemeldeten – KlientInnen aufnehmen und den zuvor mit den TherapeutInnen vereinbarten Termin für das Erstgespräch anbieten. Danach besprechen die beiden, wie diese Kontaktnahme verlaufen und welcher Eindruck entstanden ist. Dies dient den TherapeutInnen zur ersten Hypothesenbildung. Hier wird deutlich, wie wichtig es ist, dass die DolmetscherInnen ein möglichst äquidistantes Verhältnis zu beiden Kulturen pflegen können und Vertrauen zu den TherapeutInnen aufbauen. Würde eine Dolmetscherin nämlich z.B. einen Klienten, so er ein Landsmann ist, besonders gut darstellen wollen, obwohl er am Telefon überrascht und ungehalten gewirkt hat, entgehen der Therapeutin Informationen, die für den Therapiestart von Bedeutung sein können. In vielen außereuropäischen Ländern gibt es keine Psychotherapie. Das Konzept der professionellen Beziehung, das hinter dem psychotherapeutischen Angebot steht, muss deutlich kommuniziert werden, damit die Abstinenz außerhalb der Sitzungen nicht kränkend wirkt und den Therapieprozess stört (vgl. Cagala, 2008).

Zu Beginn einer Zusammenarbeit werden Informationen über das jeweilige Herkunftsland des/der KlientIn bzw. Besonderheiten wie die Zugehörigkeit zu einer Minderheit etc. ausgetauscht. In den regelmäßig stattfindenden Vor- und Nachbesprechungen ohne KlientIn, die Teil jeder therapeutischen Sitzung sind, wird dieser Informationsaustausch laufend ergänzt und mit den individuellen Fortschritten im Therapieprozess abgeglichen. Manche Entwicklung lässt sich vor einem kulturspezifischen Hintergrund besser verstehen. In einigen westafrikanischen Kulturen spielen z.B. die Geister der Vorfahren eine große Rolle. Tritt jemand aus diesem Kulturkreis in Kontakt mit diesen Geistern, so ist dieses Phänomen sicher anders zu bewerten, als wenn eine österreichische Klientin erzählt, es sei ihr der Geist ihrer Mutter erschienen.

Oft gibt es in der Interkulturellen Psychotherapie mit Flüchtlingen nicht ausreichend Schutz und Sicherheit im Alltag der KlientInnen, um nach ausgiebiger Stabilisierung eine Traumakonfrontation anzudenken. Ein negativer Asylbescheid, eine Berufung dagegen, oft jahrelange Unsicherheit über den Ausgang des Verfahrens, aufflammende kriegerische Konflikte im Heimatland, fehlende Nachrichten von zurückgelassenen nahen Angehörigen etc. erfordern eine permanente Anpassung an weitere Unsicherheiten. Der Therapieraum wird zur sicheren Insel, TherapeutIn und DolmetscherIn zu einem raren beständigen Bezugspunkt und einer wichtigen Brücke zur Kultur des Aufnahmelandes.

Manche KlientInnen haben großen Druck, alles sofort zu erzählen, was ihnen an Schrecklichkeiten widerfahren ist. Zum einen, um die Kränkung, dass ihnen im Asylverfahren nicht geglaubt wurde, zu lindern, und zum anderen oft aus der Überzeugung heraus, sie könnten dadurch das Erlebte loswerden. In diesen Fällen ist es wichtig, auf die Gefahr der Retraumatisierung aufmerksam zu machen sowie darauf zu achten, sowohl sich selbst als TherapeutIn als auch den/die DolmetscherIn vor den Gefahren einer Sekundärtraumatisierung zu schützen. Die Zusage, sich mit dem Erlebten in „verdaubaren Portionen" und nach gemeinsamen Überlegungen über Schutzmaßnahmen wie z.B. Distanzierungstechniken zu beschäftigen, konnte in manchen Fällen verhindern, dass KlientInnen enttäuscht die Therapie abbrachen. Im Einzelfall gilt es Chancen und Risiken abzuwägen. In den Teambesprechungen wird ausführlich beraten, welche Vorgangsweise allen drei Beteiligten – KlientIn, Therapeutin, DolmetscherIn – zumutbar ist. Für den Heilungsprozess ist es meist von großer Bedeutung, „gehört zu werden".

Die Anerkennung des Leides und des Unrechts, die jemandem widerfahren sind, lässt diesen Mitmenschlichkeit erleben, der von unvorstellbaren Unmenschlichkeiten betroffen war (vgl. Petzold & Josić, 2003). Die zusätzliche ZeugInnenschaft des/der DolmetscherIn, oftmals derselben Nationalität, und das Erleben eines respektvollen und einfühlsamen Umgangs sind heilsam und werden verstärkt durch die Öffentlichkeit, die durch die Anwesenheit von TherapeutIn und DolmetscherIn entsteht. Im überwiegenden Teil der Psychotherapien bei Sintem geht es um Stabilisierung. Die KlientInnen erleben es als entlastend, einen ruhigen sicheren Ort vorzufinden, an dem regelmäßig ihre Anliegen Platz haben und ihnen geglaubt wird. Der Alltag als Flüchtling, mit de facto Arbeitsverbot und oft jahrelang in staatlicher Obhut, die vielfach als Bevormundung erlebt wird, bringt viele Belastungen mit sich, zumal die Kombination aus Ungewissheit und Untätigkeit großen Stress erzeugt. AsylwerberInnen werden durch die aktuelle Gesetzeslage in einer übergroßen Abhängigkeit gehalten, sie dürfen bis zum Abschluss ihres Verfahrens weder arbeiten noch sich innerhalb von Österreich frei bewegen.[2] Einerseits wird dies als Entmündigung angesehen, die Ag-

---

2 Arbeitsverbot: Bezüglich unselbstständiger Erwerbstätigkeit normiert § 4 Abs. 1 Z. 1 Ausländerbeschäftigungsgesetz, dass AsylwerberInnen frühestens drei Monate nach Asylantragstellung eine Beschäftigungsbewilligung (BB) erhalten können, um eine unselbstständige Tätigkeit aufnehmen zu können. D.h., in den ersten drei Monaten gibt es ein gesetzliches Verbot der unselbstständigen Erwerbstätigkeit. Auch dann setzt aber die Erteilung einer BB eine sogenannte Ersatzkraftprüfung voraus (normiert in § 4b in Verbindung mit § 4 Abs. 1 AuslBG), in der AsylwerberInnen einen schlechten Rang haben (andere für die Stelle in Betracht kommende Personen mit einem besseren Status müssen vorgezogen werden). Vor allem aber erklärt ein Erlass aus dem Jahre 2004, dass AsylwerberInnen eine BB nur für Saisonnier-Beschäftigun-

gressionen erzeugen kann, anderseits entsteht eine Erwartungshaltung, dass der Staat sich um alle Angelegenheiten kümmert, weil man ja selbst gar nichts tun darf. Diese Haltung fördert Regression und steht diametral einem traumatherapeutischen Heilungsprozess entgegen, indem es vielfach darum geht, wieder Herr oder Frau im eigenen Haus zu werden, Selbststeuerung und Selbstverantwortung zurückzuerlangen.

Zur psychischen Stabilisierung kommen Methoden zum Einsatz, die auf körperliche und geistige Spannungsreduktion abzielen und kulturspezifisch adaptiert werden. In einer Imaginationsübung kann die Vorstellung, „die Sonne auf der Haut spüren", für MitteleuropäerInnen Entspannung vermitteln, für Menschen aus heißen Ländern kann dasselbe eher von der Formulierung, „die Kühle des Windes zu spüren", bewirkt werden. Im gegenseitigen Kennenlernen und mit Unterstützung der DolmetscherInnen wird hier das jeweils passende Angebot entwickelt. Je nach Interessenlage und Herkunft werden Musik, Lieder, Gedichte, Malen, aber auch Recherchen im Internet, um den TherapeutInnen stolz die Sehenswürdigkeiten der Heimat zu zeigen, als Ressourcenarbeit verwendet. „Diese Herangehensweise begünstigt es, den Haltungen des Patienten Respekt entgegenzubringen und Optionen für Verhaltensänderungen zu eröffnen, selbst wenn den Professionellen nicht alle Dimensionen persönlich verständlich erscheinen" (Hegemann, 2010, S. 127).

Nach Preitler (2013), Traumaexpertin, Psychotherapeutin und Supervisorin im Bereich Interkulturelle Psychotherapie mit traumatisierten Flüchtlingen, ist es nicht angebracht, Therapien während laufender Asylverfahren zu beenden. Asylverfahren dauern oft viele Jahre. Die Therapieplätze für Flüchtlinge sind Mangelware. Die Warteliste von Sintem ist lang. Es gilt sorgfältig abzuwägen, was wem zumutbar ist. Das Problem wird in der Regel so gelöst, dass nach Monaten intensiver Therapie und mit dem Erreichen ausreichender Stabilität loser Kontakt gehalten wird, mit der Zusicherung, in akuten Situationen wieder wöchentliche Termine bekommen zu können. Selbst der langersehnte „positive Bescheid", die Anerkennung als Konventionsflüchtling, bedeutet nicht, dass die therapeutische Begleitung von heute auf morgen nicht mehr benötigt wird. Ganz im Gegenteil mussten wir wiederholt erleben, dass das Wegfallen der jahrelangen Anspannung und Unsicherheit, die Endgültigkeit des Abschieds vom Heimatland die Betroffenen

---

gen erhalten können, bekannt als „Bartenstein-Erlass". In der Praxis können AsylwerberInnen maximal für Saisonnier-Tätigkeiten unselbstständig beschäftigt werden, und das erst nach einer Ersatzkraftprüfung. Zumindest im Osten Österreichs läuft dies darauf hinaus, dass in der Praxis AsylwerberInnen nicht legal unselbstständig erwerbstätig sein können (Auskunft von Georg Atzwanger, Jurist im Caritas Asylzentrum, vom 31.7.2014 via E-Mail).

in tiefe Krisen stürzt. In solchen Fällen konnte – durch die jahrelange Therapieerfahrung – relativ rasch ein Minimum an Stabilität wiederhergestellt werden. Die geschulte Wahrnehmung für sich selbst und die eigenen Symptome, das Wissen um die persönlichen Ressourcen und die stabile therapeutische Beziehung zeigen Wirkung. Auch hier gilt es zu vermitteln: Nicht die Reaktion der Menschen ist „abnormal", sondern das, was ihnen zugemutet wird, übersteigt ein normales bewältigbares Maß (vgl. Butollo et al., 1999).

Die Menschen, die jahrelang von Sintem betreut wurden und durch psychische Stabilität und einen sicheren Aufenthaltstitel endlich eigene aktive Schritte der Lebensgestaltung in Österreich in Angriff nehmen können, verabschieden sich meist in großer Dankbarkeit. Nicht selten greifen sie danach für einzelne Beratungsgespräche gerne auf das vertraute Setting zurück, wiewohl viele inzwischen ohne DolmetscherIn auskommen. Manche melden sich auch nach Jahren noch, um stolz von Bildungsabschlüssen, Nostrifizierungen, Heirat oder anderen Meilensteinen in ihrem Leben zu berichten.

Resümee

Die psychotherapeutische Arbeit mit traumatisierten Flüchtlingen ist eine anspruchsvolle Tätigkeit, der sich nicht viele stellen. Die „Quasi-Öffentlichkeit" durch die Anwesenheit der DolmetscherInnen ist eine Hürde, mangelnde Finanzierung eine andere. Die Auseinandersetzung mit dem, was Menschen einander antun können, aber auch die praktischen Auswirkungen der Untiefen des Asylgesetzes erfordern eine politische Positionierung und ein Eintreten für Menschenrechte von jedem/jeder Einzelnen. In der kultursensiblen Beratung und Psychotherapie hat man immer mit der Dialektik zwischen Widerstand und Anpassung zu tun (Ottomeyer, 2014). In gegenseitigem Respekt und Anerkennung der Unterschiede findet die professionelle Behandlung statt. Aber wohin mit der Empörung, wenn Flüchtlinge schlecht behandelt werden? Ottomeyer (ebenda) spricht in diesem Fall von der Notwendigkeit des „Empörungsmanagements" (S. 441), um den Ansprüchen professioneller psychotherapeutischer Haltung gerecht zu werden und gleichzeitig – außerhalb der Therapie – empört zu sein. Der einrichtungsübergreifende Austausch durch das Netzwerk NIPE bietet hier ein wichtiges Forum und die Möglichkeit, sich auch öffentlich zu artikulieren.

Die belastenden Aspekte der Arbeit werden durch bereichernde teilweise ausgeglichen. Der persönliche Einblick in fremde Kulturen, Sprachen, Sitten und Gebräuche lässt den eigenen Horizont weiter werden. Die KlientInnen werden – im Sinne der Ressourcenarbeit – ermuntert, nicht nur die schrecklichen Dinge, die sie erlebt haben, zu erzählen. Sie lassen mit Stolz und

Freude auch an dem teilhaben, was ihnen gut getan hat, was sie können und was sie mitbringen. Das schärft den Blick und den Respekt für die Vielzahl von Möglichkeiten, „ein Leben zu leben", die es auf dieser Welt gibt. Dieses Wissen erscheint in einer Zeit der Globalisierung und der versuchten Vereinheitlichung der Menschen, nach Vorbild westlicher Industriestaaten, im Interesse multinationaler Medien und Konzerne umso wertvoller, denn es stellt die kulturelle Vielfalt der Menschen und damit einen immateriellen Reichtum ins Zentrum.

Literatur

Bettelheim, Bruno (1943). Individual and mass behaviour in extreme situations. *Journal of Abnormal and Social Psychology, 38*(4), 417–452.

Butollo, Willi, Hagl, Maria & Krüsmann, Marion (1999). *Kreativität und Destruktion posttraumatischer Bewältigung. Forschungsergebnisse und Thesen zum Leben nach dem Trauma* (Reihe: Leben lernen, Bd. 132). Stuttgart: Pfeiffer bei Klett-Cotta.

Cagala, Elfi (2008). Eine Frage der Menschlichkeit? In Nadja Grbić & Sonja Pöllabauer (Hrsg.), *Kommunaldolmetschen. Probleme – Perspektiven – Potenziale* (Reihe: TransÜD, Bd. 21; S. 221–252). Berlin: Frank &Timme.

Hegemann, Thomas (2010). Transkulturelle Kommunikation und Beratung. Die Kompetenz, über kulturelle Grenzen hinweg Kooperation herzustellen. In Thomas Hegemann & Ramazan Salman (Hrsg.), *Handbuch Transkulturelle Psychiatrie* (S. 124–141). Bonn: Psychiatrie-Verlag.

Keilson, Hans (1979). *Sequentielle Traumatisierung bei Kindern. Deskriptiv-klinische und quantifizierend-statistische follow-up Untersuchung zum Schicksal der jüdischen Kriegswaisen in den Niederlanden* (Reihe: Forum der Psychiatrie, Bd. 5). Stuttgart: Enke.

Levine, Peter (1998). *Trauma-Heilung. Das Erwachen des Tigers. Unsere Fähigkeit, traumatische Erfahrungen zu transformieren.* Essen: Synthesis (englisches Original erschienen 1997).

Maercker, Andreas (1997). Erscheinungsbild, Erklärungsansätze und Therapieforschung. In Andreas Maercker (Hrsg.), *Therapie der posttraumatischen Belastungsstörungen* (S. 3–49). Berlin: Springer.

Ottomeyer, Klaus (2011). *Die Behandlung der Opfer. Über unseren Umgang mit dem Trauma der Flüchtlinge und Verfolgten* (Reihe: Leben lernen, Bd. 240). Stuttgart: Klett-Cotta.

Ottomeyer, Klaus (2014). Glück, Gesundheit, Identität. Psychologie und Psychotherapie zwischen Widerstand und Anpassung. In Klaus-Jürgen Bruder, Christoph Bialluch & Benjamin Lemke (Hrsg.), *Machtwirkung und Glücksversprechen. Gewalt und Rationalität in Sozialisation und Bildungsprozessen* (S. 441–458). Gießen: Psychosozial Verlag.

Petzold, Hilarion G. & Josić, Zorica (2003). Integrative Traumatherapie – ein leibtherapeutischer Ansatz nicht-exponierender Therapie. *Polyloge, 3,* Art. 9. Online verfügbar: http://www.fpi-publikation.de/images/stories/downloads/polyloge/petzold_zorica_integrative-traumatherapieein-leibtherap-ansatz-nicht-exponier-therapie_polyloge_09_2003.pdf [01.11.2014].

Preitler, Barbara (2013). Psychotherapie mit schwer traumatisierten tschetschenischen Flüchtlingen in der „Festung Europa". In Robert E. Feldmann & Günter H. Seidler (Hrsg.), *Traum(a) Migration. Aktuelle Konzepte zur Therapie traumatisierter Flüchtlinge und Folteropfer* (Reihe: Therapie & Beratung; S. 167–181). Gießen: Psychosozial-Verlag.

Reddemann, Luise (2004). *Psychodynamisch imaginative Traumatherapie PITT. Das Manual.* Stuttgart: Klett-Cotta.

Salman, Ramazan (2010). Vermittler zwischen Sprachen und Kulturen. Methoden des Gemendedolmetschens und des Überbrückens von Kommunikationshindernissen. In Thomas Hegemann & Ramazan Salman (Hrsg.), *Handbuch Transkulturelle Psychiatrie* (S. 199–215). Bonn: Psychiatrie-Verlag.

Shapiro, Francine (1998). *EMDR - Grundlagen und Praxis. Handbuch zur Behandlung traumatisierter Menschen.* Paderborn: Junfermann (englisches Original erschienen 1995).

Türk, Marietta (2008). „Ich bin auf Nerven". *Der Standard,* 11.03.2008. Online verfügbar: http://derstandard.at/3252730 [01.11.2014].

United Nations (UN) (1951). *Abkommen über die Rechtsstellung der Flüchtlinge [Genfer Flüchtlingskonvention].* Genf: UN.

Hildegard Pruckner

Monodrama mit traumatisierten Kindern

Für die Arbeit mit traumatisierten Kindern musste ich die von mir entwickelte Methodik für die Einzelarbeit mit Kindern (in Österreich Monodrama genannt) störungsspezifisch modifizieren. Über meine Überlegungen dazu und meine Erfahrungen damit habe ich mehrfach publiziert (u. a. Pruckner, 2002; 2014b). Im folgenden Artikel werde ich aufgrund der Kürze Grundlegendes daraus darstellen.

Meine Ausführungen basieren auf einer gemeinsamen Grundlage des in Österreich gelehrten und praktizierten Psychodramas mit Kindern und Jugendlichen. Mit dem 2014 erschienenen Sammelband „Psychodrama-Psychotherapie mit Kindern und Jugendlichen" (herausgegeben von Biegler-Vitek und Wicher) wird ein zeitgemäßer Überblick darüber geboten. Eine Reihe von AutorInnen beleuchtet in diesem Buch viele relevante Teilbereiche der konkreten Arbeit. Die humanistische Grundhaltung wird in allen Artikeln spürbar, alle beziehen sich auf die eigenständige Entwicklungstheorie des Psychodramas.

Eine zweite Grundlage meines Artikels sind Traumadefinitionen und die Definition von Traumafolgestörungen. Auch diese Basis führe ich nicht explizit aus, sondern verweise auf die Artikel im ersten Teil des Buches (vgl. Gahleitner et al.; Somer et al.; Brandmaier; Vogt & Fritz; Scheffler; alle in diesem Band).

Die dritte und zentrale Grundlage des folgenden Artikels ist meine langjährige Erfahrung in der konkreten Arbeit. Ich habe in unterschiedlichen sozialen Rollen mit traumatisierten Kindern gearbeitet: als Beratungslehrerin an einer Schule und einer Spitalstation, als Fallführende beim stationären Aufenthalt eines Kindes, als Psychotherapeutin. Aus meiner Erfahrung weiß ich daher, dass Teile der im Folgenden vorgestellten Haltungen und Vorgangsweisen auch für im sozialtherapeutischen oder pädagogischen Feld Arbeitende anwendbar sind. Das traumaspezifische Symbolspiel gehört ausschließlich in den Bereich der Psychotherapie.

Die Arbeit mit dem Dreibühnenmodell

Dieses Modell (u.a. Pruckner, 2002, 2012, 2014a, b) ist ein theoretisches Konstrukt, das ich während meiner frühen Langzeittherapien mit traumatisierten Kindern entwickelt habe. Die Zersplittertheit in den Lebensgeschichten vieler dieser Kinder, die Unklarheit, die Grenzenlosigkeit färbten auf mich ab. Ich brachte keine „logische" Anamnese zustande, hinterfragte weit mehr als nötig Grenzsetzungen und fühlte mich ständig schuldig. Ich fand beim Protokollieren keinen „roten Faden". Ich versuchte zu verstehen, wo Unverständliches geschehen war. Als Unterstützung schuf ich mir eine Struktur, entwickelte Grundüberlegungen und Methodik für drei Teilbereiche, um diese einzeln betrachten und für meine Arbeitshypothesen zugänglich machen zu können. Der Prozess auf den drei Arbeitsbühnen kann damit getrennt analysiert werden, im Bewusstsein von Überschneidungen, die es zu erkennen und beachten gilt.

Die Begegnungsbühne

Begegnung und Bühne sind Begriffe aus dem Theoriegebäude des Psychodramas, beide Begriffe werden auch umgangssprachlich oft verwendet. Wenn ich von Bühne spreche, beziehe mich auf eine sehr frühe und umfassende Definition von Moreno (1951/1981). Er bezeichnet mit „Bühne" einen „mehrdimensionalen und äußerst beweglichen Lebensraum" (S. 143f.), der die PatientInnen umgibt. Mit diesem Verständnis umgibt die Begegnungsbühne im Sinne der dialogischen Grundhaltung KlientIn und TherapeutIn. Sie ist keineswegs nur Ort, sie ist auch Handlungsprinzip. Daraus ergibt sich, dass die Begegnungsbühne nicht nur im Sitzen, im Gespräch stattfindet. Ich beginne und beende jede Stunde aber klar mit dem Niedersetzen an einem Tisch, oft auch verbunden mit einem Ritual. Rituale sind kleine Handlungssequenzen, wie z.B. das gemeinsame Trinken eines vom Kind gewünschten Getränkes. Wir schwingen uns aufeinander ein, Rituale geben auch Sicherheit. Wie wichtig sie für das jeweilige Kind sind, merkt man, wenn man einmal darauf vergisst.

Auf der Begegnungsbühne findet das Ringen um die gelingende therapeutische Beziehung statt, oft verbunden mit Begegnungsabsagen. Diese erfolgen bei Kindern viel mehr in der Handlung als bei Erwachsenen. Oft rütteln sie im übertragenen, aber auch wahrsten Sinn des Wortes an allem, bezeichnen die Therapeutin und jeden Vorschlag als „urdeppert", „behindert" etc. Es ist unsere Aufgabe, darauf nicht ebenfalls mit Begegnungsabsage zu reagieren. Trotzdem gelingt es Kindern immer wieder, uns dorthin zu bringen: „Wenn alles blöd ist, was ich sage und tue, warum kommst du dann?"

Schon beim Aussprechen solcher oder ähnlicher Sätze ist klar, dass das nicht nur unprofessionell, sondern jetzt wirklich „blöd“ ist. Ich weiß aus Erfahrung, dass Kinder sich Ausrutscher nicht wortwörtlich merken und vorwurfsvoll wiederholen (wie das in der Erwachsenentherapie geschieht). Ich weiß auch, dass sie spüren, wie sehr man sich tatsächlich um sie bemüht. Trotzdem gilt es nach so einer Stunde zu reflektieren, und zwar mit Blick auf alle drei Bühnen: Worum ging es bei der Provokation des Kindes? Gibt es grundlegende Unstimmigkeiten auf unserer Begegnungsbühne? Oder bereitet sich das Kind auf ein ängstigendes Symbolspiel vor und überprüft noch einmal, ob ich „es“ auch tatsächlich aushalte? Oder gibt es Probleme im sozialen Umfeld, auf die ich so aufmerksam gemacht werden soll? Ich muss im Sinne der Eigenreflexion auch überprüfen, warum mich die andauernde Provokation gerade in dieser Stunde so gereizt hat: Wie sieht es mit meiner Selbstfürsorge aus? Hat es etwas mit meiner derzeitigen Lebenssituation zu tun, oder ist ein Themenbereich aus meiner eigenen Kindheit wieder einmal angetriggert worden?

Mit traumatisierten Kindern Arbeitende wissen, dass die Grenzen dieser Kinder überschritten wurden, dass Hilfs-Ich-Rollen von erwachsenen Bezugspersonen nicht rollenadäquat eingenommen wurden, dass Vertrauen missbraucht wurde. Sie kennen und wissen um die Folgen unsicherer oder ambivalenter Beziehung. Kognitives Wissen darüber schützt trotzdem nur partiell vor den Reaktionen, wenn man die Folgen davon am eigenen Leib spürt. Traumatisierte Kinder haben aufgrund der eigenen Erfahrungen ein kaum glaubbares „Gespür“ für die „wunden Punkte“ der sie umgebenden Erwachsenen. Sie finden und benutzen auch Schwachstellen im Setting, in der Struktur.

Nicht nur einmal glaubte ich, eine Stunde gut zu Ende gebracht zu haben. Während des kurzen Gesprächs mit der abholenden Bezugsperson wurde ich vom Kind blitzartig mit abwertenden, kränkenden Bemerkungen zu meiner Person konfrontiert, oft kombiniert mit Davonrennen und Verstecken. Es überschneiden sich Begegnungsbühne und Soziale Bühne: Im stationären Setting oder einer anderen Einrichtung spielen sich immer wieder höchst peinliche Szenen für EinzeltherapeutInnen ab, wenn das Kind sich beim Abholen für eine Stunde an eine andere Person klammert. Das andere Extrem ist totale Überhöhung: Vor den sich abmühenden anderen Bezugspersonen wird erklärt, dass diese alle „grauslich“ seien, nur die Therapeutin sei „lieb“. Professionelle Zusammenarbeit, Netzwerkarbeit zwischen den Bezugspersonen ist die einzige Chance, solche Situationen im Sinne der Weiterentwicklung des Kindes zu nützen, darauf werde ich später noch ausführlicher eingehen.

Ziel ist die (Ich-Du-)Begegnung. Diese Begegnung ist „nicht von Dauer, sondern eine flüchtige, zeitlich begrenzte und nicht konservierbare Erfahrung. Handeln Menschen ohne Rollendistanz ausschließlich im Rahmen vertrauter Rollenkonserven, ist Begegnung nicht möglich" (Schacht & Pruckner, 2010, S. 242). Diese schwer beschreibbaren Momente, in der psychodramatischen Literatur manchmal auch als „existenzielle Begegnung" bezeichnet, gibt es auch mit traumatisierten Kindern.

Kevin ist ein schwer traumatisierter Bub, er spricht bei Aufnahme im Klinikalltag mit niemandem direkt. Er hat Figuren mitgebracht, trägt sie immer mit sich herum, flüstert sehr viel mit diesen. Er hat für drei davon auch unterschiedliche Stimmen und nimmt am Beginn des Aufenthaltes ausschließlich über diese Figuren Kontakt auf. Er hält den Kopf zu den drei Tieren gebeugt, ein Teil des Gesichtes ist dadurch von seiner Schirmkappe oder den Stirnfransen bedeckt. Körperhaltung und Mimik sind sehr verkrampft und unnatürlich. Ich soll die Einzeltherapie übernehmen, habe mit ihm auch schon einige Stunden verbracht und versuche in Kontakt zu kommen. In dieser Zeit spricht Kevin manchmal bereits direkt mit einzelnen Personen des Klinikpersonals, allerdings nur ganz kurz. So gut wie immer sind es Vorwürfe oder Zurückweisungen unserer Angebote mit verzerrtem Gesichtsausdruck und kreischender Stimme. Dann geht der Haarvorhang wieder herunter, und er zischelt mit seinen Figuren. Unsere gemeinsamen Stunden sind bisher auch so abgelaufen. Er versucht, alleine Mauern aufzubauen, die immer wieder zusammenstürzen, ich werde daneben geduldet. Wenn ich etwas zu hören bekomme, sind es Beschwerden, entweder in Kurzform von ihm selbst oder in Langform von einer der Figuren. Meistens geht es um mein „falsches oder blödes Benehmen".

In dieser Phase wird kurzfristig eine große HelferInnenkonferenz angesetzt, zu einem Zeitpunkt, wo ich eigentlich nicht an der Station bin. Am Tag davor erkläre ich Kevin, was eine HelferInnenkonferenz ist. Ich sage ihm, warum ich nicht dabei sein kann. Er flüstert während meines gesamten Monologs mit einer seiner Figuren, signalisiert mit seiner Körperhaltung, dass ich ihm auf die Nerven gehe. Ich bin wieder einmal nicht sicher, ob er mir überhaupt zuhört, da schreit er: „Mir doch egal!" Am nächsten Tag schaffe ich es mit großem Aufwand, zu dem angesetzten Termin doch an die Station zu kommen. Die Plätze am Tisch sind schon fast alle besetzt, als ich abgehetzt an der Türe stehen bleibe, um mir einen Überblick zu verschaffen. Kevin sitzt wie abgemacht neben seiner Bezugsbetreuerin, der Kopf ist gesenkt, er flüstert mit seinen Figuren, nimmt scheinbar nur sie wahr. Plötzlich hebt er den Kopf und blickt mich an: „Wieso bist du da?" fragt er mich mit der Stimme eines Siebenjährigen quer durch den Raum und blickt mich dabei intensiv an. Ich sehe in diesem Moment einen „normalen" Knaben. „Weil ich bei dir sein will" antworte ich völlig überrascht. Bei diesem kurzen Wortwechsel gibt es nur uns beide, es ist ein Moment des Ineinanderversinkens. Dann verzerrt sich sein Gesicht wieder zu einer der üblichen Masken, der Kopf senkt sich, und er setzt sein Gespräch mit seinen Figuren fort.

Solche Momente der Begegnung sind mit traumatisierten Kindern noch seltener als in anderen Therapien, sie waren früher auch eine meiner größten Fallen. Das Kind so zu sehen, wie es hätte sein können, verführte mich zu völlig überzogenen Erwartungen – an den Verlauf der Therapie und deren Erfolg. Heute weiß ich, dass es Geschenke sind, die Arbeit auf der Begegnungsbühne ist und bleibt oft bis zum Schluss eine sehr mühsame aber auch berührende.

Die Soziale Bühne

Darunter verstehe ich die Zusammenarbeit mit Personen aus dem Sozialen Atom des Kindes, das sind in der Regel Eltern oder andere Bezugspersonen, wie z.B. WohngruppenbetreuerInnen. Weiters halte ich es für notwendig, mit Kindergarten bzw. Schule zumindest in losem Kontakt zu sein. Bei traumatisierten Kindern gibt es oft noch zusätzlich professionelle HelferInnen. Letztere geraten immer wieder genauso wie EinzeltherapeutInnen in Überidentifikation mit dem Kind: Als „zwischen Zorro und Mutter Theresa" pflegt mein Kollege Ottomeyer die sich daraus ergebenden Rollen und die dazu gehörenden Verhaltensweisen zu bezeichnen. Besonders schwierig und im schlimmsten Fall schädlich für das Kind wird es, wenn sich die handelnden Personen als EinzelkämpferInnen in Konkurrenz zueinander verhalten. Ich stimme Gahleitner (2011) vollinhaltlich zu, wenn sie feststellt: „Von einer klaren Trennung der pädagogischen und therapeutischen Räume bei gleichzeitiger vertrauensvoller Zusammenarbeit, die die beiden Räume einerseits verbindet, aber verschiedene Beziehungs- und Auseinandersetzungsräume aufspannt, hängt die Qualität der Hilfeleistung daher entscheidend ab. Die Berücksichtigung der Schweigepflicht auf der einen und der Austausch bzgl. bedeutsamer Entwicklungslinien und Themen auf der anderen Seite erfordert viel Fingerspitzengefühl und Vertrauen von beiden Seiten" (S. 63f.).

Diese Balance zu halten, ist in unterschiedlichen Settings nötig. Arbeiten PsychotherapeutInnen mit traumatisierten Kindern in ihrer Praxis, müssen sie Möglichkeiten für die Zusammenarbeit suchen. Arbeitet man im institutionellen Feld, sind Zeit und Raum dafür zu schaffen. Netzwerkarbeit ist Voraussetzung für eine gelingende Arbeit mit Personen aus dem Bezugssystem, psychodramatisch sprechen wir von der Gleichwertigkeit von Blutsverwandten und Wahlverwandten. Oft sind bei traumatisierten Kindern enge

Bezugspersonen TäterInnen oder selbst traumatisiert. Wenn man aber weiterforscht, finden sich im Sozialen Atom erwachsene Hilfs-Ichs, die positive Rollenqualitäten zur Verfügung stellen können oder es schon getan haben.

Dragans Trennungsschmerz macht seinen Schuleintritt unmöglich. Er weint, sobald ein Versuch gestartet wird, die schon seit Wochen in der Klasse anwesende Mutter heimzuschicken – er schluchzt jämmerlich und durchgehend, bis ihn jemand aus der Familie wieder abholt. Die Beratungslehrerin hat ihn an unsere Station überwiesen, mit der Vermutung, dass „da mehr dahinter stecken müsse". Mit sehr viel Geduld und kleinen Schritten gelingt unserer erfahrenen Heilstättenlehrerin Kontaktaufnahme, das andauernde Schluchzen bringt aber alle mit Dragan Arbeitenden zeitweise an ihre Grenzen.

Ich bin Fallführende und versuche eine Anamnese. Mit den Eltern geführte Gespräche ergeben immer dasselbe: Sie erzählen auf Nachfrage, Dragan sei „schon immer" ein ängstliches Kind gewesen, habe daher nie einen Kindergarten besucht, sie könnten sich sein auffälliges Verhalten nur so erklären. Auch eine Ärztin, die aus demselben Land stammt, dringt nicht zu ihnen vor.

In dieser Zeit treffe ich am Gang immer wieder seine 15-jährige Schwester Mirjana. Wir grüßen uns, plaudern, dabei erfahre ich, dass sie ein freiwilliges 10. Schuljahr besucht, um bessere Noten und dann einen Lehrplatz zu bekommen. Der Heilstättenlehrerin fällt auf, dass sie die der Mutter zugedachte Rolle übernimmt. Sie kommt und geht nach unseren Anweisungen, sitzt oft lange in der Klasse und arbeitet sehr liebevoll mit Dragan. Ich lade sie zu einem Gespräch in mein Zimmer ein. Die Mutter würde es nicht mehr schaffen, so früh aufzustehen, meint sie. Stattdessen käme jetzt sie auf Wunsch der Familie. Ob sie denn eine Erklärung dafür habe, dass Dragan so überhaupt nicht von daheim weg wolle, frage ich nach. Sie senkt den Kopf. Ich sichere ihr absolute Verschwiegenheit zu.

Nun höre ich zum ersten Mal von der vermuteten Gewalt in der Familie. Sie richtet sich gegen die Mutter, ausschließlich dann, wenn der Vater alkoholisiert nach Haus komme. Dragan würde nicht geschlagen, bekomme aber in der kleinen Wohnung alles mit, klammere sich an die Mutter oder verstecke sich schreiend. Der älteste Bruder habe schon versucht, sich schützend vor die Mutter zu stellen, er würde nun auch geschlagen. Die älteren Geschwister haben in ihrer Verzweiflung auch schon mit dem ältesten Bruder des Vaters gesprochen, einer in der Großfamilie allseits geschätzten Autoritätsperson. Damit sind mir wesentliche Ressourcen im Bezugssystem klar. Mit großer Vorsicht und immer in Absprache mit Mirjana nehme ich Kontakt mit diesen Personen auf. Gemeinsam erarbeiten wir ein Konzept der Konfrontation: Die ärztliche Leitung der Station und die familiäre Au-

torit ätsperson arbeiten dabei so zusammen, dass Mirjana völlig geschützt bleibt. Sie braucht in dieser Phase viel Unterstützung von mir. Ich telefoniere auch mehrfach mit ihrer Schule und erreiche, dass man ihre vielen Fehlstunden toleriert. Sie hatte für ihren kleinen Bruder den Wunsch nach einem eigenen Schulabschluss bereits aufgegeben. Letztendlich organisiere ich nicht nur für Dragan, sondern auch für sie eine Einzeltherapie.

Spiel-Aktionsbühne

Soziometrische Aufstellungen sind mit Kindern eher selten, im Folgenden beleuchte ich daher ausschließlich das dort stattfindende Symbolspiel mit traumatisierten Kindern. Die Bühne dafür ist ein klar abgegrenzter Raum. Im humanistisch orientierten Kinderpsychodrama wird keine Traumaexposition forciert. Das ist auch der grundlegende Unterschied zur Akutintervention. Voraussetzung für das psychodramatische Spiel ist der Szenenaufbau. Bei traumatisierten Kindern spiegeln sich dabei in der Regel Grenzüberschreitungen wider, auch stürzen „Häuser“, „Höhlen“ etc. permanent ein.

Bereits beim Szenenaufbau arbeite ich ausschließlich auf Anweisung des Kindes mit. Oft darf ich daher (wie im Fallbeispiel von Kevin, s. o.) bei diesen Versuchen nur zuschauen. Ich habe gelernt, die dabei in mir auftauchenden Bilder, Gefühle, aber auch Körperwahrnehmungen gut zu speichern. Ich deute sie nicht, protokolliere sie aber sehr genau, oft ergeben sich daraus wichtige Arbeitshypothesen für die Prozessdiagnostik.

Wenn es zum Symbolspiel kommt, spiele ich mit, allerdings ausschließlich mit Intraintermediärobjekten (IIO). Dieser Begriff und die dazugehörende Theorie wurden von dem Psychiater und Psychodramatiker Rojas-Bermudez (z. B. 1982) für psychotische erwachsene PatientInnen entwickelt. Auch er machte später die Erfahrung, dass gerade traumatisierte Kinder Objekte selbst zum Kommunikationsaufbau einsetzen (s. o. das Fallbeispiel von Kevin; vgl. Pruckner, 2014a, b). Warum ich ausschließlich mit IIOs mitspiele, habe ich ausführlich beschrieben und theoretisch begründet (u. a. Pruckner, 2001, 2014a, b). In Kürze gesagt, dient es zum einen der Rollenklarheit. Mit dem Weglegen des IIOs am Ende des Spieles bin ich für das Kind viel leichter wieder als schutz- und sicherheitgebende Therapeutin wahrnehmbar und nicht in meiner Rolle beim Symbolspiel z. B. als „alles auffressendes Monsterkrokodil“. Zum anderen bieten IIOs auch Schutz während des Symbolspiels. Sie ermöglichen es, die oft sehr grausamen, schambesetzten Inhalte auf die Bühne zu bringen und damit zu bearbeiten.

Die „zwischengeschalteten“ Objekte sind beim kindlichen Symbolspiel meist Handpuppen oder kleine Figuren. Das jeweilige Kind sucht nach dem

Szenenaufbau sein IIO aus, anschließend sucht es eines für mich. Dann werden die beiden Figuren „eingerollt". Ich erfrage zunächst vom Kind, was die Figuren denn seien. Die Figur, die für mich einen Delfin darstellen würde, entpuppt sich dann z. B. als Hammerhai. Ich erkundige mich im zweiten Schritt nach Rollenqualitäten (Alter, Geschlecht, „Grundstimmung" etc.). Anschließend wird die Verbindung zum Szenenaufbau hergestellt („Kennen sich beide Figuren im zuvor gestalteten Ort der Handlung aus?" „Ist eine Figur dort zuhause?" etc.). Schließlich wird noch die Beziehung zwischen den beiden Figuren geklärt („Kennen sie sich schon, oder lernen sie sich erst kennen?" „Sind sie Freunde, oder gibt es einen Eindringling?" „Wie verhält sich der?" etc.). Damit starten wir das Spiel.

Auch dabei handle ich nach den Anweisungen des Kindes. Wenn diese nicht erfolgen, senke ich kurz die Handpuppe und frage als Person das Kind (also nicht die von ihm eingenommene Rolle), wie ich nun weiterspielen solle. Das klingt vielleicht etwas mühsam, wird aber von den Kindern, bei manchen nach anfänglichem Erstaunen, gerne angenommen. Sie sind handlungsleitend, führen Regie: Ich habe noch kein Kind erlebt, das dies nicht letztendlich genossen hätte. Gerade für traumatisierte Kinder ist es wichtig, die Kontrolle zu haben. Sie steuern in ihrem eigenen Tempo, oft mit Spielen, in denen wir als begleitende TherapeutInnen vorerst keinen „Sinn" und schon gar keinen „Fortschritt" erkennen können.

Ein Blick auf die Parallelprozesse ist hilfreich: Kinder können nicht auf allen drei Bühnen das Risiko einer tief greifenden Änderung eingehen. Wenn sich im realen Leben des Kindes große Forderungen stellen oder sich auf der Begegnungsbühne zwischen dem Kind und der Psychotherapeutin eine tief greifende Rollenänderung anbahnt, ist das zusätzliche Symbolspiel für die Kinder zu viel. Sie greifen dann auf der Spiel-Aktionsbühne wieder nur zu den Elementen des Szenenaufbaus. Manchmal verlangen sie in solchen Situationen nach „Regelspielen".

Die Ungeduld und die dahinter steckenden perfekten Ziele der TherapeutInnen werden immer wieder auf die Probe gestellt. „Heilungsfantasien" tauchen auf, gepaart mit vielen „Lösungsideen". Dem nachzugeben und das Kind zu etwas drängen zu wollen, ist ein gravierender Fehler. Namhafte TraumatherapeutInnen sind sich einig: „Die therapeutische Aufgabe besteht darin, dem Kind in einem oft lang anhaltenden therapeutischen Prozess zu ermöglichen, die überwältigende traumatische Erfahrung so weit zu verarbeiten und zu integrieren, dass kein Entwicklungsrückschritt fixiert wird, sondern die phasenspezifischen Entwicklungsaufgaben bewältigt werden können. Die Therapie sollte insbesondere dazu beitragen, die kindlichen altersgemäßen Verarbeitungsmechanismen zu unterstützen. Eine bloße ‚Konfrontation mit der Realität' ist eher schädlich. … Eine wichtige Funktion hat dabei das *traumatische Spiel,* in dem die Kinder die traumatische Erfahrung in selbstdosierter Menge noch einmal durchleben und in ihrer Phantasie nach Auswegen suchen" (Fischer & Riedesser, 1998, S. 257 f.; Herv. i. O.).

Das Mitspielen beim traumatischen Symbolspiel löst selbst mit dem Schutz des IIOs bei den TherapeutInnen heftige Gefühle und Körperreaktionen aus. Solche Spiele müssen auch oft sehr lange wiederholt werden. Wiederholt eingeforderte Spielsequenzen kennen alle, die Kleinkinder begleiten. Viele Eltern wundern sich, dass sie sich immer wieder an genau derselben Stelle verstecken müssen etc. Sie erinnern sich aber später daran, dass genau dieser Spielwunsch ihres Kindes dann quasi wie von selbst aufhörte (wenn sie die Geduld hatten, ihn nicht abzustoppen). Moreno (1951/1981) spricht hier in seiner Entwicklungspsychologie vom „Konzept der aufsteigenden Rollen", seine Frau Zerka Moreno ergänzt es durch das „Konzept der Rollenmüdigkeit" (vgl. Moreno, Z. T. & Barbour, 1982). Erst wenn eine Rolle „ausgespielt" ist, ist die Zeit reif für eine andere. Bei Kindern, deren Grundvertrauen erschüttert wurde, dauern Wiederholungen länger. Dies ist für TherapeutInnen kognitiv einsehbar, emotional oft schwer auszuhalten, ganz egal ob sie nun TäterInnen- oder Opferrollen übernehmen müssen. Kinder brauchen großen Mut, sich solchen Szenen zu stellen, sie sind scham- und oft auch schuldbesetzt. Auch wenn sich diese Szenen gefühlt endlos wiederholen: Bei Durchsicht der Protokolle wird klar, dass es gar nicht so oft war, dass innerhalb des scheinbar identen Spiels minimale Änderungen versucht wurden, die sich zu einem nur für das Kind möglichen und erkennbaren Ausweg verdichtet haben. Noch jedes Kind, das ich auf diese scheinbar langatmige Weise beim traumatischen Symbolspiel begleitet habe, hat seinen Weg aus quälenden Spielen gefunden, oft mit Ressourcen und Lösungsstrategien, auf die ich niemals gekommen wäre.

Wichtig ist, nicht statt des Kindes in „Traumatrance", Lähmung und Resignation zu versinken. Kinder mussten Elemente aus den gespielten Szenen oft noch viel länger und drastischer aushalten als in der Strukturiertheit das Spiel mit dem Schutz von IIOs. Sie spüren sofort, wenn man nicht mehr an sie und ihre Stärken glaubt, diese Spielverläufe nicht mehr aushalten will. In aller Deutlichkeit gesagt: Spiele, die vom Kind wiederholt werden müssen, sind für das Kind wichtig, es ist ein großer Vertrauensbeweis, dass Kinder uns daran teilhaben lassen. Solche Wiederholungen führen niemals zu rigiden Rollen. Es kommt dadurch auch zu keiner Retraumatisierung. Ziehen sich TherapeutInnen aus solchen Spielen zurück, schlagen andere vor oder versuchen, eine „gute" Wendung einzuführen, ist die Gefahr eines Rückzugs des Kindes aus der Beziehung oder eines Rückfalls wegen des Vertrauensverlustes wesentlich größer.

Am Ende jedes Symbolspiels erfolgt das Entrollen. Dies ist nach Spielen mit TäterInnen- oder Opferrollen noch wichtiger als sonst. Mit den Handpuppen oder Figuren ist es sehr klar möglich. Dann wird die Bühne gemeinsam abgeräumt und als dritter Schritt findet das Rollenfeedback statt. Kinder sprechen meist nicht gerne sehr lange über das, was sie in ihren Rollen erlebt und gefühlt haben. Ich gebe aber sehr wohl Rollenfeedback. Dabei greife ich Aspekte besonders heraus, die für die Weiterentwicklung des Kindes wichtig sind. Auch hier ist große Sorgfalt angesagt: Ich hebe Rollenanteile hervor, um deren Umsetzung das Kind gerade ringt.

Das im Psychodrama als Abschluss übliche Sharing ist bei Kindern sehr kurz, es verbindet sich oft mit dem Überleiten in das Geschehen im Hier und Jetzt. Es geht dabei um Ereignisse z. B. in der Schule. Traumatisierte Kinder halten Gruppen oft nicht aus, sie benehmen sich dann so, dass sie dort ausgegrenzt werden müssen. Sie brauchen zu manchen Zeitpunkten ganz besonders Hilfestellung bei der Bewältigung der dort an sie gestellten Herausforderung. Psychotherapeutische Gruppen sind für traumatisierte Kinder und die anderen teilnehmenden Kinder nur dann möglich und hilfreich, wenn nach einem speziell dafür entwickelten störungsspezifischen Konzept gearbeitet wird. Dieses liegt im Psychodrama ebenfalls vor (Wicher, 2011, 2014).

Resümee

Traumatisierte Kinder brauchen ein sicheres, erwachsenes, rollenadäquat handelndes Gegenüber für den Aufbau einer tragfähigen Beziehung, für die „gute ZeugInnenschaft“ und die Begleitung beim traumatischen Spiel. Mit dem vorgestellten monodramatischen Konzept kann dies in der Einzelarbeit geleistet werden.

Ich habe bei der Entwicklung dieses Konzepts noch einmal viel von Kindern gelernt. Basierend auf meiner humanistischen Werthaltung glaube ich an die Kindern innewohnenden positiven Kräfte. Ich vertrete die Meinung der psychodramatischen Entwicklungstheorie, dass Aggressionen von Kindern ein Ergebnis der jahrelangen inadäquaten Rollenausübung von zentralen erwachsenen Hilfs-Ichs sind. Humor, die bereits von Moreno geschätzte Rollenqualität, hat mir über die Jahre hinweg sehr geholfen, gerade in der Arbeit mit Traumatisierten. Ich habe aber schon immer sehr hohe Ansprüche gestellt, was ich für und mit Kindern erreichen wollte. Hier waren und sind bei der Arbeit mit Traumatisierten zusätzliche Rollenqualitäten gefragt: Geduld und oft sehr große Bescheidenheit in Bezug auf die „Heilungsziele“.

Michaela konnte die aufgrund ihrer Symptomatik vermuteten traumatischen Erlebnisse trotz vieler Bemühungen eines HelferInnensystems niemandem anvertrauen. Sie wollte in ihrer Familie bleiben. Ich war in dieser Zeit ihre Einzeltherapeutin. Als ich sie nach Jahren zufällig treffe, wissen wir beide ohne Worte, dass wir daran denken. Ich will sie auch nicht fragen, ob wenigstens die Maßnahmen hilfreich waren, die wir als „Schutzwall" um sie aufgebaut hatten. Wir reden dann aber über gespielte Szenen. Sie erinnert mich z. B. an die „Schwimmwettkämpfe". Es amüsiert sie sehr, als ich selbstironisch anmerke, dass es mir wirklich nicht schwer gefallen sei, ihre damaligen Rollenanweisungen „Anstrengen! Keuchen! Trotzdem verlieren!" zu befolgen. Sie robbte gelenkig als „Lisa" mit ihrer Barbiepuppe in der Hand voran durch die „Schwimmhalle", real quer durch meine Praxis und mit „Wende" wieder zurück. Ich keuchte als „Lea", die Zwillingsschwester, hinten nach. Die anschließend daran immer wieder gespielte „Siegerehrung" genoss sie sehr. Auch daran erinnern wir uns nun. „In den Stunden mit dir ist es mir wirklich gut gegangen!", sagt sie bei der Verabschiedung. Für diesen Satz bin ich ihr heute noch dankbar.

Aus den Jahren meiner Arbeit mit Kindern sind mir die Begleitungen traumatisierter Kinder am nachdrücklichsten in Erinnerung geblieben. Was ich darüber in meinen Fallbeispielen erzähle, liegt zum Schutz der Kinder oft lange zurück, alles ist selbstverständlich mehrfach anonymisiert. Diese Kinder haben sehr viel an meinen Haltungen und meinem Tun infrage gestellt und so sehr viel zu meiner Weiterentwicklung beigetragen.

Literatur

Biegler-Vitek, Gabriele & Wicher, Monika (Hrsg.) (2014). *Psychodrama-Psychotherapie mit Kindern. Ein Handbuch.* Wien: Facultas.

Fischer, Gottfried & Riedesser, Peter (1998). *Lehrbuch der Psychotraumatologie.* München: Reinhardt.

Gahleitner, Silke Birgitta (2011). *Das Therapeutische Milieu in der Arbeit mit Kindern und Jugendlichen. Trauma- und Beziehungsarbeit in stationären Einrichtungen.* Bonn: Psychiatrie-Verlag.

Moreno, Jakob Levy (1981). *Ausgewählte Werke. Band 1: Soziometrie als experimentelle Methode* (Reihe: Bibliotheca psychodramatica, Bd. 4). Paderborn: Junfermann (englisches Original erschienen 1951).

Moreno, Zerka Toeman & Barbour, Alton (1982). Rollenmüdigkeit. In Hilarion G. Petzold & Ulrike Mathias (Hrsg.), *Rollenentwicklung und Identität. Von den Anfängen der Rollentheorie zum sozialpsychiatrischen Rollenkonzept Morenos* (Reihe: Bibliotheca psychodramatica, Bd. 7; S. 357–362). Paderborn: Junfermann.

Pruckner, Hildegard (2001). *Das Spiel ist der Königsweg der Kinder. Psychodrama, Soziometrie und Rollenspiel mit Kindern.* München: inScenario-Verlag.

Pruckner, Hildegard (2002). Psychodramatherapie mit traumatisierten Kindern. *Zeitschrift für Psychodrama und Soziometrie, 1*(2), 117–147.

Pruckner, Hildegard (2012). Das Modell der drei Arbeitsbühnen. Theoretische Grundlagen und praktische Umsetzung in der psychodramatischen Einzeltherapie. *Zeitschrift für Psychodrama und Soziometrie, 11*(2), 239–255.

Pruckner, Hildegard (2014a). Monodrama mit Kindern. In Gabriele Biegler-Vitek & Monika Wicher (Hrsg.), *Psychodrama-Psychotherapie mit Kindern und Jugendlichen. Ein Handbuch* (S. 86–108). Wien: Facultas.wuv.

Pruckner, Hildegard (2014b). Psychodramatische Arbeit mit traumatisierten Kindern. In Gabriele Biegler-Vitek & Monika Wicher (Hrsg.), *Psychodrama-Psychotherapie mit Kindern und Jugendlichen. Ein Handbuch* (S. 168–187). Wien: Facultas.wuv.

Schacht, Michael & Pruckner, Hildegard (2010). Beziehungsgestaltung in der Psychodramatherapie. *Zeitschrift für Psychodrama und Soziometrie, 9*(2), 239–255.

Wicher, Monika (2012). „Schutz: kenne ich nicht…" Die drei-geteilte Bühne bzw. der speziell vorgegebene Bühnenaufbau als Intervention in der Psychodrama-Therapie mit Kindern und Jugendlichen. *Zeitschrift für Psychodrama und Soziometrie, 11*(2), 239–255.

Wicher, Monika (2014). Die Freiheit der Regie. Psychodrama-Psychotherapiegruppe mit traumatisierten Kindern und Jugendlichen. In Gabriele Biegler-Vitek & Monika Wicher (Hrsg.), *Psychodrama-Psychotherapie mit Kindern und Jugendlichen. Ein Handbuch* (S. 188–215). Wien: Facultas.wuv.

Nitza Katz-Bernstein

„Am liebsten verstecke ich mich vor dir“

Das Safe-Place-Konzept bei Trauma in der Arbeit mit 4- bis 8-Jährigen

Zur Entstehung des Safe-Place-Konzepts

In der therapeutischen Arbeit treffen wir oft auf uns zugewiesene Kinder, deren Verhalten auf ein Trauma schließen lässt. Über die Art und das Ausmaß dieses Traumas vermögen wir zu diesem Zeitpunkt keine Aussage zu treffen – weder verfügen wir über Möglichkeiten einer Einschätzung, noch haben wir eine Gewissheit, dass ein solches Trauma vorliegt.

Bei Jugendlichen und Erwachsenen lassen sich, durch klärende, vorsichtige oder direkte Nachfragen und Interventionen, traumatische Erlebnisse allmählich nachkonstruieren. Wie aber ist mit Kindern umzugehen, die uns mit größtem Misstrauen gegenüber jeglicher Fremdheit begegnen? Die apathisch oder „eingefroren“ dasitzen oder sich abwehrend, gar feindselig uns gegenüber positionieren?

In der langjährigen, eigenen Arbeit mit solchen Kindern, insbesondere Kindern mit Angststörungen, sozialer Phobie, Redestörungen oder selektivem Mutismus entwickelte sich das Safe-Place-Konzept (Katz-Bernstein, 1989). Durch die institutionelle Etablierung des Konzepts an der klinischen Einrichtung der TU Dortmund, Fakultät für Rehabilitationswissenschaften, konnte sich die Wirksamkeit nachweislich bewähren sowie sich weiterentwickeln (Katz-Bernstein et al., 2009; Subellok & Bahrfeck-Wichitill, 2007; Subellok et al., 2010, 2012). Auch die zahlreichen Fallbeispiele, die mir in der langjährigen Supervision von Fachpersonen der Psychotherapie, Logopädie, Psychomotorik oder Musiktherapie, die solche Kinder therapeutisch betreuen, entgegengebracht werden, überzeugen in ihrer Wirksamkeit.

Das Safe-Place-Konzept als Intervention bei Kindern mit Traumata hat seine Wurzeln in bekannten Konzepten dazu. Es basiert auf oder hat Ähnlichkeiten mit:

- Piagets (1970/1974) Idee des inneren Repräsentationsraums,
- Winnicotts (1971/2002) Konzept der Übergangsphänomene und Übergangsobjekte,
- Oaklanders (1978/1981) gemaltem Safe Place, angewandt in der Gestalttherapie mit Kindern, und
- es ist verwandt mit der Idee des sicheren Ortes bei Traumata aus der Arbeit von Reddemann (2001).

Auch die langjährige, interdisziplinäre Beschäftigung mit dem „narrativen Ansatz", dessen Vorläuferkompetenzen und mit den Erzählfähigkeiten von Kindern (Quasthoff et al., 2011) verhalf zur Weiterentwicklung und trug zur theoretischen Fundierung bei.

Im Jahre 1989 konnte ich erstmals die gestalt-integrative Arbeit mit dem Safe-Place-Konzept bei der Arbeit mit Kindern vorstellen (Katz-Bernstein, 1996) und seitdem weitere Entwicklungen (Katz-Bernstein, 2011; Katz-Bernstein et al., 2012; Gahleitner et al., 2014) bei Kindern mit Angststörungen, selektivem Mutismus und Traumata vorweisen.

Die neuesten, sozial-konstituierten Spracherwerbstheorien und weitere therapeutische Konzepte zur Traumatherapie konnten dem Konzept eine theoretische Tiefendimension verleihen und seine Wirksamkeit plausibel machen (vgl. Pellegrini, 2011; Tomasello, 2008).

In diesem Beitrag wird das Konzept kurz vorgestellt, seine entwicklungspsychologische Verankerung erläutert, seine Prinzipien besprochen und das Vorgehen konkretisiert.

Theoretische Anbindung

Die entwicklungspsychologische, soziale Konstitutionshypothese besagt, dass Kinder in ihrer Entwicklung einen sozial-tradierten Weg beschreiten, auf dem eine komplexe Gratwanderung zwischen Individuation und Sozialisation stattfindet (Wygotski, 1934/1986; Bruner, 1990/1997; Tomasello, 2008, 2010). Dazu ist es notwendig, dass sich allmählich eine innere Instanz konstruiert, die imstande ist, eine individuelle Bewertung und Einordnung von neuen Situationen und Begebenheiten vorzunehmen. Das Kind sucht aus jeder Begebenheit, die ihm begegnet oder widerfährt, generalisierbare, soziale Regeln zu abstrahieren, die dem Kind in neuen Situationen helfen, den sozialen Sinn zu verstehen und einzuordnen. So lernt es, neue Situationen zu bewältigen. Der Erfahrungsschatz kann sich differenzieren und weiterentwickeln. Den Erwachsenen, als „Social Competent Agents" (Tomasello, 2008), steht die Aufgabe zu, diese Regeln zu „scaffolden", d.h., sie zu unterstützen und als sozialen Konsens zu bestätigen: „So tickt unsere soziale

Welt", „so verhält man sich, wenn …" (vgl. Bruner, 1990/1997). Das Kind lernt, im gelungenen Fall, sein Verhalten einer neuen Situation anzupassen, und es gewinnt eine Verhaltensflexibilität, die ihm ermöglicht, sich durch unterschiedliche soziale Kontexte zu bewegen und „seine eigene, individuelle Welt" zwischen Individuation und Sozialisation zu erschließen.

Dadurch entsteht das Bild einer hinreichend zuverlässigen Welt, die sozialen Regeln gehorcht, eine Sicherheit vermittelt und eine gewisse Voraussagbarkeit ermöglicht. Die weitere Variabilität von Situationen und die Rückschlüsse auf sozial-generierbare Regeln geben dem Kind eine hinreichende Sicherheit, um offen und neugierig für neue Erfahrungen zu werden und zu bleiben, und nährt die Motivation, sie auch über Frustrationen hinweg erkunden zu wollen (Wygotski, 1934/1986). Das sichert ihm seine affektiv-kognitive, soziale Weiterentwicklung und eine gelungene Einbindung in eine durch Kooperation und institutionelle Einbindung geregelte Umwelt (Tomasello, 2010). Der Sprache und der Kommunikation wird bei dieser Position eine wesentliche Verbindungsfunktion beigemessen (Bruner, 1983/1987; Nelson, 2006; Tomasello, 2008; Katz-Bernstein, 2011).

Für den Zweck der Veranschaulichung seien hier die wichtigsten Schritte dieser Entwicklung skizziert.

Dialogische Strukturen. Durch immer wiederkehrende Interaktionen mit den Bezugspersonen können Kommunikationsstrukturen erfahren und verinnerlicht werden. Das soziale Gegenüber wird wichtig, um sich selbst zu erfahren. Dieses Gegenüber vermag die eigenen Bedürfnisse zu erahnen und zu benennen. Es bietet „Versteck-, Pflege- und Finger-Spielchen", synchrones Rhythmisieren von sprachlichen Floskeln sowie Spielchen mit Bedeutungen von Wörtern („*Wo ist denn der Bär? Da unten ist er nicht … Auch da unten ist er nicht … Aber da ist er!!!*", mit entsprechender Gestik und Intonation) an. So erfährt das Kind: *Es gibt mich! Es gibt dich! Es gibt uns!* Seine Tätigkeiten werden dadurch lust- und absichtsvoll und bekommen einen kommunikativen Charakter.

Triangulierung. Die Bezugspersonen erklären und erläutern die fremd anmutende und komplexe Welt um das Kind. Gegenstände und Erfahrungen bekommen einen sozialen Sinn, deren Erschließung und Erkundung eine spannende Angelegenheit werden kann – und: Ich kann die neuen Entdeckungen mitteilen! Das Kind lernt durch diese Referenzerfahrungen: *Es gibt mich, es gibt dich, und es gibt die Welt, und wir gemeinsam haben einen Bezug dazu. Ich kann mich darauf verlassen, dass Ich, Du und die Welt existieren und erschließbar sind: Du erklärst mir, wie die Welt tickt, du vermagst mir die Welt zu erklären! Ich kann darin teilhaben!* Das Kind lernt, die Welt als relativ sicheren, zuverlässigen und sinnvollen Ort zu erleben.

Innere Repräsentation. Durch wiederkehrende, strukturierte Erfahrungen, Erläuterungen und Rituale für markante Alltagssituationen sowie für angebotene Spielchen entsteht das generische Gedächtnis (Nelson, 2006), das Wissen, was in einem bestimmten Kontext geschieht und zu erwarten ist. Kontexte können unterschieden und innerlich repräsentiert werden. *Ich stelle mir vor, wie du mit mir spielst, ja, ich will heute nochmals mit dir Ball spielen wie gestern! … Und das werde ich jetzt versuchen, durch Hinweisgesten dir verständlich zu machen!* Absichten können wahrgenommen werden und Situationen vorweg sich vorgestellt und allmählich kommuniziert werden (Tomasello, 2010). Ungewöhnliche Episoden und neue Erfahrungen können einem Kontext und den Abläufen zugeordnet werden. Das Neue kann im Rahmen des zuverlässigen, alten Kontextes eingeordnet und verstanden werden. Dadurch entsteht das episodische Gedächtnis. Die Kombination des generischen und des episodischen Gedächtnisses wird als ein kontinuierlicher Prozess narrativ organisiert (Nelson, 2006).

Symbolisierung. Anschließend an die symbolischen Hinweisgesten, die einen zunehmenden repräsentativen Charakter gewinnen, erwirbt das Kind die Fähigkeit, Handlungen symbolisch nachzustellen: Das kindliche Spiel verwandelt sich von seiner funktionalen Erkundung hin zu einem verschobenen, repräsentativen Spiel mit der Realität (Pellegrini, 2011). Das ist die Geburt des „Nachdenkens über die Welt", der Probehandlung ohne Ernstcharakter sowie der Übergangsobjekte als soziale Repräsentanten mit emotionalen Funktionen. Der Blick auf sich als soziale(r) AkteurIn wird erschlossen. Durch Rollenwechselmöglichkeiten entstehen Empathie und eine Flexibilität von Problemlöseverhalten. *Ich tu' so, als ob, ich spiele, was ich erlebe! Da kann ich die Handlung selber steuern!* Und: *Das ist ja nur ein Spiel, hat für mich noch keine Konsequenzen!* ist dabei eine wichtige Erfahrung.

Trennung von Innen und Außen. Das Kind erkennt allmählich: „*Meine Gedanken sind frei, du kannst sie nicht erraten!*" Dies gibt dem Kind einen beträchtlichen Autonomiezuwachs, bringt jedoch ein neues Verständnis für Wertmaßstäbe mit sich, denen es verpflichtet oder eben nicht verpflichtet sein will. Die innere Welt trennt sich von der äußeren Welt. Das soziale Gewissen und Ringen um Wertmaßstäbe beginnt, ein weiterer Schritt Richtung Sozialisation. Das Kind beginnt, mit einer selektiven Offenheit sozial zu agieren: *Ich habe ein Geheimnis!*

Autobiografische Identität. Allmählich entsteht ein Wissen über sich, *wer ich bin, wohin ich gehöre – und du eben nicht –, wer zu meinem engsten Kreis gehört und wer mir/uns in der Familie fremd ist, ich weiß auch um Zeitdimensionen.* Frühere Episoden und Visionen über die Zukunft können chronologisch und auf einer Zeitachse zugeordnet werden, das autobiografische Gedächtnis entsteht (Nelson, 2006; Welzer & Markowitsch, 2006). Die Kompetenz, in Zeitdimensionen zu denken, im Hinblick auf Ziele zu arbeiten und sie durchzuhalten, wird erworben.

Je elaborierter diese Etappen aufeinander aufbauen können, umso besser ist das Kind ausgerüstet, um ungewöhnliche, ihm überkommende Situationen abzufangen, sie zu verarbeiten und in sein Handlungsrepertoire aufzunehmen. Es lernt daraus, zukünftige Handlungsstrategien ableiten zu können, Lösungsstrategien für komplexe Situationen zu erarbeiten, um die Welt weiterhin als relativ sicheren Ort zu erleben.

Eine herausragende Rolle wird aktuell, bei diesen theoretischen Betrachtungen, dem kindlichen Symbol- und Rollenspiel beigemessen (Oerter, 1999; Pellegrini, 2011; Andresen, 2002). Da seine Eigenschaften zu den Basisfunktionen gehören, die durch das Safe-Place-Konzept therapeutisch aufgebaut und gestärkt werden sollen, werden die definitorischen Eigenschaften des kindlichen Spiels hier aufgeführt: Ein Spiel ist:

- selbst gewählt,
- selbst „verwaltet",
- intrinsisch motiviert,
- strukturiert durch mentale Regeln,
- hervorgehend aus der eigenen Vorstellung,
- ein Zustand „wacher Aufmerksamkeit", jedoch kein Stresszustand (Burghardt, 2008).

Dieser Zustand der Selbstbestimmung, der Selbstverwaltung, der eigenen Entscheidungen und das aus den eigenen Vorstellungen hervorgebrachte, intrinsisch motivierte Involviertsein in Handlungen und Aktivitäten entsprechen bereits den Prinzipien des Safe-Place Konzepts.

Es liegt auf der Hand: Kinder, die Traumata erlebt haben, deren soziale Regeln der Zuverlässigkeit und Zuversicht erschüttert wurden, brauchen länger, um zur Ruhe zu kommen, um sich der Welt zuzuwenden und sie zu erkunden. Dennoch scheinen gerade Kinder eine Anpassungskraft zu entwickeln, um auch widrige Zustände zu isolieren, sich zuverlässigen Erwachsenen zuzuwenden und bei günstigen Gelegenheiten sich ihrer Entwicklungsaufgaben anzunehmen (Oerter, 1999).

Eine eindrückliche Studie über das kindliche Spiel in den Gettos und Konzentrationslagern, das durch Augenzeugen erkundet worden ist (Eisen, 1988; zit. n. Oerter, 1999, S. 250), bestätigt diese These: Das kindliche Spiel vermag den Kindern einen Ort der Geborgenheit und Sicherheit zu vermitteln, sobald das Kind in seiner fiktiven, rekonstruierten Welt versinken kann. Die Spieltätigkeit in einem sicheren Ort kann eine Schutzfunktion gegen eine grausame Realität vermitteln. Die Verankerung in einer mentalen Welt, Welt des Schauens, Betrachtens, Nachdenkens, die Möglichkeit, Begebenheiten selbst zu steuern und zu kontrollieren, schafft eine Möglichkeit der wohltuenden Distanz zur Realität.

Die therapeutische Arbeit

In einer aktuellen, integrativen Therapie von Kindern besteht die therapeutische Arbeit aus vier therapeutischen Aufgaben bzw. Beziehungsangeboten (Tabelle 1).

Der Mehrperspektiven-Ansatz der integrativen Arbeit mit Kindern und Jugendlichen zählt folgende Aufgaben auf:

- verlässliche, resistente Bindung,
- therapeutische Modellbildung,
- kongruente Verbindung von Tiefenpsychologie, sozialem Sinnverstehen und Symptomarbeit,
- Ambivalenz- und Konfliktfähigkeit als Wachstumsprinzip,
- Relativierung von Sichtweisen („Ursachen“, Zuschreibungen, systemische Verpflichtungen),
- überforderte Informationsverarbeitung versus soziale Fantasie (Metzmacher & Zaepfel, 2008),

Diese können als Ziele die therapeutische Haltung in der Arbeit mit dem Safe Place prägen.

Safe Place konkret: Abgrenzung, Schutz und Versteck im Raum

Michael (vgl. dazu Subellok & Bahrfeck, 2007) kommt zum ersten Mal zur Therapie. Er sitzt mit unbeweglichem Gesicht auf dem Schoß der Mutter. Die Therapeutin und die Puppe Schnecki (die sich schüchtern verhält und sich immer in dieser ersten Stunde in ihrem Häuschen versteckt) begrüßen Michael und seine Mutter, die *„heute noch“* dabei sein darf. Die Therapeutin ermuntert Schnecki hinzuschauen, denn Michael scheine ein nettes Kind zu sein und ein tolles Kissen mitgebracht zu haben. Schnecki schaut verstohlen und sieht das Kissen nicht, da der Tisch dazwischen die Sicht verdeckt. Sie beklagt sich und unterstellt:

Tabelle 1: Therapeutische Aufgaben in der Integrativen Therapie mit Kindern

Aufgabe	Dimension	Arbeitsebene	Ziel
Spiegeln	Dyadische Dimension	Psychodynamische Arbeit	Die Beziehung zum Kind soll eine stabile Bindungsqualität haben, die den Ist-Zustand des Kindes empathisch zu akzeptieren und zu spiegeln vermag.
Handeln, Sinn, Kooperation	Trianguläre Dimension	Entwicklungs-psychologische Aufbauarbeit	Ziel ist, das Kind zu einem sozialen, handelnden und kooperierenden Akteur werden zu lassen. Dies geschieht nicht aus therapiedidaktischen Gründen, sondern als Interventionsziel an sich. Die altersgemäße Fähigkeit zum Symbol- und Rollenspiel soll dabei aufgebaut werden. Auf dieser Dimension liegt die Intervention des Safe Place. Das Kind wird in ein Geschehen eingebunden, es darf mitentscheiden, mitgestalten. Es geht darum, ihm einen schönen Rückzugsort zu schaffen *„wo keiner hereindarf ohne anzuklopfen und um Erlaubnis bitten muss, um Einlass zu bekommen“*, auch wenn der/die Erwachsene (und die mitspielende Puppe!) noch länger stellvertretend die mutmaßlichen Entscheidungen unterstellt, probehalber und immer wieder rückversichert durchführt und sich dabei ganz auf die Impulse und Regungen des Kindes einstellt. Dieser kontinuierliche „Zugzwang“, das Verständnis für das Zögern und die Akzeptanz des Misstrauens (*„Klar doch, er kennt uns ja noch gar nicht“*) verfehlen oft nicht ihre Wirkung.
Konfrontieren, Struktur geben	Soziale Dimension	Verhaltens-modifikatorische Arbeit	Die Konfrontation mit der realen Welt beinhaltet die Struktur für die direkte Arbeit mit dem Symptom und für den Aufbau von Bewältigungsstrategien, die der Lebenswelt des Kindes entsprechen und aus dem Therapieraum herausragen.
Vernetzen	Systemische Dimension	Systemische Arbeit	Hier bietet die Fachperson die Vernetzung mit der Lebenswelt des Kindes an. Ohne diese Vernetzung ist eine therapeutische Arbeit mit Kindern kaum denkbar. Anders als manche systemische Interventionen bei Kindern ist diese kinderzentriert und als Begleitung der weiteren, obigen Angebote gedacht. In diesem Kontext werden Elterngespräche stattfinden, Gespräche und Koordination mit weiteren Fachpersonen, der Austausch über die Beschulung sowie weitere Maßnahmen abgesprochen usw.
Ressourcen-orientierung	Professionelle Dimension	Therapeutische Kompetenz	Alle vier obigen Angebote sind erst dann professionell einzuschätzen, wenn sie überprüfbar, kontinuierlich und strikt ressourcenorientiert erfolgen und auch durchgeführt werden (Katz-Bernstein, 2008)

Schnecki: *Da ist doch gar kein Kissen, Du hast mir nur Quatsch erzählt.*
Therapeutin: *Doch, ganz bestimmt habe ich eins gesehen. Da schauen wir doch mal, vielleicht dürfen wir es später sehen.* (Michael schaut immer interessierter zu.)
Schnecki (nach einiger Zeit, schaut wieder hin): *Aber wo ist das Kissen?*
Therapeutin: *Ich glaube, der Michael kann zaubern, da oben ist es nicht ...* (Michael verfolgt die Absicht von Schnecki und der Therapeutin, unter dem Tisch zu schauen, und führt synchron das Kissen über den Tisch, sodass es unsichtbar für die beiden bleibt) ... *und da unten auch nicht* (mit erstaunter Intonation). *Er kann wirklich zaubern! Vielleicht können wir doch noch später das tolle Kissen sehen!* (Ein erstes verschmitztes Lächeln huscht über Michaels Gesicht!)

Eine *dialogische Struktur* ist geschaffen und etabliert, Apell und Response, indirekter Blickkontakt und Blickdialog, sowie *trianguläres Handeln,* das dem Kind – ressourcenorientiert – seine Überlegenheit und Kompetenz bestätigt. Dies alles geschieht dank einer *symbolischen Übergangsfigur,* die dem Kind seine Unbeholfenheit, Schamhaftigkeit und Zurückgezogenheit spiegelt, ihm Sinn gibt, dadurch legitimiert und dennoch seine weiteren Kompetenzen als „angesehener Social Agent" anspricht und bestätigt. Die Ambivalenz wird *ressourcenorientiert* als sinnvolle Reaktionen und *Bewältigungsstrategie* gedeutet und gespiegelt.

Schnecki: *Und was machen wir jetzt?*
Therapeutin: *Ich habe mir gedacht, da Michael uns noch nicht kennt und wir ihn auch noch nicht, könnten wir uns ein Haus bauen, ganz alleine für uns. Michael kann auch eines mit der Mama bauen oder für sich alleine, oder wir helfen ihm dabei, mal sehen. Da sind Bausteine, Tücher und Seile. In dem Haus würden wir wohnen, spielen und uns ausruhen, und niemand darf uns stören. Wir könnten auch einander besuchen, aber vorher natürlich anklopfen. Eine Klingel zum Läuten werden wir auch einrichten. Wenn Michael zuhause ist und möchte, dass wir kommen, dann kann er mal klopfen, mit dem Xylophon, mit der kleinen Trommel oder mit der Glocke – mal sehen.* (Michael lauscht aufmerksam, er ist sichtbar innerlich involviert und angesprochen.)
Schnecki: *Und wo soll das Haus hin?*
Therapeutin: (wendet sich zum ersten Mal direkt an Michael) *Möchtest Du auch ein Haus bauen? Da kannst du dafür die Sachen nehmen* (dann zu Schnecki) *Mal schauen, wo Michael sein Haus haben möchte.* (Sie wendet sich weg zu Schnecki und bereitet das Material für ihr Häuschen weiter vor.)

Prompt schaut Michael die Mutter an und flüstert angeregt mit ihr. Als er dann auf eine Ecke mit dem Finger zeigt, reagiert die Mutter bestätigend darauf. Michael steht auf und fängt an, mit Seilen und Bausteinen seinen „Safe Place“ abzugrenzen, bringt der Mutter durchsichtige, hellblaue Tücher, welche sie innen im Haus schön arrangiert.

Michael ist ein *„Social Agent“* geworden, der *kooperiert und kommuniziert.* Der klare, imaginäre Rahmen ist geschaffen. Es geht um die *Symbolisierung von legitimer Abgrenzung sowie Schutz und Respekt* vor individuellen Entscheidungen und Eigenregulation.

Kleinste, antastende Unterstellungen von positiven Absichten in Richtung einer Kooperation sowie einer Entscheidungsfreiheit bei der Verortung und Gestaltung des Safe Place machen ihm die Hütte zu eigen. Auch wenn das Kind noch gar nicht aktiv mitgestaltet, der Einbezug und die Unterstellung von kleinsten Entscheidungen involvieren das Kind und demonstrieren ihm seine Freiheit bei der eigenen Bewertung von jeglichen kooperativen Schritten. Ein Modell der Beziehungsgestaltung, in der *Eigenständigkeit, Mitbestimmung* und *innere Autonomie* erwünscht und als sinnvoll und altersgemäß erwartet werden, ist etabliert und wird allmählich immer mehr *aufgebaut.*

Darüber hinaus wird ein weiterer Schritt vorgenommen: Michael wird die Wahl gegeben, mit welchem Instrument er seine Zustimmung für einen Besuch von Schnecki und der Therapeutin zwecks gemeinsamem Ballspiels signalisieren möchte. Die drei Instrumente liegen vor ihm, er kann eines mit in seinen Safe Place nehmen. Er wählt das Xylophon, was er noch ohne Blickkontakt und ohne Regung im Gesicht macht. Auch der Platzierung der „Klingel“ vor dem vermeintlichen Eingang, durch deren Läuten der Besuchswunsch der Therapeutin mit Schnecki angekündigt wird, begegnet er „funktionell“, ohne sichtbare innere Beteiligung, jedoch folgt er den Instruktionen und handelt stillschweigend danach.

> Schnecki: *Können wir einfach rein?*
> Therapeutin: *Ach was, Schnecki, wir haben doch extra die Klingel dafür eingerichtet. Wenn Michael zuhause ist und möchte, dass wir kommen, kann er einmal klopfen.*

Es war zu erwarten, dass Michael sich verweigern und die beiden auf die Probe stellen würde.

> Schnecki: *Ich höre nichts … Uhhh …* (sie beklagt sich enttäuscht, dann, mit weinerlicher Stimme) *Ich wollte doch so gerne einmal sehen, wie es bei ihm aussieht!*

Therapeutin: (mit weicher, aber bestimmter Stimme) *Schnecki, das geht nicht! Vielleicht schläft er oder spielt und möchte nicht, dass wir jetzt kommen! Wir versuchen es später nochmals.*

Sechs Mal lässt er die beiden vergebens anklopfen und *genießt* sichtbar *die eigene Inszenierung der Verweigerung,* die völlig legitim in diese Interaktion eingebaut ist. In der Zwischenzeit wird die Begegnung mit weiteren, kleinsten Entscheidungen stärker konkretisiert und vorstrukturiert. Es soll ein von Schnecki vorgegebenes Ballspiel sein. Michael ist angehalten zu klopfen, aber auch mit dem Kopf zu verneinen oder zu nicken, falls er wirklich einverstanden ist, dass er mitspielen soll. Ebenso, dass nur er alleine die Tür öffnet und niemand sonst. Beim sechsten Mal (!!!) lässt er die Tür aufgehen; mit einem seligen Lächeln fängt er an, mitzuspielen. Die Geduldprobe des *Vertrauen-Fassens* ist überstanden.

Bei älteren Kindern fand sich in meinen Therapien ein weiterer Prozess: Die Grenzen des Safe Place wurden immer mehr ausgestaltet, raffiniert bestückt, mit Ziehbrücken und Fallen, mit Wassergräben und Krokodilen, mit ausgeklügelten Alarmsystemen und ferngesteuerten Frühwarnsystemen, um jeglichen Gefahren des Einbruchs gut zu begegnen. Die eigens gestalteten Schutzgrenzen wurden gemalt oder fotografiert und mit Instruktionen und Erklärungen versehen. Dieser Prozess des Sich-Verteidigens, der bildhaften, eigengestalteten Abgrenzung und Absicherung war ein Teil der Verarbeitung von Traumata: ein zukünftiger Schutz gegen Einbrüche und Überwältigung (vgl. Katz-Bernstein, 2011).

Auch tastete sich das Kind im Schutze des Safe Place an das traumatische Erlebnis heran. Dies wurde stets vom Kind dosiert, oft in einem fiktivem Gewandt kaschiert und in realitätsnahen Erlebnisaktivierungen vorgenommen. Der Safe Place und meine Gegenwart wurden als Schutz verwendet. Dieser Schutz versicherte immer wieder, dass wir uns hier vor Aggressoren in Form von Kindern oder Tieren, die sich ungebührlich benehmen, sicher fühlen können. Oft wurde mir die Rolle des Aggressors übertragen, die aber vom Kind dosiert und reguliert wurde. Das war für mich eine Vertrauensbezeugung.

Die hier ausgeführten beiden ersten Beziehungsangebote *Spiegeln* und *Handeln-Symbolisieren* werden im weiteren Verlauf durch die Arbeit am Symptom und der Vernetzung – Arbeit mit Eltern und weiteren Angehörigen – ergänzt.

Schlussfolgerungen

Der Safe Place, sein Bau samt seiner Symbolik, impliziert und fühlt sich aktuellen, entwicklungspsychologischen, theoretischen Betrachtungen verpflichtet. Dennoch entstand er aus langjährigen therapeutischen Erfahrungen mit traumatisierten Kindern und scheint als Therapiekonzept und Intervention mit weiteren Therapiekonzepten kompatibel.

Er basiert auf einer integrativen, therapeutischen Haltung, die einen psychodynamischen Vorgang mit verhaltenstherapeutischem und systemischem, ressourcenorientiertem Vorgehen zu vereinbaren sucht und vor allem ein entwicklungspsychologisches, altersangepasstes Vorgehen vornimmt und berücksichtigt.

Folgende Kleinschritte werden vollzogen:

- Ein abgegrenzter, symbolischer Raum wird etabliert.
- Das Kind wird in einer symbolischen, interaktiven Handlung miteinbezogen.
- Handlungsschritte werden unterstellt, erwartet, mit Genehmigung des Kindes stellvertretend „vorläufig“ vollzogen.
- Eine Übergangsfigur in Form einer Therapiepuppe, eines Schutztiers, einer Märchenfigur usw. (bei älteren Kindern in Form von etablierten Selbstgesprächen oder durch die Einnahme der Rolle eines „berichtenden Reporters“) begleitet kontinuierlich die Therapie. Sie vermag Ohnmacht, negative Gedanken, Ambivalenz, Misstrauen, Scham und Angst zu spiegeln, sie als verständliche, sinnvolle und akzeptierte Reaktionen auf Begebenheiten zu verstehen. Sie vermag das Kind zu bewundern, zu loben, ohne dass es lästig und peinlich wird. Sie vermag aber auch zu klagen, zu lästern, frech zu sein – ein Verhaltensrepertoire, das dem Kind angeboten wird. Die Reaktion der Therapeutin auf die Puppe spiegelt ein Vorgehen als Modell, das durch respektvollen und wertschätzenden, aber auch durch einen grenzensetzenden Umgang das Vertrauen des Kindes zu gewinnen vermag.

Literatur

Andresen, Helga (2002). *Interaktion, Sprache und Spiel. Zur Funktion des Rollenspiels für die Sprachentwicklung im Vorschulalter.* Tübingen: Narr.

Bruner, Jerome Seymour (1987). *Wie das Kind sprechen lernt* (Reihe: Huber Psychologie-Sachbuch). Bern: Huber (englisches Original erschienen 1983).

Bruner, Jerome Seymour (1997). *Sinn, Kultur und Ich-Identität. Zur Kulturpsychologie des Sinns.* Heidelberg: Carl-Auer-Verlag (englisches Original erschienen 1990).

Burghardt, Gordon (2008). Evolutionary psychology and the origins of play. *The General Psychologist, 43*(2), 6–11.

Eisen, George (1988). *Children and play in the Holocaust. Games among the shadows.* Amherst, MA: University of Massachusetts Press.

Gahleitner, Silke Birgitta, Katz-Bernstein, Nitza & Pröll-List, Ursula (2013). Das Konzept des „Safe Place" in Theorie und Praxis der Kinder- und Jugendlichenpsychotherapie. *Resonanzen, 1*(2), 184–204. Online verfügbar: http://www.resonanzen-journal.org/article/view/237/166 [03. 11. 2014].

Katz-Bernstein, Nitza (1989). *Aufbau der Sprach- und Kommunikationsfähigkeit bei redeflussgestörten Kindern. Ein sprachtherapeutisches Übungskonzept.* Luzern, Schweiz: Verlag der schweizerischen Zentralstelle für Heilpädagogik.

Katz-Bernstein, Nitza (1996). Das Konzept des „Safe Place" – ein Beitrag zur Praxeologie Integrativer Kinderpsychotherapie. In Bruno Metzmacher, Hilarion G. Petzold & Helmut Zaepfel (Hrsg.), *Praxis der Integrativen Kindertherapie, Integrative Kindertherapie in Theorie und Praxis. Band 2* (S. 111–142). Paderborn: Junfermann.

Katz-Bernstein, Nitza (2008). Beziehungsgestaltung in der Kinder- und Jugendlichenpsychotherapie zwischen Dyade und sozialer Triangulierung – vier Beziehungsangebote. In Matthias Hermer & Bernd Röhrle (Hrsg.), *Handbuch der therapeutischen Beziehung. Band 2: Spezieller Teil* (S. 1551–1589). Tübingen: DGVT.

Katz-Bernstein, Nitza (2011). *Selektiver Mutismus bei Kindern. Erscheinungsbilder, Diagnostik, Therapie* (3., überarb. Aufl.). München: Reinhardt.

Katz-Bernstein, Nitza, Meili-Schneebeli, Erika & Wyler-Sidler, Jeannette (Hrsg.) (2012). *Mut zum Sprechen finden. Therapeutische Wege mit selektiv mutistischen Kindern* (Reihe: Sonderpädagogik; 2., akt. Aufl.). München: Reinhardt.

Katz-Bernstein, Nitza, Subellok, Katja, Bahrfeck-Wichitill, Kerstin & Wagner, Christian (2009). Leonardo – Schweigen zwischen Kulturen. Einzelfallorientierte Förderung eines selektiv mutistischen Schülers. *MitSprache, 40*(3), 5–23. Online verfügbar: http://www.selektiver-mutismus.de/app/download/9298462/Beitr%C3%A4ge_Leonardo-Schweigen.pdf [03. 11. 2014].

Metzmacher, Bruno & Zaepfel, Helmut (2008). Integrative Kinder- und Jugendlichenpsychotherapie. In Michael Schulte-Markwort & Franz Resch (Hrsg.), *Methoden der Kinder- und Jugendlichenpsychotherapie. Einführung* (S. 113–121). Weinheim: Beltz PVU.

Nelson, Katherine (2006). Über Erinnerung reden: Ein soziokultureller Zugang zur Entwicklung des autobiographischen Gedächtnisses. In Harald Welzer & Hans J. Markowitsch (Hrsg.), *Warum Menschen sich erinnern können. Fortschritte in der interdisziplinären Gedächtnisforschung* (S. 78–94). Stuttgart: Klett-Cotta.

Oaklander, Violet (1981). *Gestalttherapie mit Kindern und Jugendlichen* (Reihe: Konzepte der Humanwissenschaft). Stuttgart: Klett-Cotta (englisches Original erschienen 1978).

Oerter, Rolf (1999). *Psychologie des Spiels. Ein handlungstheoretischer Ansatz* (3., unveränd. Aufl.). Weinheim: Beltz (letzte überarb. Aufl. 1997).

Pellegrini, Anthony D. (2011). *The Oxford handbook of the development of play* (Reihe: Oxford library of psychology). Oxford: Oxford University Press.

Piaget, Jean (1973). *Einführung in die genetische Erkenntnistheorie.* Frankfurt: Suhrkamp (französisches Original erschienen 1970).

Quasthoff, Uta, Fried, Lilian, Katz-Bernstein, Nitza, Lengning, Anke, Schröder, Anja & Stude, Juliane (2011). *(Vor)Schulkinder erzählen im Gespräch. Kompetenzunterschiede systematisch erkennen und fördern.* Baltmannsweiler: Schneider.

Reddemann, Luise (2001). *Imagination als heilsame Kraft. Zur Behandlung von Traumafolgen mit ressourcenorientierten Verfahren* (Reihe: Leben lernen, Bd. 141). Stuttgart: Pfeiffer bei Klett-Cotta.

Subellok, Katja & Bahrfeck-Wichitill, Kerstin (2007). Schweigen – Spritzen – Sprechen: Ein selektiv mutistisches Kind kommt in Bewegung. Eine Einzelfallanalyse. *Die Sprachheilarbeit, 52*(3), 96–106.

Subellok, Katja, Katz-Bernstein, Nitza, Bahrfeck-Wichitill, Kerstin & Starke, Anja (2012). DortMuT (DORTmunder-MUtismus-Therapie): Eine (sprach-)therapeutische Konzeption für Kinder und Jugendliche mit selektivem Mutismus. *L.O.G.O.S interdisziplinär, 20*(2), 84–96.

Subellok, Katja, Kresse, Anja & Bahrfeck-Wichitill, Kerstin (2010). Gemeinsam schweigsam: Selektiver Mutismus bei Zwillingen. Teil I: Spezifische Risikofaktoren für die Entstehung und Aufrechterhaltung des Schweigens. *Die Sprachheilarbeit, 55*(3), 110–120.

Tomasello, Michael (2008). *Origins of human communication* (Reihe: The Jean Nicod lectures). Cambridge, MA: MIT-Press.

Tomasello, Michael (2010). *Warum wir kooperieren* (Reihe: Edition Unseld, Bd. 36). Frankfurt: Suhrkamp (englisches Original erschienen 2009).

Welzer, Harald & Markowitsch, Hans Joachim (Hrsg.) (2006). *Warum Menschen sich erinnern können. Fortschritte in der interdisziplinären Gedächtnisforschung.* Stuttgart: Klett Cotta.

Winnicott, Donald Woods (2002). *Vom Spiel zur Kreativität.* Stuttgart: Klett-Cotta (englisches Original erschienen 1971).

Wygotski, Lew Semjonowitsch (1986). *Denken und Sprechen* (ungek. Ausg.). Frankfurt: Fischer (russisches Original erschienen 1934).

Barbara Juen und Ruth Warger

Psychosoziale Interventionen in der peritraumatischen Phase und deren Wirksamkeit

Prä-, peri- und posttraumatische Phase

Ein traumatisches Ereignis lässt sich ganz allgemein in eine zeitliche Abfolge bringen. So wird unterschieden zwischen prä-, peri- und posttraumatischer Phase. Diese Phasen sind einerseits gekennzeichnet durch die Chronologie, andererseits beeinflussen sie auch Interventionen, die gesetzt werden können, um Betroffenen sowie Risikogruppen bestmögliche Unterstützung zukommen zu lassen. So werden in der prätraumatischen Phase Schutz- und Vulnerabilitätsfaktoren tragend, welche dazu beitragen können, wie das Trauma verarbeitet wird. Das kann z.B. eine psychische Vorerkrankung sein, aber auch der allgemeine körperliche Zustand der betroffenen Person, der diese schon viel verwundbarer in die traumatische Situation gehen lässt.

Unter der peritraumatischen Phase verstehen wir jene Phase, in der die traumatische Situation noch akut wirksam ist. Im Rahmen eines Unfallgeschehens wäre dies z.B. die Phase vom Unfall bis zur endgültigen Versorgung im Krankenhaus und der Wiederherstellung von Sicherheit durch die Anwesenheit von nahen Bezugspersonen und eine sichere Umgebung.

Im Vergleich dazu stellt die posttraumatische Phase den Zeitabschnitt nach dem Ereignis dar. Auch hier wird unterschieden zwischen einer akuten Phase, die im Allgemeinen 4 bis 6 Wochen dauert, und einer posttraumatischen Phase ab dem Zeitpunkt von einem Monat nach dem Ereignis. Für jede dieser Phasen kommen unterschiedliche Möglichkeiten der Unterstützung und unterschiedliche Interventionen zum Tragen. Nach dem Ereignis bestimmt v.a. der Zeitfaktor die Art der Intervention. Je näher am Ereignis, umso notwendiger ist es, den Fokus auf die Sicherheit, den Selbstschutz und die Stabilisierung zu legen. Das Sprechen über das Ereignis und die Konfrontation müssen besonders am Beginn mit Vorsicht behandelt werden.

Fischer und Riedesser (2003) definieren eine traumatische Erfahrung als „ein vitales Diskrepanzerlebnis zwischen bedrohlichen Situationsfaktoren und den individuellen Bewältigungsmöglichkeiten" (S. 82), das in weiterer

Folge zu einem erschütterten Selbst- und Weltverständnis führt. Diese Definition nehmen wir als Ausgangsbasis für unsere weiteren Überlegungen zur peritraumatischen Phase und deren Erfordernisse. Die peritraumatische Phase ist dadurch gekennzeichnet, dass die „Schere“ zwischen wahrgenommener Bedrohung und eingeschränkter Handlungsfähigkeit (noch) offen ist, was für die Intervention besondere Erfordernisse mit sich bringt.

Im Folgenden werden wir uns auf die peritraumatische Phase beschränken und Unterstützungsmöglichkeiten in diesem Zeitabschnitt nach dem Trauma unter Berücksichtigung von zentralen Elementen der Wirksamkeit darstellen.

Krisenintervention und die Unterstützung in der peritraumatischen Phase

Unter Krisenintervention (in Deutschland Psychosoziale Notfallversorgung – PSNV) verstehen wir eine unmittelbare psychosoziale Unterstützung, welche (wie der Name schon sagt) einerseits auf die psychischen, aber auch auf die sozialen Bedürfnisse von betroffenen Individuen oder Gruppen fokussiert. Bei chronischer Suizidalität oder anderen chronischen Krisenverläufen greift diese Art von Krisenintervention zu kurz, es handelt sich nämlich um eine Hilfestellung für Betroffene in akuten, aber nicht chronischen Krisensituationen.

Gemäß der Definition von Fischer und Riedesser (2003) besteht das Trauma, wie oben erwähnt, aus einer wahrgenommenen Diskrepanz von Bedrohung und Handlungsmöglichkeiten. Für die Intervention bedeutet dies, dass zum einen die Bedrohung minimiert, zum anderen die Handlungs- und Bewältigungsmöglichkeiten gefördert werden müssen, um die Diskrepanz zu vermindern. Es geht um „die Unterstützung der eigenen Fähigkeiten des Betroffenen und seiner Umgebung, sich selbst zu helfen“ (Sonneck et al., 2012, S. 66). Unterstützung in der peritraumatischen Phase richtet sich daher nicht nur auf den/die Einzelne(n), sondern auf das System als Ganzes. Es geht um konkrete Beeinflussung der Situationsfaktoren, welche Sicherheit erhöhen können, wie z.B. das Schaffen von Distanz zum Unfallort oder das Geben von Information sowie um Hilfe beim Erkennen, Aktivieren und auch Nutzen vorhandener Ressourcen. Aguilera (2000) spricht in diesem Zusammenhang von der „Wiederherstellung des Funktionsgrades, den die betreffende Person vor der Krise aufgewiesen hat“ (S. 48). Wir ergänzen Aguilera, indem wir nicht nur von der betreffenden Person, sondern von der betreffenden Gruppe, Familie und dem System sprechen.

Das oberste Ziel der Krisenintervention liegt in der Reduktion des Hilflosigkeitsgefühls und des Ausgeliefertseins, indem auf die Förderung des Sicherheitsgefühls und der Bewältigungsmöglichkeiten geachtet wird. Kennzeichnend für die akute Krise ist der enorme Handlungs- und Entscheidungsdruck, in dem alle Betroffenen und auch die HelferInnen stehen. Ein wesentlicher Faktor der Intervention ist dabei die „Entschleunigung“ der Situation, sprich Handlungs- und Entscheidungsdruck abzubremsen und die anstehenden Aufgaben in eine Prioritätenfolge zu bringen, um die Handlungsfähigkeit der Betroffenen zu fördern. Wenn einem Unfallopfer z.B. einfällt, dass die Kinder vom Kindergarten geholt werden müssen, dass die Einkaufstüten noch im Auto sind und die darin enthaltene Ware verderben könnte, dass es einen Zahnarzttermin hat etc., geht es zunächst darum, unwichtige Dinge zu verschieben und wichtige gemeinsam zu regeln, indem man Ressourcen aktiviert (z.B. die Freundin anruft, die die Kinder vom Kindergarten holen und inzwischen beaufsichtigen kann).

Die allgemeinen Schritte der Krisenintervention in der peritraumatischen Phase lassen sich in Form des „BASIS-Modells“ zusammenfassen, dessen Bezeichnung eine Merkhilfe für die Helfenden darstellt (Juen & Kratzer, 2009). Das BASIS-Modell enthält folgende Elemente:

B Herstellen einer vertrauensvollen Beziehung,
A Abschätzen der Handlungsfähigkeit und Explorieren der Bedürfnisse,
S Strukturierung,
I Informationsgabe,
S sowie Sicherstellen von sozialer Unterstützung und von Auffangnetzen.

Grundvoraussetzung dabei ist, dass die Helfenden vorher genügend Informationen gesammelt haben und ausreichend vernetzt sind, um entsprechende Informationen und Ressourcen zur Verfügung stellen zu können. Die fünf Elemente des BASIS-Modells erstrecken sich über eine gesamte peritraumatische Betreuung und sind nicht in einer zeitlichen Reihenfolge anzusehen. Um beispielsweise eine vertrauensvolle Beziehung herzustellen bzw. Vertrauen aufzubauen, muss im Laufe der Betreuung immer wieder entsprechend gehandelt werden, indem man z.B. ehrliche und sofortige Informationen gibt, soweit möglich. Auch auf alle weiteren Elemente im Modell muss während des gesamten Einsatzes geachtet werden. Bedürfnisse müssen laufend exploriert werden, das soziale Netz muss laufend aktiviert und angepasst werden, Informationen müssen immer wieder eingeholt und gegeben werden, und es muss für jeden Handlungsschritt Struktur geschaffen werden. Bei all diesen Interventionsschritten geht es um die Herstellung von fünf wesentlichen Aspekten:

1. Sicherheit,
2. Verbundenheit mit Freunden und Verwandten,

3. Selbst- und kollektive Wirksamkeit,
4. Ruhe (im Sinne von Stressreduktion) und
5. Hoffnung (im Sinne von positiver Zukunftsorientierung, d.h. beispielsweise, es sich zuzutrauen, die nächsten Schritte zu gehen).

Diese fünf Elemente entstammen einer groß angelegten Überblicksstudie von Hobfoll und KollegInnen (2007), und ihre Wirksamkeit ist international anerkannt (Brewin et al., 2008; Silove & Zwi, 2005; Vernberg et al., 2008). Tabelle 1 fasst die Inhalte des BASIS-Modells zusammen und übersetzt das Modell in diese fünf Wirkfaktoren nach Hobfoll und KollegInnen (2007), den fünf Elementen psychosozialer Interventionen, wie sie in der Literatur beschrieben werden.

Tabelle 1: Übersetzung des BASIS-Modells in die fünf Wirkfaktoren nach Hobfoll und KollegInnen (2007)

Psychosoziale Maßnahmen		Ziele (Wirkfaktoren nach Hobfoll et al., 2007)
B	Vertrauen herstellen durch Information, sichere Orte, Dabeibleiben	Sicherheit
A	Handlungsfähigkeit und Bedürfnisse abschätzen, Raum geben für Reaktionen (Assessment)	Stressreduktion
S	Struktur vorgeben, sicheren Rahmen schaffen, nächste Schritte vorbereiten	Hoffnung/Zukunftsorientierung
I	Informieren und von Fragen leiten lassen	Selbstwirksamkeit
S	Soziale Netzwerke aktivieren, gegenseitige Unterstützung fördern, weitervermitteln	Verbundenheit

Grundprinzipien psychosozialer Unterstützung

In der peritraumatischen Phase kommt es vonseiten der Helfenden darauf an, dass sie in all ihren psychosozialen Interventionen darauf achten, die fünf Prinzipien nach Hobfoll und KollegInnen (2007; s.o.) einzuhalten. Hobfoll und KollegInnen (2007) definierten diese fünf Elemente wie folgt:

1. *Sicherheit* steht einerseits für das subjektive Sicherheitsgefühl und andererseits für den objektiven Aspekt, wie einen sicheren Ort aufzusuchen. Beispielsweise kann Informationsweitergabe (wie zum Verbleib von Familie und Freunden, zu weiteren Schritten etc.) das Sicherheitsgefühl von Betroffenen stärken.

2. Rückzugs- und Ablenkungsmöglichkeiten zu bieten, kann das Gefühl der *Ruhe* vermitteln sowie den Helfenden ermöglichen, verschiedenste Stressreaktionen auszuagieren bzw. solche Reaktionen auszuhalten. Wie bereits erwähnt, liegt eine der Hauptaufgaben der Krisenintervention im Fördern der Handlungsfähigkeit Betroffener.
3. Hobfoll und KollegInnen (2007) sprechen hier vom Fördern der *Selbst- und kollektiven Wirksamkeit*. Krisensituationen erfordern sehr oft die Vorgabe eines klaren Rahmens, innerhalb dessen Entscheidungs- und Handlungsmöglichkeiten des/der Einzelnen sowie der Gruppe gegeben sind. Ein Teil psychosozialer Unterstützung liegt darin, Ressourcen zu erkennen, zu aktivieren und zu nutzen.
4. Eine sehr wichtige Ressource stellt in der Regel das soziale Umfeld der Betroffenen dar, worin es je nach Krisensituation einer Unterstützung hinsichtlich des Gefühls der *Verbundenheit* bedarf. Eine akute Krisensituation kann unter Umständen aufgrund verschiedenster, oft stark konträrer Reaktionen und Bedürfnisse Einzelner die soziale Unterstützung aus der Gruppe kurzfristig außer Kraft setzen. Durch bedürfnisorientiertes Intervenieren, Normalisieren und v.a. durch das Fördern kollektiver Aktivitäten kann die Verbundenheit Betroffener gestärkt werden.
5. Den fünften Wirkfaktor psychosozialer Unterstützung nennen Hobfoll und KollegInnen (2007) „hope“, was wörtlich mit *Hoffnung* übersetzt wird. Für die psychosoziale Intervention steht Hoffnung für das Fördern einer positiven Zukunftsorientierung, indem in kleinen Schritten auf Bevorstehendes vorbereitet wird.

Traumatische Krisen sind im Unterschied zum normalen Beratungsalltag besonders durch den rasch erforderlichen Beziehungsaufbau und die durch die Krise automatische Offenlegung intimster Gegebenheiten gekennzeichnet. Dies bringt für Helfende eine hohe Verantwortung mit sich und birgt die Gefahr der Grenzüberschreitung bei mangelnder Sensibilität und Abstinenz. Dies spricht für die große Bedeutung der Selektion und Ausbildung von MitarbeiterInnen. Eine weitere Herausforderung Helfender in traumatischen Krisen liegt in der Betreuung vor Ort, sprich im raschen und kreativen Gestalten eines sicheren Rahmens und im Erkennen bzw. Aktivieren von (persönlichen und sozialen) Ressourcen.

Traumatische Krisen sind dadurch gekennzeichnet, dass Betroffene quasi in einer unendlichen Gegenwart gefangen sind (die Vergangenheit ist unerreichbar geworden, die Zukunft ist unvorstellbar). Dies erfordert, für die Betroffenen eine kurze Zeitperspektive einzuführen, indem versucht wird, bewusst und gemeinsam einen Schritt nach dem anderen zu setzen. Durch den oft mit der Krise einhergehenden Zeit- und Handlungsdruck gilt es, für die helfende Person eine vorausschauende, möglichst entschleunigende, ruhige Haltung einzunehmen, um Hektik und Überreaktionen entgegenzuarbeiten.

Psychosoziale Interventionen in der peritraumatischen Phase helfen, die von der Person bzw. Gruppe wahrgenommene Diskrepanz zwischen Bedrohung und Bewältigungsmöglichkeiten zu verringern. Dieses Diskrepanz-Erleben kann allerdings auch zu späteren, sogenannten kritischen Zeitpunkten wieder auftreten, wie beispielsweise bei Gerichtsverhandlungen, Ermittlungsverfahren, Jahrestagen etc. Hier gilt es, einen möglichst sicheren Rahmen für die neuerliche (notwendige) Konfrontation Betroffener zu gestalten, indem auf eine gute Vorbereitung, Begleitung, genügend Zeit, Distanzierungsmöglichkeiten und auf eine gute Nachbereitung geachtet wird.

Richtlinien zur psychosozialen Unterstützung

In internationalen Richtlinien zu psychosozialer Unterstützung (u.a. IASC-Guideline: IASC, 2007; NATO-TENTS Guideline: Williams et al., 2009) wird ein multiprofessioneller Ansatz auf mehreren Ebenen („multi layer response“) empfohlen, womit auf das Ineinandergreifen psychosozialer Unterstützungsangebote und weiterführender fachlicher Unterstützung beispielsweise durch medizinische, psychologische oder andere Fachpersonen hingewiesen wird. Die Erhebung und das Erkennen verschiedenster vorhandener Bedürfnisse und ein entsprechendes Intervenieren sind laut internationalen Richtlinien das Herzstück einer jeden erfolgreichen Intervention (vgl. Inter-Agency Standing Committee, 2007; Williams et al., 2009). „Multi layer response“ meint konkret ein System von psychosozialen Unterstützungsleistungen, das die Bedürfnisse aller betroffenen Gruppen erfüllt:

1. Basisunterstützung und Sicherheit mit dem Ziel, das psychische und physische Wohlbefinden zu sichern, einhergehend mit einem grundlegenden Assessment der Bedürfnisse.
2. Gemeinschafts- und Familienunterstützung für besonders Betroffene. Darunter verstehen sich Familienzusammenführungen, die Förderung von Netzwerkbildungen, Information, Hilfestellungen zum Trauern und zum Abschied sowie die Beratung hinsichtlich Kindergarten, Schul- und Freizeitaktivitäten
3. Spezialisierte Angebote: bei besonderem und länger anhaltendem Stress spezielle psychologische und psychotherapeutische Unterstützung und Weitervermittlung (Juen et al., 2013, S. 39).

Für die peritraumatische Phase wird empfohlen, die Grundprinzipien psychischer erster Hilfe anzuwenden, wie sie von der WHO (2011) definiert wurden (Tabelle 2; vgl. auch Lasogga & Gasch, 2004).

Tabelle 2: Grundprinzipien psychischer erster Hilfe (WHO, 2011)

Beobachten	Sicherheit Basale Bedürfnisse Ernsthafte Stressreaktionen
Zuhören	Kontakt herstellen Bedürfnisse erfassen Zuhören und Ruhe ermöglichen
Verbindung herstellen	Basale Bedürfnisse und Zugang zu Hilfseinrichtungen Bewältigung Informationsgabe Verbindung mit sozialem Netzwerk

Resümee

Insgesamt kommt es in der peritraumatischen Phase also auf rasche und bedürfnisorientierte psychosoziale Unterstützung an, während klinisch psychologische Interventionen mit Ausnahme von besonderen Risikogruppen im Allgemeinen erst etwas später benötigt werden. Im Fokus peritraumatischer Interventionen steht die Wiederherstellung von Sicherheit und Handlungsfähigkeit. In einem zweiten Schritt kommt es auf die Hilfestellung beim Umgang mit den eigenen Stressreaktionen, auf den Aufbau geeigneter Bewältigungsformen sowie auf ein erstes Verstehen der traumatischen Situation an. Erst in späteren Phasen stehen die Aufarbeitung des Erlebten und dessen Integration in das eigene Welt- und Selbstbild im Zentrum.

Literatur

Aguilera, Donna C. (2000). *Krisenintervention. Grundlagen – Methoden – Anwendung* (Reihe: Hans Huber Programmbereich Pflege). Bern: Huber (englisches Original erschienen 1970).

Brewin, Chris R., Scragg, Peter, Robertson, Mary, Thompson, Monica, D'Ardenne, Patricia & Ehlers, Anke (2008). Promoting mental health following the London bombings. A screen and treat approach. *Journal of Traumatic Stress, 21*(1), 3–8.

Fischer, Gottfried & Riedesser, Peter (2003). *Lehrbuch der Psychotraumatologie* (3., akt. u. erw. Aufl.). München: Reinhardt.

Hobfoll, Stevan E., Watson, Patricia, Bell, Carl C., Bryant, Richard A., Brymer, Melissa J., Friedman, Matthew J., Friedman, Merle, Gersons, Bethold P.R., De Jong, Joop T.V.M., Layne, Christopher M., Maguen, Shira, Neria, Yuval, Norwood, Ann E., Pynoos, Robert S., Reissman, Dori, Ruzek, Josef I., Shalev, Arieh Y., Solomon, Zahava, Steinberg, Alan M. & Ursano, Robert J. (2007). Five essential elements of immediate and mid-rerm mass trauma intervention: Empirical evidence. *Psychiatry, 70*(4), 283–315.

Inter-Agency Standing Committee (IASC) (2007). *IASC guidelines on mental health and psychosocial support in emergency settings.* Genf: IASC. Online verfügbar: http://www.who.int/mental_health/emergencies/guidelines_iasc_mental_health_psychosocial_june_2007.pdf [02.11.2014].

Juen, Barbara & Kratzer, Dietmar (2009). *Krisenintervention und Notfallpsychologie. Ein Handbuch für KriseninterventionsmitarbeiterInnen und psychosoziale Fachkräfte.* Innsbruck: Studia.

Juen, Barbara, Kratzer, Dietmar & Beck, Thomas (2013). *Krisenintervention und Notfallpsychologie bei Großschadenslagen und Katastrophen. Ein Handbuch für KriseninterventionsmitarbeiterInnen und psychosoziale Fachkräfte.* Innsbruck: Studia.

Lasogga, Frank & Gasch, Bernd (2004). *Notfallpsychologie* (Reihe: Themenschwerpunkt; 2., überarb. Aufl.). Edewecht: Stumpf + Kossendey.

Silove, Derrick & Zwi, Anthony B. (2005). Translating compassion into psychological aid after the tsunami. *The Lancet, 365*(9456), 269–270.

Sonneck, Gernot, Kapusta, Nestor, Tomandl, Gerald & Voracek, Martin (2012). *Krisenintervention und Suizidverhütung* (Reihe: Gesundheitswissenschaften, Psychologie; 2., überarb. Aufl.). Wien: Facultas.wuv.

Vernberg, Eric M., Steinberg, Alan M., Jacobs, Anne K., Brymer, Melissa J., Watson, Patricia J., Osofsky, Joy D., Layne, Christopher M., Pynoos, Robert S. & Ruzek, Josef I. (2008). Innovations in disaster mental health: Psychological first aid. *Professional Psychology. Research and Practice, 39*(4), 381–388.

Williams, Richard, Bisson, Jonathan, Ajdukovic, Dean, Kemp, Verity, Olff, Miranda, Alexander, David, Hacker Hughes, Jamie & Bevan, Penny (2009). *Guidance for responding to the psychosocial and mental health needs of people affected by disasters or major incidents.* Online verfügbar: http://www.coe.int/t/dg4/majorhazards/ressources/virtuallibrary/materials/uk/Principles_for_Disaster_and_Major_Incident_Psychosocial_Care_Final.pdf [02.11.2014].

World Health Organization (WHO), Foundation, War Trauma & International, World Vision (2011). *Psychological first aid: Guide for field workers.* Genf: WHO. Online verfügbar: http://whqlibdoc.who.int/publications/2011/9789241548205_eng.pdf [02.11.2014].

Christina Rothdeutsch-Granzer, Wilma Weiß
und Silke Birgitta Gahleitner

Traumapädagogik – eine junge Fachrichtung mit traditionsreichen Wurzeln und hoffnungsvollen Perspektiven

In den 1980er- bis 1990er-Jahren wurden nicht nur soziologische Untersuchungen (vgl. insbesondere Beck, 1986) auf gravierende gesellschaftliche Umbruchsprozesse aufmerksam. Die „tiefgreifende zivilisatorische Umgestaltung" (Keupp, 1998, S. 279) erstreckte sich bis hinein in die Realitäten helfender Berufe. „Nichts ist unmöglich, geschweige denn unvorstellbar. Alles, was ist, ist bis auf weiteres. Nichts, was war, ist für die Gegenwart verbindlich, während die Gegenwart nur wenig über die Zukunft vermag", beschreibt Bauman (1993/1995, S. 295) in seinem Essay „Vom Pilger zum Touristen – Postmoderne Identitätsprojekte" diese Veränderungen der zweiten gegenüber der sogenannten ersten Moderne. Sozialisation als „Formung von Persönlichkeit und Biografie in der Auseinandersetzung mit der sozialen Umwelt und mit sich selbst", so konstatieren auch Böhnisch, Lenz und Schröer (2009, S. 9), folgt heute nicht mehr klassisch-linearen Lebensläufen. Aktuelle Sozialisationsanforderungen sind „durch Entgrenzungen und die Chance und den Zwang zur Selbstorganisation geprägt" (ebenda, S. 10).

Nicht alle damit einhergehenden Prozesse tragen einen negativen Charakter. Einem Teil der Bevölkerung in gut situierten Staaten standen und stehen darüber ungeahnte Möglichkeiten und Entwicklungsfreiräume zur Verfügung. Kulturelle Deutungsmuster und Normalitätsvorstellungen sind zugunsten neuer, häufig virtueller Formen der Vernetzung und Identitätsgestaltung aus dem Leben gewichen (Keupp, 2012; vgl. auch „Disembedding-Prozesse" nach Giddens, 1999/2001). Die damit verbundenen Anforderungen bringen jedoch für weniger ressourcenausgestattete Bevölkerungsgruppen zahlreiche Belastungen und Risiken (Beck, 1986) mit sich. Benachteiligte und beeinträchtigte Menschen geraten dabei vielfach ins Abseits (Keupp et al., 2010). Vielfältige Brüche und Übergänge sind zu bewältigen (Gahleitner & Hahn, 2012), die mit einem Verlust an Teilhabe, jedoch auch manifesten Krankheitsentwicklungen einhergehen.

Diese Tatsache gilt insbesondere für frühe Verletzungen, Vernachlässigung und Gewalt. In einer umfassenden Studie zu frühen Traumata in der Kindheit (vgl. sogenannte ACE-Studie über „adverse childhood experiences"; Felitti, 2002) zeigte sich über den ganzen Lebensverlauf: Menschen, die frühes Trauma erlitten haben, tragen ein ungleich höheres Risiko, krank zu werden, als Menschen ohne solche Belastungen. Gravierende gesundheitliche – physische wie psychische – Risiken gehen damit einher (Franzkowiak et al., 2011; Mielck, 2005; Wilkinson & Pickett, 2010; WHO, 2001). In den stationären Hilfen explodierte seither das Aufkommen manifester psychischer Krankheiten bei den untergebrachten Kindern und Jugendlichen. Psychosoziale Fachkräfte erfuhren und erfahren diese Belastungen im pädagogischen Alltag als massive Überforderung. Als Antwort auf die berufliche Überforderung im Alltag mit lebensgeschichtlich besonders belasteten Kinder und Jugendlichen und im Zuge der Aufdeckung der Gewalt- und Missbrauchsverhältnisse in Familien durch die Frauenbewegung wurde deutlich, dass die bisherigen pädagogischen Konzepte zum Teil wirkungsarm waren und neue Wege in der Arbeit mit Kindern und Jugendlichen gesucht werden mussten (vgl. Weiß, 2013a, S. 78 f.).

Diese ‚Not' und die Enttabuisierung sexueller Gewalt setzten die Ausgangspunkte traumapädagogischer Entwicklungen. Im Folgenden wird diese Entwicklung kurz nachgezeichnet und die neue Fachrichtung in ihren Kernkonzepten erläutert.

Historie

Heute weiß man, dass es sich nicht um ein subjektives Belastungsempfinden der Fachkräfte handelte und handelt, wenn Überforderungen in der Arbeit mit Kindern und Jugendlichen entstehen. Studienergebnisse von Jaritz, Wiesinger und Schmid (2008) belegen, dass über 75 % der fremduntergebrachten Kinder und Jugendlichen traumatische Erfahrungen, meist sogar mehrfach und bereits in früher Kindheit, gemacht haben. Damit einhergehend zeigen sich auch häufig komplexe Traumaentwicklungsstörungen oder Traumafolgestörungen (Schmid, 2007, 2010; vgl. auch Kreiner, Schrimpf, Gahleitner & Pieh, in diesem Band), die das Leben und Arbeiten mit den betroffenen Kindern und Jugendlichen zu einer Belastung werden lassen können. Beeinträchtigte Bindungsfähigkeit, Störungen der Impulskontrolle und der Emotionsregulation, verminderte Stresstoleranz, Hochrisikoverhalten, verminderte Konzentrationsfähigkeit sowie eine erhöhte Dissoziationsneigung wurden damals noch kaum als Traumafolgestörungen erkannt. Häufig entsteht in der Folge ein schwer zu durchbrechender Kreislauf kotraumatischer Prozesse zwischen dem Kind und seinen Betreuungspersonen, wie sie auch Pleyer (2004) beschreibt. Es kommt zu einer Verstärkung der Symptomatik, die die Hilflosigkeit der BetreuerInnen weiter nährt.

Zurzeit der Enttabuisierung der sexuellen Gewalt und des wachsenden Interesses an den Erkenntnissen der Psychotraumatologie in den 1990er-Jahren kristallisierten sich daher in Deutschland grundlegende Konzepte der Traumapädagogik heraus. Martin Kühn, Volker Vogt, Wilma Weiß und Jochen Uttendörfer gehören zu den InitiatorInnen und WegbereiterInnen der Traumapädagogik. Auch die Internationale Gesellschaft für Heimerziehung (IGfH) griff die Unterstützung traumatisierter Mädchen und Jungen durch Fortbildungen auf. 2002 gründeten Kühn und Vogt das Internetforum www.traumapaedagogik.de. „Phillip sucht sein Ich. Zum pädagogischen Umgang mit Traumata in den Erziehungshilfen", das 2003 erstmals erschien, liegt nun bereits in der 7. Auflage vor (Weiß, 2013a). 2008 entstand die Bundesarbeitsgemeinschaft Traumapädagogik (BAG-TP), die inzwischen gemeinsam mit der Deutschsprachigen Gesellschaft für Psychotraumatologie (DeGPT) ein Curriculum „Traumapädagogik und traumazentrierte Fachberatung" (DeGPT, 2012) entwickelt hat.

Die traumapädagogischen Bestrebungen zielten darauf ab, mittels interdisziplinären Denkens und Handelns den Anforderungen im pädagogischen Umgang mit traumatisierten Kindern und Jugendlichen gerecht zu werden. Insbesondere

- Erziehungswissenschaften,
- Soziale Arbeit,
- Psychotraumatologie,
- Psychoanalyse,
- Bindungs- und Resilienzforschung,
- verschiedene therapeutische Disziplinen,
- Neurobiologie

flossen in die entsprechenden Konzepte ein und wurden im Zuge dessen auf ihre Relevanz und auf ihren Gehalt für die konkrete Arbeit mit den Kindern und Jugendlichen adaptiert (Weiß, 2013d, S. 35 f.). Auf dieser Basis entstanden einige Konzeptbildungen, die die Traumapädagogik bis heute nachhaltig beeinflussen (vgl. Abbildung 1):

- traumazentrierte Pädagogik nach Uttendörfer (2008),
- Pädagogik des sicheren Ortes nach Kühn (2006, 2013),
- Pädagogik der Selbstbemächtigung nach Weiß (2013b),
- traumapädagogische Gruppenarbeit nach Bausum (2013),

Abbildung 1: Pädagogische Wurzeln der Traumapädagogik (vgl. Weiß, 2013d, S. 36–38)

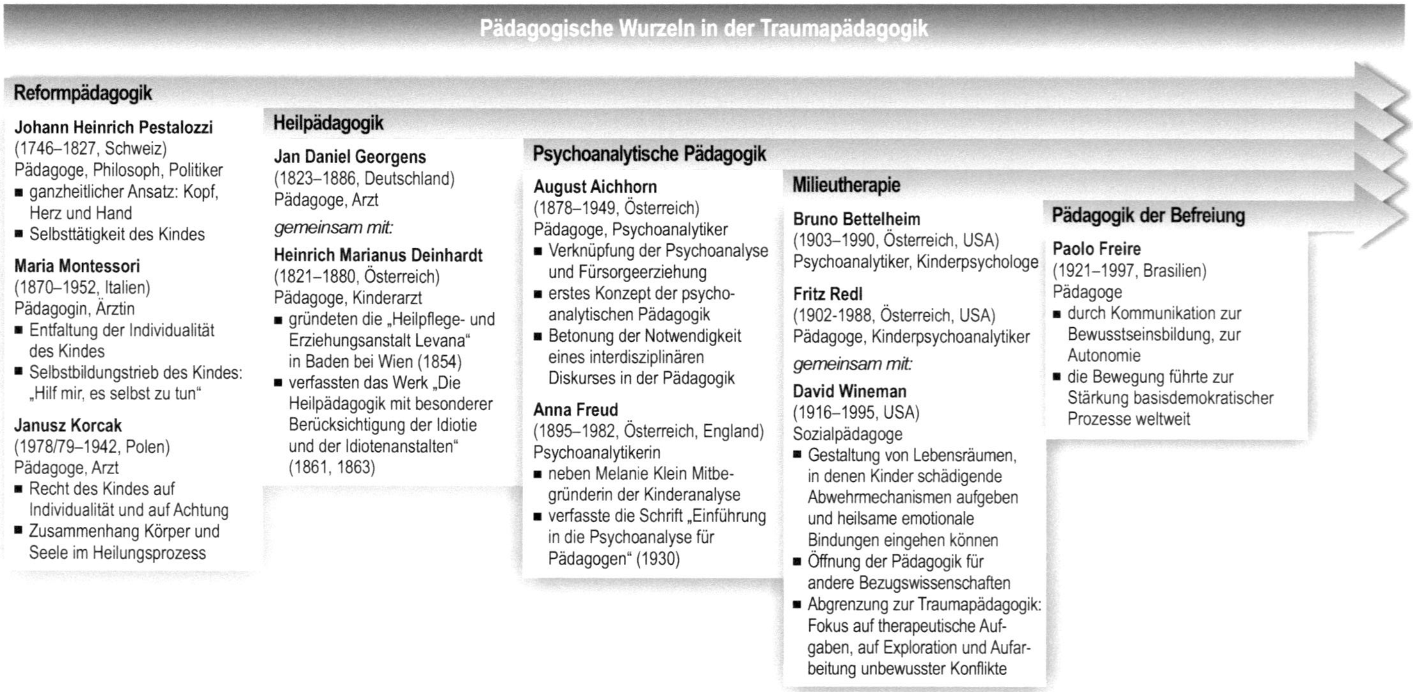

- Stabilisierung und (Selbst)Fürsorge für PädagogInnen als institutioneller Auftrag (Lang, B., 2013b),
- psychoanalytische Pädagogik als Traumapädagogik (Wagner, 2013),
- milieutherapeutische Konzepte (Gahleitner, 2010, 2011).

Auch eine Reihe pädagogischer Klassiker aus den letzten zwei Jahrhunderten erwiesen sich für die Traumapädagogik als fruchtbarer Nährboden. Bereits die ReformpädagogInnen des 18. Und 19. Jahrhunderts wie z. B. Pestalozzi, Korczak und Montessori begegneten Kindern und Jugendlichen mit innovativen pädagogischen Ansätzen (vgl. z. B. Pestalozzi, 1799/2010; Korczak, 1919/1967; Montessori, 1938/1981; Giesecke, 1997). Die Industrialisierung und die damit in Zusammenhang stehenden einschneidenden gesellschaftlichen Veränderungen, Verwahrlosung, Armut und Gewalt prägten auch zu dieser Zeit die Lebensrealität von Kindern. Korczak (1919/1967, S. 282 f.; zit. n. Giesecke, 1997, S. 157 f.) beschrieb beispielsweise seine Erfahrungen aus dem Waisenhaus Dom Sierot, wie ihm die Kinder trotz aller fürsorglichen und sozialpädagogischen Bemühungen anfangs mit Widerstand begegneten. Viele der beschriebenen Verhaltensweisen könnten aus heutiger Sicht zu traumabezogenen Stressreaktionen gezählt werden.

Auch der Österreicher Aichhorn (1878–1949) brachte als Pädagoge und Psychoanalytiker das Unbewusste und eine respektvolle und von Interesse geprägte Haltung gegenüber dissozialen Kindern und Jugendlichen in die pädagogische Arbeit ein. Er gilt als Begründer der psychoanalytischen Pädagogik. Aichhorn unterstrich bereits damals die Notwendigkeit eines interdisziplinären Diskurses und der Kontextbezogenheit (Einbezug psychologischer, psychiatrischer, soziologischer, kulturpolitischer und staatswissenschaftlicher Probleme) im Feld der Pädagogik (vgl. Aichhorn, 1987, S. 15). Auch Freud (1895–1982) propagierte die Verbindung der Psychoanalyse und Pädagogik; sie hielt Vorträge zur Einführung in die Psychoanalyse für Pädagogen (Freud, 1930). Bettelheim (z. B. 1964/1973) sowie Redl (z. B. 1971) und Wineman (z. B. Redl & Wineman, 1951/1970) entwickelten Mitte des 20. Jahrhunderts milieutherapeutische Konzepte, die den Kindern Lebensräume schaffen sollten, in denen sie schädigende Abwehrhaltungen aufgeben und heilsame emotionale Bindungen eingehen konnten.

Die Pädagogik der Befreiung von Freire (1921–1997) kann ebenfalls als wegweisend für die traumapädagogische Bewegung gelten. Sie setzt auf Ermutigung und Bemächtigung des Individuums, sein Leben autonom zu gestalten; der Mensch soll ein Bewusstsein für seine Situation im Kontext gesellschaftlicher und sozialer Realitäten gewinnen (Freire, 1971/1975). Freire (1981) machte auch auf die Notwendigkeit einer politischen Einflussnahme der Pädagogik aufmerksam (vgl. Weiß, 2013d, S. 37). Diese politisch-emanzipatorische Komponente schwingt bei vielen dieser engagierten Personen mit. Das Individuum wird ermutigt und befähigt, sich in den demokratischen Prozess einzumischen, um gesellschaftliche Ungerechtigkeiten und durch äußere Bedingungen verursachte Defizite zu überwinden. In ähnlicher Weise zieht sich die – psychoanalytisch geprägte – Annahme ‚des guten Grundes' durch die für die Traumapädagogik grundlegenden pädagogischen Konzepte. Es wird gesehen, dass Kinder für ihr Verhalten einen guten Grund haben, den es im Kontext ihrer bisherigen Lebenserfahrungen zu verstehen gilt (vgl. Weiß, 2013d, S. 38).

Allein an diesen Beispielen wird deutlich, wie viele VorreiterInnen es gegeben hat, die wichtige Impulse für die Traumapädagogik lieferten. Zu ihrer Zeit galten sie häufig als pädagogische Ausnahmeerscheinungen, und das Problem war letztlich, so Giesecke (1997, S. 172), dass sie sich nicht „auf Serie legen" ließen. Pestalozzi, Korcak und andere teilten den Mangel an Professionalität in Bezug auf die Weitergabe ihres Handlungswissens an die PraktikerInnen, die in ihren Kinder- und Jugendheimen arbeiteten. Eine systematisierte anwendungsorientierte Ausbildung fand nicht statt. Neben der generellen Professionalisierungstendenz der Pädagogik und Sozialen Arbeit in den letzten 20 Jahren ist die Traumapädagogik daher bemüht, diesem Bedarf mit theoretisch fundierten, standardisierten und praxisbezogenen Aus- und Weiterbildungsangeboten nachzukommen. Es gibt bereits eine Reihe anerkannter Weiterbildungsinstitute im deutschsprachigen Raum, die eine Zusatzqualifizierung zur Traumapädagogik und Traumazentrierten Fachberatung (nach DeGPT/BAG-TP) anbieten. Eine Auflistung der durch die DeGPT und BAG-TP zertifizierten Institute findet sich auf der Homepage der Deutschsprachigen Gesellschaft für Psychotraumatologie (www.degpt.de; vgl. DeGPT, 2014).

Traumapädagogik in Bewegung

Die neue Fachrichtung Traumapädagogik ist kein statisches Gebilde. Entsprechend der multikomplexen Problemlagen ihrer Klientel (s. o., Einleitung) und sich ständig verändernder Aufgaben begreift sie sich als offene Fachrichtung in Bewegung, die versucht interdisziplinären Weitblick beizubehalten und sich gemäß den Anforderungen weiterzuentwickeln. Außerdem ist sie eine Bewegung mit emanzipatorischen Zielen zur Verbesserung der Situation der Mädchen und Jungen als auch der psychosozialen Fachkräfte. Heute besteht bereits über die Grenzen Deutschlands hinaus eine Reihe traumapädagogischer Konzepte und Einrichtungen der Jugendhilfe, die traumapädagogische Ansätze implementieren. Zunehmend entstehen Forschungsprojekte „zur Effizienz und Effektivität traumapädagogischer Konzepte im Sinne einer wissenschaftlichen Evaluation und kontinuierlicher Qualitätssicherung“ (Gahleitner & Schmid, 2014, S. 281). Mittlerweile hat eine weitreichende Differenzierung der Traumapädagogik stattgefunden, was u.a. in Zusammenhang mit der Berufsidentität der einzelnen VertreterInnen und dem Bedarf der KlientInnen im jeweiligen Arbeitsfeld steht (vgl. Kühn, 2012). Dennoch zeigen sich nach wie vor übergreifende Gemeinsamkeiten in den zentralen Inhalten.

Grundlagen der traumapädagogischen Arbeit

Eine Arbeitsgruppe der Bundesarbeitsgemeinschaft Traumapädagogik (BAG) erarbeitete auf dem Hintergrund der Diskussionen und Erkenntnisse der letzten Jahre „Standards für die traumapädagogische Arbeit in der (stationären) Kinder- und Jugendhilfe“ (vgl. Lang et al., 2013). Sie beinhalten nicht nur die Anforderungen an Einrichtungen, die mit traumatisierten Kindern und Jugendlichen arbeiten, sondern geben auch Aufschluss über die traumapädagogischen Verstehenshintergründe zu den herausgegebenen Standards. Demnach bildet eine traumasensible Grundhaltung die Basis traumapädagogischen Geschehens. Sie prägt die Entwicklung traumapädagogischer Konzepte und bietet eine Orientierung für das Handeln im praktischen Feld (vgl. Abbildung 2). Im Zentrum dieser Überlegungen steht – wie schon bei einigen pädagogischen Klassikern (s.o.) – die ‚Annahme des guten Grundes‘. Das Verhalten des Kindes auf dem Hintergrund seiner Erfahrung als eine Bewältigungsstrategie, als eine normale Reaktion auf eine außerordentliche Belastungssituation zu sehen, ist daher als Grundvoraussetzung zu begreifen.

Entlang dieser Annahme wird das Kind in seinem Wesen und in seiner (Über-)Lebensleistung wertgeschätzt. Es ist Experte seines Lebens, die Fachleute stellen ihm ihr Wissen und Unterstützung für die Traumabewältigung zur Verfügung (vgl. Weiß, 2011, S. 265). Das Mitwirken des Kindes bei Ereignissen und Entscheidungsprozessen wird unter Berücksichtigung seiner Fähigkeiten, aber auch seiner Belastungsgrenzen partizipativ gefördert. Transparenz und Klarheit auf allen Ebenen sollen Sicherheit und Vertrauen für Kinder, Jugendliche und PädagogInnen schaffen, indem Situationen und Vorgänge nachvollzieh- und einschätzbarer gemacht werden. Traumata bringen die Gefühlswelt in ein Ungleichgewicht. Gefühle wie Angst, Ohnmacht, Trauer, Scham, Wut und Ekel treten in den Vordergrund und übertragen sich auf Betreuungspersonen. Die aktive Förderung, gemeinsam Freude und Spaß zu erleben, setzt ein Gegengewicht zur lähmenden Destruktivität, unterstützt die förderliche Serotoninausschütung, das Lernen und die Entwicklung.

Abbildung 2: Grundhaltung in der Traumapädagogik (in Anlehnung an Arbeitsgruppe Traumapädaogische Standards, 2013, S. 86–89)

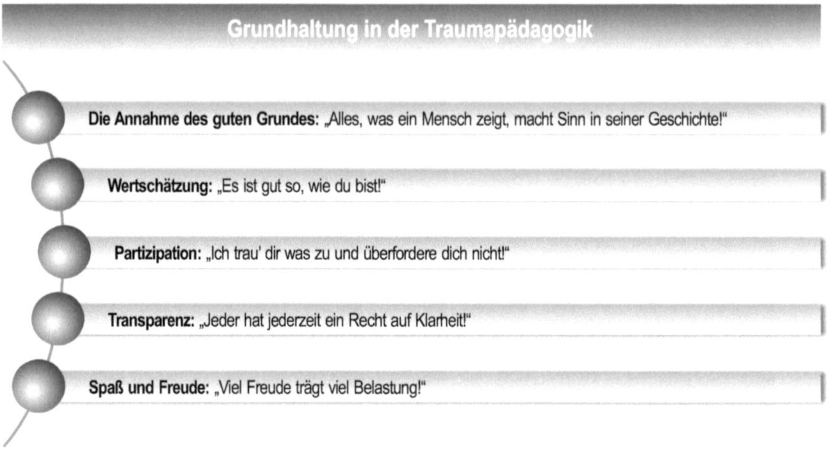

Kernstücke traumapädagogischer Arbeit

Aufbauend auf diese Grundhaltung haben sich folgende handlungsleitende Inhalte in der traumapädagogischen Arbeit herauskristallisiert (vgl. Abbildung 3). Die „Pädagogik des sicheren Ortes" (Kühn, 2006, 2013) kann als Grundstein betrachtet werden. Traumatisierte Kinder und Jugendliche, aber auch die Fachkräfte an ihrer Seite brauchen zu allererst einen Ort größtmöglicher Sicherheit, um sich den Traumabewältigungs- und Entwicklungsaufgaben nähern zu können. Das bedeutet, die Kinder und Jugendlichen vor Retraumatisierung und neuerlichen Traumatisierungen weitgehend zu schützen und ihnen einen Lebensraum zu schaffen, der für sie einschätzbar und bewältigbar ist. Brisch (2013), Lang (Lang, T., 2013) und Gahleitner (2011) machen in diesem Zusammenhang die Wichtigkeit einer sicherheitsgebenden, verlässlichen und einschätzbaren Bindungsgestaltung für Kinder und Jugendliche deutlich. Zuverlässige Bindungen ermöglichen korrigierende Erfahrungen, wirken als Schutzfaktoren und sind per se heilsam. Was so selbstverständlich klingt, ist im pädagogischen Alltag häufig eine Herkulesaufgabe, die einen reflektieren Umgang mit Störungsdynamiken, destruktiven Bindungs- und Übertragungsphänomenen verlangt.

Die PädagogInnen als wesentlichen Bestandteil einer gelingenden Pädagogik zu sehen, findet in der Praxis häufig zu wenig Beachtung. Lang (2013a) betont die Notwendigkeit, die Belastungen und Anforderungen der Berufsgruppe ernst zu nehmen, ihren Anteil in der pädagogischen Beziehung (z.B. in Situationen der Übertragung und Gegenübertragung) zu berücksichtigen und sie in der Bewältigung dieser Herausforderungen zu unterstützen, sie zu stabilisieren und für den Erhalt der Freude an der Arbeit zu sorgen (vgl. ebenda).

Abbildung 3: Kernstücke der traumapädagogischen Arbeit

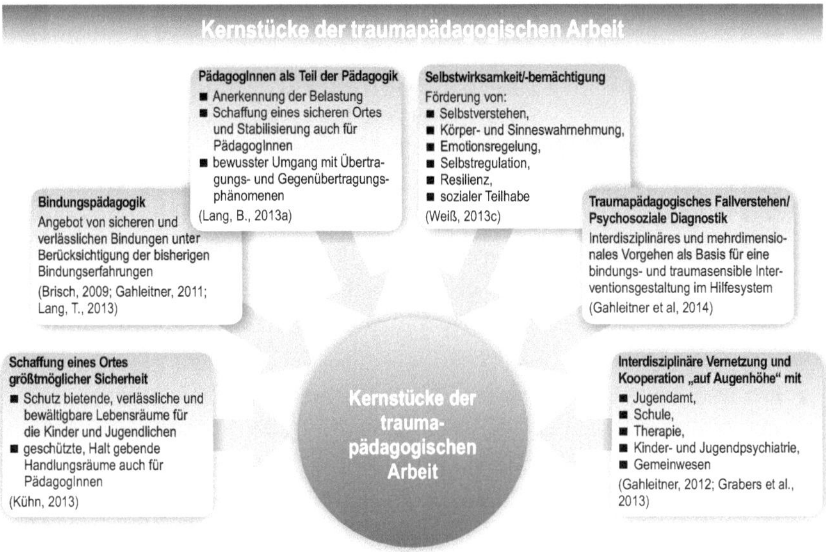

Die Pädagogik der Selbstbemächtigung nach Weiß (2013c) setzt von einer weiteren Perspektive aus auf das Überwinden der lähmenden Ohnmacht, die ein Trauma bei Individuen und in Systemen hinterlassen kann. Mit Methoden zur Förderung des Selbstverstehens, zur Sensibilisierung für die eigene Körper- und Sinneswahrnehmung sowie zur Unterstützung der Emotions- und Selbstregulation werden Kindern und Jugendlichen, aber auch Bezugspersonen im Hilfesystem zur Selbstwirksamkeit befähigt. Schon die Einsicht in eigene Symptome wie Erstarrung, Übererregung und Dissoziation, das Wissen um die Sinnhaftigkeit der Übertragungen alter Erfahrungen und Bindungserfahrungen können die Isolation und Ohnmacht sowie die Gefühle von Schuld und Scham korrigieren helfen. Dynamische Resilienzfaktoren, die teils im Kind selbst und teils in seiner Umgebung vorhanden sind, gilt es zu erkennen und zu stärken. Kinder und Jugendliche in ihrer Selbstregulationsfähigkeit zu unterstützen, damit sie ihre traumabedingte

Überregung und/oder Dissoziation im Alltag besser steuern können, erhöht zudem ihre Chancen auf soziale Teilhabe (vgl. Weiß, 2013c).

Im Umgang mit traumatisierten Kindern und Jugendlichen hat man, wie eingangs geschildert, zudem häufig mit Multiproblemlagen zu tun. Die Kinder und Jugendlichen werden von einem weitläufigen, multidisziplinären Hilfesystem betreut, in dem die einzelnen Personen manchmal unabhängig und wenig aufeinander abgestimmt agieren. Der Vorteil einer Kooperation der beteiligten Fachbereiche (Jugendamt, Schule, Therapie, Kinder- und Jugendpsychiatrie etc.) auf Augenhöhe ist selbstredend, aber in der Praxis aus verschiedenen Gründen nicht selbstverständlich. Ein Berliner Forschungsprojekt (Arbeitskreis der Therapeutischen Jugendwohngruppen Berlin, 2009) lieferte u.a. das Ergebnis, dass ein konstruktives Zusammenwirken des Gesamtsystems die Selbstheilungskräfte und Ressourcen der Jugendlichen besser zur Entfaltung bringen kann. Grabars, Hensel und Löble (2013) gewähren in ihrem Artikel ebenfalls Einblick in die Herausforderungen und Schwierigkeiten interdisziplinärer Vernetzung in der stationären Kinder- und Jugendhilfe, die sich durch die unterschiedlichen Systeme mit ihren jeweiligen Aufträgen, Interessen, Vorbehalten und Herangehensweisen ergeben.

Zu einem selbstverständlichen Umgang mit Multiproblemlagen gehört auch ein interdisziplinäres und mehrdimensionales Vorgehen in der Diagnostik (Gahleitner & Homfeldt, 2012). Nur auf dieser Basis ist eine bindungs- wie traumasensible Interventionsgestaltung möglich. Heiner (2010, 2013) hat für diese mehrdimensionale Anforderung an psychosoziale Diagnostikprozesse die Begrifflichkeit „Diagnostisches Fallverstehen" geprägt. Gahleitner, Andreae de Hair, Weinberg und Weiß (2014) haben daraus ein Vorgehen ‚traumapädagogischen Fallverstehens' entwickelt, welches sich zugleich als sinnvolles Instrument für die Kinder- und Jugendhilfeplanung eignet (vgl. zu einer Skizze dieses Modells auch Kreiner, Schrimpf, Gahleitner & Pieh, in diesem Band).

Ausblick

Traumapädagogik kann man als neue Fachrichtung begreifen, die sich den Bedürfnissen der ihr anvertrauten Kindern und Jugendlichen zu stellen versucht, indem sie mit bewährten Erfahrungen und aktuellen Erkenntnissen aus verschiedenen Disziplinen nach innovativen Wegen der Betreuung, Begleitung und Behandlung sucht. Erste Forschungsergebnisse zeigen, dass die eingeschlagenen Wege für die betroffenen Kinder und Jugendlichen zu Erfolgen führen können (Gahleitner & Schmid, 2014). Es bleibt zu hoffen, dass das Engagement für die neue Fachrichtung auch weiterhin bei Fachkräften und Institutionen der stationären wie ambulanten Kinder- und Jugendhilfe auf Interesse stößt und dazu verhilft, betroffenen Kindern und Jugendlichen mit frühen traumatischen Erfahrungen bessere Entwicklungs- und Bewältigungschancen zu bieten. In weiterer Folge ist auch ein Ausbau auf andere Zielgruppen denkbar.

Literatur

Aichhorn, August (1987). *Verwahrloste Jugend. Die Psychoanalyse in der Fürsorgeerziehung. 10 Vorträge zur ersten Einführung* (10., unveränd. Aufl.). Bern: Huber (Original erschienen 1925).

Arbeitsgruppe Traumapädagogische Standards in stationären Einrichtungen der Jugendhilfe (2013). Das Positionspapier der BAG Traumapädagogik. In Birgit Lang, Claudia Schirmer, Thomas Lang, Ingeborg Andreae de Hair, Thomas Wahle, Jacob Bausum, Wilma Weiß & Marc Schmid (Hrsg.), *Traumapädagogische Standards in der stationären Kinder- und Jugendhilfe. Eine Praxis- und Orientierungshilfe der BAG Traumapädagogik* (S. 84–105). Weinheim: Beltz Juventa.

Arbeitskreis der Therapeutischen Jugendwohngruppen Berlin (Hrsg.) (2009). *Abschlussbericht der Katamnesestudie therapeutischer Wohngruppen in Berlin. KATA-TWG.* Berlin: Verlag allgemeine jugendberatung. Online verfügbar: http://www.forschung-stationaere-jugendhilfe.de/downloads/kata-twg_bericht.pdf [13.09.2014].

Bauman, Zygmunt (1995). Vom Pilger zum Touristen – Postmoderne Identitätsprojekte. In Heiner Keupp (Hrsg.), *Der Mensch als soziales Wesen. Sozialpsychologisches Denken im 20. Jahrhundert. Ein Lesebuch* (Reihe: Lust an der Erkenntnis; S. 295–300). München: Piper (Original erschienen 1993).

Bausum, Jacob (2013). Ressourcen der Gruppe zur Selbstbemächtigung. „Ich bin und ich brauche euch“. In Jacob Bausum, Lutz Besser, Martin Kühn & Wilma Weiß (Hrsg.), *Traumapädagogik. Grundlagen, Arbeitsfelder und Methoden für die pädagogische Praxis* (3., durchges. Aufl.; S. 189–198). Weinheim: Beltz Juventa.

Beck, Ulrich (1986). *„Risikogesellschaft“. Auf dem Weg in eine andere Moderne.* Frankfurt: Suhrkamp.

Bettelheim, Bruno (1973). *So können sie nicht leben. Die Rehabilitierung emotional gestörter Kinder.* Stuttgart: Klett (englisches Original erschienen 1964).

Böhnisch, Lothar, Lenz, Karl & Schröer, Wolfgang (2009). *Sozialisation und Bewältigung. Eine Einführung in die Sozialisationstheorie der zweiten Moderne* (Reihe: Juventa Paperback). Weinheim: Juventa.

Brisch, Karl Heinz (2009). *Bindungsstörungen. Von der Bindungstheorie zur Therapie* (9., vollständ. überarb. und erw. Aufl.). Stuttgart: Klett-Cotta.

Brisch, Karl Heinz (2013). „Schütze mich, damit ich mich finde“. Bindungspädagogik und Neuerfahrung nach Traumata. In Jacob Bausum, Lutz-Ulrich Besser, Martin Kühn & Wilma Weiß (Hrsg.), *Traumapädagogik. Grundlagen, Arbeitsfelder und Methoden für die pädagogische Praxis* (3., durchges. Aufl.; S. 150–166). Weinheim: Beltz Juventa.

Deutschsprachige Gesellschaft für Psychotraumatologie (DeGPT) (2012). Mindeststandards zur Zusatzqualifikation: „Traumapädagogik und Traumazentrierte Fachbera-

tung“ nach den Empfehlungen der DeGOT und BAG Traumapädagogik. Hamburg: DeGPT. Online verfügbar: http://www.degpt.de/DeGPT-Dateien/Curriculum%20 Traumap%C3%A4d_final.pdf [13.09.2014].
Deutschsprachige Gesellschaft für Psychotraumatologie (DeGPT) (2014). *Anerkannte Weiterbildungsinstitute „Traumapädagogik und Traumazentrierte Fachberatung“ (DeGPT/ BAG-TP).* Hamburg: DeGPT. Online verfügbar: http://www.degpt.de/Institute-Traumap%C3%A4dagogik.pdf [13.09.2014].
Felitti, Vincent J. (2002). Belastungen in der Kindheit und Gesundheit im Erwachsenenalter: die Verwandlung von Gold in Blei. *Zeitschrift für Psychosomatische Medizin und Psychotherapie, 48*(4), 359–369.
Franzkowiak, Peter, Homfeldt, Hans Günther & Mühlum, Albert (2011). *Lehrbuch Gesundheit* (Reihe: Studienmodule Soziale Arbeit). Weinheim: Juventa.
Freire, Paulo (1975). *Pädagogik der Unterdrückten. Bildung als Praxis der Freiheit* (ungek. Ausg.). Reinbek: Rowohlt (portugiesisches Original erschienen 1971).
Freire, Paulo (1981). *Der Lehrer ist Politiker und Künstler. Neue Texte zu befreiender Bildungsarbeit.* Reinbek: Rowohlt.
Freud, Anna (1930). *Einführung in die Psychoanalyse für Pädagogen.* Stuttgart: Hippokrates-Verlag.
Gahleitner, Silke Birgitta (2010). Das „Therapeutische Milieu“ als Antwort auf frühe Gewalterfahrung: Der Personzentrierte Ansatz bei komplexer Traumatisierung. *Trauma & Gewalt, 4*(2), 128–140.
Gahleitner, Silke Birgitta (2011). *Das Therapeutische Milieu in der Arbeit mit Kindern und Jugendlichen. Trauma- und Beziehungsarbeit in stationären Einrichtungen.* Bonn: Psychiatrie-Verlag.
Gahleitner, Silke Birgitta (2012). Traumapädagogik und Psychosoziale Traumaarbeit: Modeerscheinung oder Notwendigkeit? *Trauma & Gewalt, 6*(3), 2–13.
Gahleitner, Silke Birgitta, Andreae de Hair, Ingeborg, Weinberg, Dorothea & Weiß, Wilma (2014). Traumapädagogische Diagnostik und Intervention. In Silke Birgitta Gahleitner, Marc Schmid, Thomas Hensel & Martin Kühn (Hrsg.), *Traumapädagogik in psychosozialen Handlungsfeldern. Ein Handbuch für Jugendhilfe, Schule und Klinik* (S. 251–279). Göttingen: Vandenhoeck & Ruprecht.
Gahleitner, Silke Birgitta & Hahn, Gernot (Hrsg.) (2012). *Übergänge gestalten, Lebenskrisen begleiten* (Reihe: Klinische Sozialarbeit – Beiträge zur psychosozialen Praxis und Forschung, Bd. 4). Bonn: Psychiatrie-Verlag.
Gahleitner, Silke Birgitta & Homfeldt, Hans Günther (Hrsg.) (2012). *Kinder und Jugendliche mit speziellem Versorgungsbedarf. Beispiele und Lösungswege für Kooperation der sozialen Dienste* (Reihe: Studien und Praxishilfen zum Kinderschutz). Weinheim: Beltz Juventa.
Gahleitner, Silke Birgitta & Schmid, Marc (2014). Traumapädagogische Forschung und Qualitätssicherung. In Silke Birgitta Gahleitner, Thomas Hensel, Martin Baierl, Martin Kühn & Marc Schmid (Hrsg.), *Traumapädagogik in psychosozialen Handlungsfeldern. Ein Handbuch für Jugendhilfe, Schule und Klinik* (S. 280–293). Göttingen: Vandenhoeck & Ruprecht.
Georgens, Jan-Daniel & Deinhardt, Heinrich Marianus (1861). *Die Heilpädagogik mit besonderer Berücksichtigung der Idiotie und der Idiotenanstalten. Band 1: Zwölf Vorträge zur Einleitung und Begründung einer heilpädagogischen Gesammtwissenschaft.* Leipzig: Fleischer.

Georgens, Jan-Daniel & Deinhardt, Heinrich Marianus (1863). *Die Heilpädagogik mit besonderer Berücksichtigung der Idiotie und der Idiotenanstalten. Band 2: Zwölf Vorträge über die Idiotie und die Idiotenerziehung in ihrem Verhältniss zu den übrigen Zweigen der Heilpädagogik und zu der Gesundenerziehung.* Leipzig: Fleischer.

Giddens, Anthony (2001). *Entfesselte Welt. Wie die Globalisierung unser Leben verändert.* Frankfurt: Suhrkamp (englisches Original erschienen 1999).

Giesecke, Hermann (1997). *Die pädagogische Beziehung. Pädagogische Professionalität und die Emanzipation des Kindes.* Weinheim: Juwenta.

Grabars, Wiebke, Hensel, Thomas & Löble, Markus (2013). Interdisziplinäre Vernetzung. In Birgit Lang, Claudia Schirmer, Thomas Lang, Ingeborg Andreae de Hair, Thomas Wahle, Jacob Bausum, Wilma Weiß & Marc Schmid (Hrsg.), *Traumapädagogische Standards in der stationären Kinder- und Jugendhilfe: Eine Praxis- und Orientierungshife der BAG Traumapädagogik* (S. 268–278). Weinheim: Beltz Juventa.

Heiner, Maja (2010). Diagnostik in der Sozialen Arbeit: Zielsetzung, Gegenstand und Dimensionen. *Archiv für Wissenschaft und Praxis der sozialen Arbeit, 41*(4), 14–28.

Heiner, Maja (2013). Wege zu einer integrativen Grundlagendiagnostik in der Sozialen Arbeit. In Silke Birgitta Gahleitner, Gernot Hahn & Rolf Glemser (Hrsg.), *Psychosoziale Diagnostik* (Reihe: Klinische Sozialarbeit. Beiträge zur psychosozialen Praxis und Forschung, Bd. 5; S. 18–34). Bonn: Psychiatrie-Verlag.

Jaritz, Caroline, Wiesinger, Detlev & Schmid, Marc (2008). Traumatische Lebensereignisse bei Kindern und Jugendlichen in der stationären Jugendhilfe. *Trauma & Gewalt, 2*(4), 266–277.

Keupp, Heiner (1998). Chancen des Umbruchs – das soziale Kapital Deutschlands. In Bernd Röhrle & Frank Nestmann (Hrsg.), *Netzwerkintervention* (S. 279–296). Tübingen: DGVT-Verlag.

Keupp, Heiner (2012). Alltägliche Lebensführung in der fluiden Gesellschaft. In Silke Birgitta Gahleitner & Gernot Hahn (Hrsg.), *Übergänge gestalten, Lebenskrisen begleiten* (Reihe: Klinische Sozialarbeit. Beiträge zur psychosozialen Praxis und Forschung, Bd. 4; S. 34–51). Bonn: Psychiatrie-Verlag.

Keupp, Heiner, Rudeck, Reinhard, Schröer, Hubertus, Seckinger, Mike & Straus, Florian (Hrsg.) (2010). *Armut und Exklusion. Gemeindepsychologische Analysen und Gegenstrategien* (Reihe: Fortschritte der Gemeindepsychologie und Gesundheitsförderung, Bd. 21). Tübingen: DGVT-Verlag.

Korczak, Janusz (1967). *Wie man ein Kind lieben soll.* Göttingen: Vandenhoeck & Ruprecht (polnisches Original erschienen 1919).

Kühn, Martin (2006). *Bausteine einer „Pädagogik des Sicheren Ortes" – Aspekte eines pädagogischen Umgangs mit traumatisierten Kindern in der Jugendhilfe.* Vortrag bei der Fachtagung „(Akut) traumatisierte Kinder und Jugendliche in Pädagogik und Jugendhilfe" in Merseburg am 17./18.02.2006. Online verfügbar: http://www.jugendsozialarbeit.de/media/raw/martin_kuehn.pdf [13.09.2014].

Kühn, Martin (2012). „Jeder Schritt macht eine neue Farbe…" Zur Diversität traumapädagogischer Arbeitsfelder. *Trauma & Gewalt, 6*(3), 190–197.

Kühn, Martin (2013). „Macht Eure Welt endlich wieder zu meiner!" Anmerkungen zum Begriff der Traumapädagogik. In Jacob Bausum, Lutz Besser, Martin Kühn & Wilma Weiß (Hrsg.), *Traumapädagogik. Grundlagen, Arbeistfelder und Methoden für die pädagogische Praxis* (3., durchges. Aufl.; S. 24–37). Weinheim: Beltz Juventa.

Lang, Birgit (2013a). Die PädagogInnen als Teil der Pädagogik. In Birgit Lang, Claudia Schirmer, Thomas Lang, Ingeborg Andreae de Hair, Thomas Wahle, Jacob Bausum, Wilma Weiß & Marc Schmid (Hrsg.), *Traumapädagogische Standards in der stationären Kinder- und Jugendhilfe. Eine Praxis- und Orientierungshilfe der BAG Traumapädagogik* (S. 127–144). Weinheim: Beltz Juventa.

Lang, Birgit (2013b). Stabilisierung und (Selbst-)Fürsorge für pädagogische Fachkräfte als institutioneller Auftrag. In Jacob Bausum, Lutz-Ulrich Besser, Martin Kühn & Wilma Weiß (Hrsg.), *Traumapädagogik. Grundlagen, Arbeitsfelder und Methoden für die pädagogische Praxis* (3., durchges. Aufl.; S. 220–228). Weinheim: Beltz Juventa.

Lang, Birgit, Schirmer, Claudia, Lang, Thomas, Andreae de Hair, Ingeborg, Wahle, Thomas, Bausum, Jacob, Weiß, Wilma & Schmid, Marc (Hrsg.) (2013). *Traumapädagogische Standards in der stationären Kinder- und Jugendhilfe. Eine Praxis- und Orientierungshilfe der BAG Traumapädagogik.* Weinheim: Beltz Juventa.

Lang, Thomas (2013). Bindungspädagogik – Haltgebende, verlässliche und einschätzbare Beziehungsangebote für Kinder und Jugendliche. In Birgit Lang, Claudia Schirmer, Thomas Lang, Ingeborg Andreae de Hair, Thomas Wahle, Jacob Bausum, Wilma Weiß & Marc Schmid (Hrsg.), *Traumapädagogische Standards in der stationären Kinder- und Jugendhilfe: Eine Praxis- und Orientierungshife der BAG Traumapädagogik* (S. 187–217). Weinheim: Beltz Juventa.

Mielck, Andreas (2005). *Soziale Ungleichheit und Gesundheit. Empirische Ergebnisse, Erklärungsansätze, Interventionsmöglichkeiten.* Bern: Huber.

Montessori, Maria (1981). *Kinder sind anders.* Frankfurt: Ullstein (italienisches Original erschienen 1938).

Pestalozzi, Johann Heinrich (2010). *Stanser Brief.* [Brief an einen Freund über seinen Aufenthalt in Stans]. Online verfügbar: http://www.heinrich-pestalozzi.de/es/dokumentation/zeit_leben_werke/level2/level_3/stanser_brief_volltext/index.htm [13.09.2014] (Original erschienen 1799).

Pleyer, Karl Heinz (2004). Co-traumatische Prozesse in der Eltern-Kind-Beziehung. *systhema, 18*(2), 132–149. Online verfügbar: http://www.harth-therapie.de/download/CotraumatProzesse-Pleyer-04.pdf [13.09.2014].

Redl, Fritz (1971). *Erziehung schwieriger Kinder. Beiträge zu einer psychotherapeutisch orientierten Pädagogik* (Reihe: Erziehung in Wissenschaft und Praxis, Bd. 13). München: Piper.

Schmid, Marc (2007). *Psychische Gesundheit von Heimkindern. Eine Studie zur Prävalenz psychischer Störungen in der stationären Jugendhilfe.* Weinheim: Juventa.

Schmid, Marc (2010). Umgang mit traumatisierten Kindern und Jugendlichen in der stationären Jugendhilfe: „Traumasensibilität" und „Traumapädagogik". In Jörg M. Fegert, Ute Ziegenhain & Lutz Goldbeck (Hrsg.), *Traumatisierte Kinder und Jugendliche in Deutschland. Analysen und Empfehlungen zu Versorgung und Betreuung* (Reihe: Studien und Praxishilfen zum Kinderschutz; S. 36–60). Weinheim: Juventa.

Uttendörfer, Jochen (2008). Traumazentrierte Pädagogik. Von der Entwicklung der Kultur eines „Sicheren Ortes". *Unsere Jugend, 60*(2), 50–65.

Wagner, Wolf (2013). Psychoanalytische Sozialpädagogik als Traumapädagogik. Familienanaloge Ersatzelternschaft für psychosozial hochbelastete Kinder. In Jacob Bausum, Lutz-Ulrich Besser, Martin Kühn & Wilma Weiß (Hrsg.), *Traumapädagogik. Grundlagen, Arbeitsfelder und Methoden für die pädagogische Praxis* (3., durchges. Aufl.; S. 91–104). Weinheim: Beltz Juventa.

Weiß, Wilma (2011). Traumapädagogik – eine junge Fachdisziplin, die zum Handeln befreit. *EREV-Schriftenreihe, 88*(5), 260–267.

Weiß, Wilma (2013a). *Philipp sucht sein Ich. Zum pädagogischen Umgang mit Traumata in den Erziehungshilfen* (Reihe: Basistexte Erziehungshilfen; 7., unveränd. Aufl.). Weinheim: Juventa (letzte überarb. Aufl. erschienen 2011).

Weiß, Wilma (2013b). Selbstbemächtigung – ein Kernstück der Traumapädagogik. In Jacob Bausum, Lutz-Ulrich Besser, Martin Kühn & Wilma Weiß (Hrsg.), *Traumapädagogik. Grundlagen, Arbeitsfelder und Methoden für die pädagogische Praxis* (3., durchges. Aufl.; S. 167–181). Weinheim: Beltz Juventa.

Weiß, Wilma (2013c). Selbstbemächtigung/Selbstwirksamkeit – ein traumapädagogischer Beitrag zur Traumaheilung. In Birgit Lang, Claudia Schirmer, Thomas Lang, Ingeborg Andreae de Hair, Thomas Wahle, Jacob Bausum, Wilma Weiß & Marc Schmid (Hrsg.), *Traumapädagogische Standards in der stationären Kinder- und Jugendhilfe. Eine Praxis- und Orientierungshilfe der BAG Traumapädagogik* (S. 145–156). Weinheim: Beltz Juventa.

Weiß, Wilma (2013d). Traumapädagogik – Geschichte, Entstehung und Bezüge. In Birgit Lang, Claudia Schirmer, Thomas Lang, Ingeborg Andreae de Hair, Thomas Wahle, Jacob Bausum, Wilma Weiß & Marc Schmid (Hrsg.), *Traumapädagogische Standards in der stationären Kinder- und Jugendhilfe. Eine Praxis- und Orientierungshilfe der BAG Traumapädagogik* (S. 32–44). Weinheim: Beltz Juventa.

Wilkinson, Richard G. & Pickett, Kate (2010). *Gleichheit ist Glück. Warum gerechte Gesellschaften für alle besser sind* (3., erw. Aufl.). Berlin: Tolkemitt bei Zweitausendeins (englisches Original erschienen 2009).

World Health Organization (WHO) (2001). *The World Health Report 2001. Mental health: new perspectives, new hope.* Genf: WHO. Online verfügbar: www.who.int/entity/whr/2001/en/whr01_en.pdf [13.09.2014].

Gernot Hahn

Trauma und Täterschaft

Die Mehrzahl kriminaltherapeutischer Programme zur Behandlung von Gewalt- und Sexualstraftätern[1] hat sich in der Diagnostik, der Bewertung zugrunde liegender relevanter Störungen und in den Interventionsstrategien lange Zeit ausschließlich auf Risikoaspekte und Defizite des Täters gestützt (Hahn, 2007). Kernstück der oft standardisierten Behandlungsprogramme (z.B. Endrass et al., 2012; Müller-Isberner & Eucker, 2009) ist die Deliktrekonstruktion, ein aufdeckendes und stark konfrontierendes Vorgehen, bei dem der genaue Deliktablauf, die emotionalen, körperlichen, situativen und sozialen Kontextfaktoren protokolliert und verhaltenstherapeutisch analysiert werden. Ziel dieser Arbeit ist die Aufdeckung von Verhaltensmustern und den damit verbundenen Entscheidungsschritten. Darauf aufbauend werden Verhaltensalternativen entwickelt, die im Sinn einer umfassenden Delikt- und Rückfallprävention implementiert werden. Ein solches Vorgehen setzt voraus, dass der Patient motiviert, belastbar, in seiner psychischen Erkrankung erreichbar und kooperativ ist. Die Deliktbearbeitung erfolgt in den Einrichtungen des Straf- und Maßregelvollzugs zumeist in der Phase der geschlossenen Unterbringung, in der keine Lockerungen gewährt werden, wodurch Sicherungsaspekte realisiert werden.

Aktueller Forschungsstand

Neuere Forschungsergebnisse (Überblick bei Hahn & Stiels-Glenn, 2010, S. 41 ff.; Heyden & Jarosch, 2010, S. 163 ff.) deuten darauf hin, dass sich traumatische Belastungen gehäuft auch bei psychisch kranken Straftätern finden. Chevalier und Kollegen (2009) berichten eine Lebenszeitprävalenz von ca. 50 % für eine komplexe posttraumatische Belastungsstörung (PTSD) bei psychisch kranken Straftätern. Ältere Untersuchungen belegen fünf- bis zehnfach höhere Raten selbst erlebten Missbrauchs bei Inzesttätern im Vergleich gegenüber einer Kontrollgruppe (Pelto, 1981; Langevin, 1983; beide zit. n. Fischer et al., 2012, S. 13). Das Ausmaß der Traumatisierung bei (psy-

1 Ich beziehe mich in diesem Text ausschließlich auf männliche Straftäter.

chisch kranken) Straftätern beschreiben Schneider-Lehmann und Lohmer (2008): „Die frühkindliche Traumatisierung der Patienten war vielfältig und erstreckte sich von massiver Gewalterfahrung über sexuellen Missbrauch bis hin zu extremer emotionaler Vernachlässigung. Traumatisierend erlebte frühe Objektverluste aufgrund von Trennung oder Tod der Eltern ... mit nachfolgender Heimunterbringung des Patienten kamen oft hinzu" (S. 218). Das Ausmaß der Delinquenz, die Schwere von Gewalttaten scheint in Zusammenhang mit der Lebensgeschichte der Straftäter zu stehen. „Je schwerer die Gewalttaten sind, umso ähnlicher scheint sich auch die Biographie der wegen Vergewaltigung bestraften Täter wie die der übrigen Gewalttäter auszunehmen: Bei beiden Gruppen finden sich sehr häufig dysfunktionale Erziehungsumwelten in der Kindheit und krasse selbst erlebte Gewalterfahrungen als Risikofaktoren ... Man muss Gewalt lernen, um selbst gewalttätig zu werden" (Fiedler, 2004, S. 331). Differenzierte Studien, die sich mit der Gewalt in Familien, innerfamiliärer Traumatisierung und Missbrauchsverhalten befassen, belegen den für die Entwicklung von Delinquenzverhalten besonderen Belastungsaspekt (z.B. Craissati et al., 2002). Daneben finden sich empirische Belege für die Weitergabe schwerer Beziehungsstörungen und Traumatisierungen über Generationen hinweg, wodurch sich die Gefahr für Vernachlässigung, Misshandlung und Sexualstraftaten erhöht (Dudeck et al., 2006; Dudeck et al., 2012).

Trauma und Täterschaft

Welcher Zusammenhang besteht zwischen Traumatisierung und späterer Täterschaft? Ist das selbst erlebte Trauma ein Motiv für die Begehung von schweren Gewalt- und Sexualstraftaten? Die durch (früh-)kindliche, insbesondere schwere und chronifizierte Traumatisierung verursachten Symptome sind mannigfaltig und reichen von einer chronischen Affektdysregulation, selbstdestruktivem Verhalten, Problemen im sexuellen Erleben, Störung der Impulsregulation, Störung der Aufmerksamkeit und Informationsverarbeitung hin zu Bindungsstörung, chronischen Persönlichkeitsveränderungen und -störungen (Elbert et al., 2012). Butollo und KollegInnen (1999) beschreiben den Zusammenhang zwischen (früh)kindlichen traumatischen Erfahrungen und der Ausbildung einer Borderline-Persönlichkeitsstruktur sowie der Entwicklung einer antisozialen Persönlichkeit – Störungsbilder, wie sie bei Gewalt- und Sexualstraftätern oft zu finden sind (Kröber et al., 2010). Die umfassende Auswirkung des erlebten Traumas wird von Fischer und Riedesser (2003, S. 80) als „Erschütterung des kommunikativen Realitätsprinzips" beschrieben, woraus sich ein spezifisches Wahrnehmungs- und Handlungsschema herausbildet. Die Verarbeitung traumatischer Erfahrungen hängt davon ab, welche Risiko- und Schutzfaktoren vorliegen (Egle et al., 1997, S. 3f.; Bender & Lösel, 1997, S. 35f.), ob zusätzliche Belastungsmerkmale oder unterstützende Aspekte bestehen.

Der Zusammenhang zwischen selbst erlebtem Trauma und späterer Täterschaft wird im Kontext der „Reinszenierung als Bewältigungsmechanismus traumatischer Erfahrungen" (Fischer et al., 2012, S. 40) diskutiert. In diesen (psychoanalytischen) Konzepten (z.B. Hirsch, 1998; Lamott, 2000) spielen die Wirkeffekte des traumatischen Introjekts (z.B. Gewalterfahrung durch die Eltern) eine zentrale Rolle: durch die Ausübung der Aggression gegenüber Schwächeren erfolgt eine Identifikation mit den (gewalttätigen) Eltern, wodurch diese als „gute" Eltern gesehen werden können. Das Opfer wird dabei als „schlecht" definiert, der Täter kann sich, durch die Identifikation mit den gewalttätigen Eltern (ursprünglicher Aggressor) als „gut" wahrnehmen. Durch diesen Vorgang kommt es zum Abbau der Spannung zwischen Introjekt und Ich, bestehende Schuldgefühle und Selbstwertprobleme werden verringert. Das eigene Deliktverhalten dient der intrapsychischen Spannungsregulation und stellt damit einen Bewältigungsversuch bestehenden Belastungserlebens dar (Lamott, 2000). Schließlich wird durch die Umkehr des Opferstatus in den des Täters das zugrundeliegende Trauma „bewältigt", die eigene Position als „handlungsfähig" erlebt und über das Ausagieren von Kontrolle und Macht Selbstwirksamkeit erfahrbar. Deliktverhalten kann entsprechend als dysfunktionaler Bewältigungsversuch, als Akt des „psychischen Überlebens" (Fischer et al., 2010, S. 50) aufgefasst werden. Die Wiederholung des Traumas in der gewandelten Form als Täter ist eng mit dem Erleben von Kontrolle und Macht (Stiels-Glenn, 2003, S. 34) verknüpft, als Bewältigungsversuch dient sie der Wiederherstellung der Machtverhältnisse und der Angstabwehr.

Neben den hier genannten Verarbeitungs- und Abwehrmechanismen sind Dissoziation, Spaltung und Mentalisierung weitere für die Tätertherapie relevante Aspekte (Hahn & Stiels-Glenn, 2010, S. 42). Traumatische Erfahrungen und die daraus resultierenden Bewältigungsprobleme führen meist nicht zu späterem Deliktverhalten. Das Risiko, die eigene Opfererfahrung in Täterverhalten zu wandeln, hängt von weiteren psychosozialen Belastungsfaktoren ab: soziale Benachteiligung im Kindesalter, Akzeptanz des Missbrauchs als „normaler Vorgang", Missbrauch durch mehrere Personen, Missbrauch durch Frauen (vgl. Heyden & Jarosch, 2010, S. 180) sind als Beeinflussungsfaktoren für Täterverhalten identifiziert. Die Wirkung von Traumaintrojekten geschieht auf unbewusster Ebene, eine bewusste Wahrnehmung und Lokalisierung ist in der Regel nicht möglich (Fischer, 2007, S. 520). Wahrnehmbar sind Bedrohung, Angst und Hilflosigkeit. Die Bewältigung dieser Gefühle durch Deliktverhalten geschieht entsprechend unbewusst. Die für Risikokontrolle und Rückfallprävention entscheidende Selbstkontrolle ist diesen Patienten nicht möglich, ein angepasster Lebensstil, die freie Entscheidung für prosoziales Verhalten und gegen abweichendes Deliktverhalten (vgl. Kontrolltheorie: Hirschi, 1969; Gottfredson & Hirschi, 1994) ist nicht gegeben. In diesem unbewussten Mechanismus kann „kriminelles Verhalten … als sozial nicht angepasste Form der Bewältigung von Trauma und Misshandlung verstanden werden. Gewalttaten werden begangen, anstatt die Wut in Reaktion auf Vernachlässigung, Ablehnung und Misshandlung zu erleben. Antisoziale Taten werden durch eine nicht-reflektierte Haltung gegenüber dem Opfer erleichtert“ (Fonagy, 1998, S. 123).[2]

Traumatisches Erleben der eigenen Straftat

Schließlich kann die Straftat selbst eine traumatische Belastung für den Täter darstellen. Dieser Befund ist verstörend: Durch die Straftat werden Opfer geschädigt und traumatisiert, der Täter ist Aggressor. Allerdings: Die Begehung einer Straftat, massive Gewaltanwendung, sexuelle Gewalt, die Verletzung des Opfers, Intensität und Dauer einer Straftat können zu extremem Stress beim Täter führen. Diese Stresserfahrungen können eine posttraumatische Belastungsstörung bedingen. Die Thematik ist bislang wenig untersucht. Im deutschsprachigen Raum haben sich Dudeck und Kollegen (2007) im Rahmen einer Pilotstudie damit befasst. Die AutorInnen fanden Belege dafür, dass bei 74% der untersuchten Stichprobe (untergebrachte Patienten im Maßregelvollzug) mindestens ein Item dissoziativer Symptomatik aufwiesen (ebenda, S. 36). Die Täter erlebten ihr Tatverhalten u.a. als automatisch ablaufendes Geschehen, das sie selbst nicht beeinflussen konnten, der Ablauf des Delikts erschien den Tätern als besonders klar und deutlich mit besonderem Sinngehalt, Sinneseindrücke gestalteten sich unnatürlich intensiv, das Zeiterleben war verändert, die gesamte Tathandlung wurde z.T. als unreal und traumhaft bzw. als filmähnliches Geschehen erlebt. (ebenda, S. 37). Die AutorInnen diskutieren diese Merkmale als dissoziatives Geschehen, wobei psychisch kranke Straftäter durch ihre eigene Straftat traumatisch belastet werden können, durch die peridelikttische Dissoziation der durch die Straftat entstandenen Affekte neutralisiert werden, wobei es zu einer „Spaltung zwischen erlebendem und beobachtendem Ich (kommt), die sich auf Symptomebene als vielfältige Entfremdungserlebnisse wie Deperso-

---

2 An dieser Stelle wäre auch auf Geschlechterunterschiede in der Bewältigung von Traumafolgen einzugehen, insbesondere auf sexuelle Missbrauchserfahrungen, in Hinblick auf späteres Deliktverhalten. Aus Platzgründen kann lediglich ein Verweis auf Gahleitner (2005), Lamott (2000), Fischer et al. (2012, S. 56ff.), Harten (1995) und Stiels-Glenn (2014) erfolgen.

nalisation … Verwirrung, Desorientierung, Veränderungen in der Schmerzwahrnehmung und des Körperbildes äußern" (ebenda; Ergänzung G.H.).

Fabian O. – Fallvignette

Diese Überlegungen zur Traumaätiologie von Deliktverhalten möchte ich an einem Fallbeispiel verdeutlichen. Die Fallvignette dient auch als Grundlage für den Abschnitt zu den Konsequenzen für die Straftäterbehandlung (s. u.).

Der 45-jährige Patient wurde wegen schweren sexuellen Missbrauchs von Kindern zu einer Haftstrafe von drei Jahren und zur Unterbringung in einem psychiatrischen Krankenhaus verurteilt. O. hatte in einem Zeitraum von zwei Jahren enge Kontakte zu 12- bis 13-jährigen Jungen aus dem Bahnhofsmilieu, die er in seine Wohnung einlud und bei sich übernachten ließ. Jeweils in den Nachtstunden näherte er sich den schlafenden Kindern, zog ihnen die Hosen herab, manipulierte an den Geschlechtsteilen und am After, führte Oralverkehr durch. Die Kinder stellten sich schlafend, bzw. befanden sich im (Halb-)Schlaf. Einer der Jungen verließ nach dem Missbrauch die Wohnung und irrte im Stadtviertel umher, wurde von der Polizei aufgegriffen. Dort berichtete er von dem Missbrauch. Fabian O. wurde noch in dieser Nacht verhaftet. Der Gutachter diagnostizierte ein Alkoholabhängigkeitssyndrom, eine abweichende sexuelle Orientierung im Sinne einer Pädophilie und eine kombinierte Persönlichkeitsstörung mit vorwiegend selbstunsicheren und emotional-instabilen Merkmalen.

Der Patient ist der einzige Sohn eines Armeeangehörigen und einer selbstständigen Unternehmerin. Die Ehe seiner Eltern beschreibt Fabian als spannungsgeladen, es habe viel Streit gegeben. „Warum die überhaupt zusammen waren und ein gemeinsames Kind hatten, kann ich nicht sagen," so O. über seine Familie. Er habe viel Zeit alleine verbracht, der Vater sei oft im gesamten Bundesgebiet im Einsatz gewesen, die Mutter mit ihrer Firma beschäftigt gewesen. Als er zehn Jahre alt war, trennten sich die Eltern. O., der bis zur Einschulung viel Zeit bei seiner Großmutter verbracht hatte, bis zu deren Tod auch teilweise bei ihr gewohnt hatte, zog zu seinem Vater. Mit ihm verbrachte er auch gemeinsame Zelturlaube. Bei der ersten Zeltübernachtung, Fabian hatte schon lange im Zelt gelegen und geschlafen, kam es zum ersten Übergriff des Vaters. Er zog Fabian, der anfangs noch schlief, sich im weiteren Verlauf schlafend stellte, die Hose herab, streichelte Fabians Geschlechtsteil und rieb seinen Penis bis zum Samenerguss am After des Jungen. „Danach legte der sich dann einfach neben mich und ist eingeschlafen", so Fabian. Zur Häufigkeit der Missbrauchserlebnisse befragt, gibt der Patient an: „Komischerweise war das immer nur im Urlaub, auch nicht jeden Tag. Keine Ahnung, wovon das abhing. In Dänemark auf dem Zeltplatz kam er nur einmal, in Holland fast jeden Abend. Tagsüber lief dann normales Programm: Baden gehen, Eis essen, Freizeitpark. Gesagt hat der nie was, zu dem, was er da mit mir macht. Ich hab' natürlich auch geschwiegen."

Wiederholung selbst erlebter (sexueller) Gewalt im Tatgeschehen

Das Beispiel zeigt, wie sich der selbst erlebte Missbrauch im späteren Tatgeschehen wiederholt. Fabian nutzt den Kontakt zu den Kindern und setzt die zuvor in der Fantasie detailreich ausgestalteten sexuellen Handlungen in konkrete Taten um. Die Tatsache, dass die Kinder in seiner Wahrnehmung „freiwillig" bei ihm sind, seine Taten „gar nicht mitbekommen", spielt für Fabian eine große Rolle. „Die lagen da so friedlich und waren richtig schön. Die haben sich ja auch nicht weggedreht oder so. Wenn da mal einer aufgewacht ist, habe ich sofort aufgehört." In seiner Vorstellung wollte er etwas tun, „was mir gefällt, was mich befriedigt, was aber auch für die Kinder schön sein sollte. Die waren ja im Schlaf auch erregt, also musste denen das ja auch irgendwie gefallen haben", so Fabians Einschätzung.

In der später durchgeführten Deliktarbeit drehte sich viel um das Erleben des eigenen Missbrauchserlebens. O. hatte die Übergriffe seines Vaters als erniedrigend, ausnutzend, ängstigend und eklig erlebt, gleichzeitig die körperlichen Berührungen genossen („der hat mich ja sonst nie angefasst oder in den Arm genommen"). Die sexuelle Erregung dabei hatte er als stark irritierend und verunsichernd, aber auch als schön erlebt. In seiner Fantasie wollte er den Kindern „auch etwas Schönes geben, das sie wie im Traum erleben, nur halt eben ohne Angst und so." Die Missbrauchshandlungen selbst erlebte der Patient als „friedlich und schön". Die im Anschluss bei ihm aufkommenden Gefühle von Unsicherheit, Scham und Verunsicherung erlebte er als Dissonanz: „Ich habe dann immer was getrunken, damit die schlechten Gefühle nicht zu stark werden, das schlechte Gewissen weggeht."

Konsequenzen für die Behandlung

Die meisten Ansätze stationärer und ambulanter Kriminaltherapie orientieren sich daran, Risikomerkmale des Täters zu identifizieren und kontrollierbar zu machen. Der Straftäter soll lernen, welche Muster in den Gefühlen, im Erleben und im Verhalten zu neuem Deliktverhalten führen können (Deliktkette) und wie er, auch mit externer Unterstützung präventiv dagegen vorgehen kann (z.B. Müller-Isberner & Eucker, 2009; Mayer, 2009). Bei diesem symptomorientierten Ansatz steht das Delikt im Vordergrund. Delikt-

und Verhaltensanalyse sollen dysfunktionale Muster erkennbar und veränderbar machen. Die Verknüpfung dieser Aspekte mit der (Täter-)Biografie dient vorwiegend der Identifikation langfristig bestehender Merkmale und Verhaltensabläufe (Hahn, 2008). Moderne Therapieansätze fokussieren stärker auf die Selbstdeutungsmuster der Täter und beziehen biografische Aspekte, z.B. Missbrauchserlebnisse und die Ansätze der Bindungstheorie in die Behandlung ein (Marshall et al., 2011).

Gefahr der Retraumatisierung

Solche aufdeckenden und oft stark konfrontierenden Verfahren können durch eigene Missbrauchserfahrungen und vor allem (früh)kindliche Traumata des Täters verunmöglicht werden, die Gefahr einer Retraumatisierung in der bzw. durch die Therapie ist potenziell gegeben. BehandlerIn und Patient stecken dabei in einem Dilemma: Die Bearbeitung von Straftat und Biografie ist Voraussetzung für Vollzugslockerungen und spätere Entlassung, ist eine unabdingbare Hürde, die im Unterbringungsverlauf zu nehmen ist. Unverarbeitete traumatische Erfahrungen des Täters schließen die Begegnung mit dem Tathintergrund aus. Straf- und Maßregelvollzug provozieren durch ihre rigide Struktur die Reproduktion gewaltförmiger Szenarios („Zwangstherapie"), in der die Wiederholung von (traumabedingten) Beziehungsmustern angelegt sein kann. Verweigerung, Kooperationsprobleme, Stagnation des Therapieverlaufs werden in diesem Rahmen oft Motivationsproblemen des Patienten, ungenügender Störungs- und Behandlungseinsicht zugeordnet. Wird die Dynamik zwischen aufdeckend-konfrontativer Kriminaltherapie und dadurch bedingter Retraumatisierung des Täters/Patienten nicht erkannt, laufen die Einrichtungen zur Tätertherapie Gefahr, selbst Therapieprobleme zu produzieren. Manche langjährige Patientenkarriere im Maßregelvollzug ist Ausdruck dieses Problems.

Es bedarf einer flächendeckenden Einführung traumadiagnostischer Verfahren (vgl. Kreiner und KollegInnen in diesem Band) in der Arbeit mit Gewalt- und Sexualstraftätern, um das Vorliegen einer (komplexen) PTSD erfassen und bearbeiten zu können. Dabei gilt es zu berücksichtigen, dass sich Straftäter häufig nicht als traumatisiert beschreiben, die eigene Opferperspektive abgespalten wird und nicht zugänglich ist, sodass klassische Instrumente zur Selbsteinschätzung zu kurz greifen (Chevalier et al., 2009). Neben ausführlicher Anamnese müssen entsprechend standardisierte Verfahren, z.B. das „Structured Interview for Disorders of Extreme Stress – SIDES" (Pelcovitz et al., 1997) eingesetzt werden.

Vor der Arbeit am Delikt, der Deliktrekonstruktion und Entwicklung von Rückfallvermeidungsplänen muss die Stabilisierung des traumatisierten

Straftäters stehen, in deren Anschluss traumaspezifische Behandlungsansätze (z.B. Shapiro, 1999/2012; Elbert et al., 2012; Hofmann, 2014) stattfinden können. Der Patient muss lernen, die auftauchenden Belastungsmerkmale und Introjekte selbst zu beherrschen, die Verarbeitung durch eine traumazentrierte Psychotherapie (Sachsse, 2009) erfolgen. Darauf aufbauend kann dann unter einem besonderen Verständnis für Delikt, Täter und Opfer die Deliktrekonstruktion unter dem besonderen Fokus der Reinszenierung des selbst erlebten Traumas beginnen.

Dabei kommt der Integration der eigenen Opferperspektive des Straftäters, ihrer „Bewältigung“ in der Delinquenz eine besondere Rolle zu. Die ausschließliche Arbeit am Symptom Delinquenz greift zu kurz, die hinter der Symptomatik stehende Problemkonstellation (hier: Traumafolgestörung) bedarf einer „kausalen Psychotherapie“ (Fischer, 2007), in der dysfunktionale Bewältigungsmuster des Täters (Deliktverhalten) bearbeitet, d.h. überwunden und durch angemessene (d.h. nicht-delinquente) ersetzt werden. Elbert und KollegInnen (2012) haben unter Bezug auf die Narrative Expositionstherapie (Schauer et al., 2011) ein traumafokussiertes Therapieprogramm für Straftäter entwickelt. Das strukturierte und erfolgreich angewendete Programm „Narrative Expositionstherapie für gewaltbereite Täter – FORNET“ (Elbert et al., 2012) bietet aufeinander aufbauend psychoedukative Elemente, Arbeit an der Biografie/Integration sowie Exposition und Narration der traumatischen Inhalte, wobei Täteranteile in diese Arbeit integriert werden.

Fabian O. – Behandlungsgeschichte

Der Patient wurde nach dreijähriger externer Unterbringungsdauer zuverlegt. Im Verlegungsbericht heißt es u.a.: „Eine tiefergehende Behandlung, insbesondere die Bearbeitung der Anlasstraftaten war bislang nicht möglich. Herr F. widersetzt sich der Therapie, verweigert die Teilnahme am Therapieprogramm und imponiert mit mannigfaltigen körperlichen Problemen. Wir erhoffen uns von der Verlegung des Patienten einen therapeutischen Neueinstieg.“

Im Erstgespräch formulierte der Patient, dass er sich durch die bisherige Therapie stark unter Druck gesetzt gefühlt habe. Er wolle sich schon mit seinen Delikten auseinandersetzen, sei allerdings noch nicht so weit. Mit seiner Lebensgeschichte wolle er sich „auf keinen Fall“ beschäftigen. Als weitere Ziele benannte der Patient die „Befreiung von allen körperlichen Problemen“. Fabian O. litt zum Zeitpunkt der Aufnahme an chronischen Schlafstörungen, Bluthochdruck, Nervosität, Magenproblemen und Schwindelgefühlen. Dem Patienten wurde das therapeutische Konzept erläutert, das von einem Zusammenhang biografischer Erfahrungen und dem späteren Deliktverhalten ausgeht.

Der Patient konnte sich schließlich auf den Einstieg in die Biografiearbeit einlassen. Auffallend war hier die stark zusammengefasste, allgemeine und stichpunktartige Darstellung des Lebensabschnitts zwischen dem 10. und 14. Lebensjahr. Der Patient wirkte dabei unruhig, im Gespräch nervös und ängstlich, machte Erinnerungslücken geltend (die in der sonstigen biografischen Rekonstruktion nicht auftraten). Der Patient wurde mit den Wahrnehmungen des Therapeuten und dessen Vermutung hinsichtlich starker Belastungserfahrungen konfrontiert, Möglichkeiten der Bearbeitung und Bewältigung vorgestellt. Fabian O. erbat sich zunächst eine vierwöchige Auszeit von der Therapie und konnte sich dann auf Vorbereitungsmaßnahmen für eine traumafokussierte Behandlung einlassen. In einer längeren Behandlungssequenz wurden Stabilisierungstechniken und Möglichkeiten der Selbstregulation („Innerer guter Ort", Tresortechnik, Affektregulation) eingeführt und trainiert, darauf aufbauend mit der Exposition und Narration der traumatischen Missbrauchserfahrung begonnen.

Die Begegnung mit dem missbrauchenden Vater über 30 Jahre nach den Übergriffen stellte für den Patienten eine große Herausforderung und einen Schritt zur inneren Befreiung dar. Fabian O. konnte erkennen, wie das Thema Missbrauch in sein Leben gekommen war und welche Spuren dies hinterlassen hatte. Der Patient konnte seine Lebensgeschichte und die zentralen sozialen Beziehungen neu bewerten. In späteren Behandlungsmodulen (Verhaltenskontrolle und Verantwortungsübernahme) konnte der Patient den Zusammenhang zwischen eigenem Täterverhalten und dem selbst erlebten Missbrauch erkennen. Fabian O. gelang es im Rahmen der rückfallpräventiven Arbeit, Verhaltensalternativen zu entwickeln und anzuwenden, Frühwarnzeichen für erneutes Deliktverhalten zu erkennen. Die im geschlossenen Maßregelvollzug entwickelten neuen Verhaltensansätze wurden umfangreich erprobt, der Patient nach insgesamt fünfjähriger Unterbringung entlassen.

Ausblick

In der Behandlung von Straftätern fällt es weiterhin schwer, die Bedeutung traumatischer Erfahrungen, deren Auswirkungen für die Lebensführung und den Zusammenhang zwischen Trauma und Täterschaft als dysfunktionalen Bewältigungsversuch zu erkennen. Die fachliche Diskussion bewegt sich in den vergangenen zehn Jahren im Rahmen erster theoretischer Überlegungen, konzeptioneller Entwürfe und einzelner Pilotstudien. Ein Zusammenhang zwischen Trauma und Täterschaft ist belegt, die Tragweite der

Problematik auch für Straftäter ist längst erkannt. Offensichtlich lässt die Konstruktion dessen, was einen Täter ausmacht, was ein Täter ist (vgl. Stiels-Glenn, 2003) aber noch nicht zu, Täter *auch* in ihren Opferanteilen angemessen wahrzunehmen. Dadurch würden Fachwelt und Gesellschaft gezwungen, das starre Bild des Täters zu überdenken. In Wissenschaft und Praxis braucht es eine systematische Bearbeitung der Problematik, die Evaluation von Therapieansätzen und umfangreiche Forschungsarbeit, die belastbare Antworten auf die Frage nach dem Zusammenhang von Trauma und Täterschaft geben kann. Letztlich gilt der Grundsatz, dass allen PatientInnen mit einer Traumafolgestörung eine traumaadaptierte Psychotherapie angeboten werden sollte (Flatten et al., 2011), auch im Straf- und Maßregelvollzug.

Literatur

Bender, Doris & Lösel, Friedrich (1997). Risiko- und Schutzfaktoren in der Genese und Bewältigung von Mißhandlung und Vernachlässigung. In Ulrich Tiber Egle, Sven O. Hoffmann & Peter Joraschky (Hrsg.), *Sexueller Mißbrauch, Mißhandlung, Vernachlässigung. Erkennung und Behandlung psychischer und psychosomatischer Folgen früher Traumatisierungen* (S. 35–53). Stuttgart: Schattauer.

Butollo, Willi, Gavranidou, Maria & Maragkos, Markos (1999). Entwicklung, Trauma, Bindung und Persönlichkeitsstörungen. *Persönlichkeitsstörungen – Theorie und Therapie, 3*(Sonderband), 53–63.

Chevalier, Cathrin, Gillner, Michael, Freyberger, J., Harald & Spitzer, Carsten (2009). Komplexe posttraumatische Belastungsstörung und kindliche Misshandlung bei forensischen Patienten. *Trauma & Gewalt, 3*(1), 42–49.

Craissati, Jackie, Grace, McClurg & Brown, Kevin (2002). Characteristics of perpetrators of child sexul abuse who have been sexually victimized as children. *Sex Abuse, 14*(3), 225–229.

Dudeck, Manuela, Barnow, Sven, Spitzer, Carsten, Stopsack, Malte, Gillner, Michael & Freyberger, Harald Jürgen (2006). Die Bedeutung von Persönlichkeit und sexueller Traumatisierung für forensische Patienten mit einem Sexualdelikt. *Psychotherapie, Psychosomatik, Medizinische Psychologie, 56*(3/4), 147–153.

Dudeck, Manuela, Drenkhahn, Kirstin, Spitzer, Carsten, Barnow, Sven, Jürgen, Freyberger, Harald Jürgen & Grabe, Hans (2012). Gibt es eine Assoziation zwischen familiärem sexuellen Missbrauch und späteren Sexualstraftaten? *Psychiatrische Praxis, 39*(5), 217–221.

Dudeck, Manuela, Spitzer, Carsten, Gillner, Michael & Freyberger, Harald Jürgen (2007). Dissoziative Erfahrungen während der Straftat bei forensisch-psychiatrischen Patienten – eine Pilotstudie. *Trauma & Gewalt, 1*(2), 34–42.

Egle, Ulrich Tiber, Hoffmann, Sven Olaf & Steffens, Markus (1997). Pathogene und protektive Entwicklungsfaktoren in Kundheit und Jugend. In Ulrich Tiber Egle, Sven Olaf Hoffmann & Peter Joraschky (Hrsg.), *Sexueller Mißbrauch, Mißhandlung, Vernachlässigung* (S. 3–20). Stuttgart: Schattauer.

Elbert, Thomas, Hermenau, Katharin, Hecker, Tobias, Weierstall, Roland & Schauer, Margarete (2012). FORNET: Behandlung von traumatisierten und nicht-traumatisierten Gewalttätern mittels Narrativer Expositionstherapie. In Jérôme Endrass, Astrid Rosegger, Frank Urbaniok & Bernd Borchard (Hrsg.), *Interventionen bei Gewalt- und Sexualstraftätern. Risk-Management, Methoden und Konzepte der forensischen Therapie* (S. 255–276). Berlin: Medizinisch-Wissenschaftliche Verlags-Gesellschaft.

Endrass, Jérôme, Rosegger, Astrid, Urbaniok, Frank & Borchard, Bernd (Hrsg.) (2012). *Interventionen bei Gewalt- und Sexualstraftätern. Risk-Management, Methoden und Konzepte der forensischen Therapie.* Berlin: Medizinisch-Wissenschaftliche Verlags-Gesellschaft.

Fiedler, Peter (2004). *Sexuelle Orientierung und sexuelle Abweichung. Heterosexualität – Homosexualität – Transgenderismus und Paraphilien – sexueller Missbrauch – sexuelle Gewalt.* Weinheim: Beltz.

Fischer, Gottfried (2007). *Kausale Psychotherapie. Manual zur ätiologieorientierten Behandlung psychotraumatischer und neurotischer Störungen.* Kröning: Asanger

Fischer, Gottfried, Klein, Annika & Orth, Alice (2012). *Vom Opfer zum Täter. Traumafokussiertes Profiling in der Kriminalpsychologie.* Kröning: Asanger

Fischer, Gottfried & Riedesser, Peter (2003). *Lehrbuch der Psychotraumatologie* (3., akt. u. erw. Aufl.). München: Reinhardt.

Flatten, Guido, Bär, Olaf, Becker, Katharina, Bengel, Jürgen, Frommberger, Ulrich, Hofmann, Arne, Lempa, Wolfgang & Möllering, Andrea (2011). S2-Leitlinie. Diagnostik und Behandlung von akuten Folgen psychischer Traumatisierung. *Trauma & Gewalt, 5*(3), 214–219.

Fonagy, Peter (1998). Frühe Bindung und die Bereitschaft zu Gewaltverbrechen. In Annette Streeck-Fischer (Hrsg.), *Adoleszenz und Trauma* (S. 91–127). Göttingen: Vandenhoeck & Ruprecht.

Gahleitner, Silke Birgitta (2003). *Sexuelle Gewalterfahrung und ihre Bewältigung bei Frauen und Männern. Eine explorative Untersuchung aus salutogenetischer Perspektive.* Dissertation. Berlin: Freie Universität Berlin, Fachbereich Erziehungswissenschaft und Psychologie.

Gottfredson, Michael R. & Hirschi, Travis (1994). *A general theory of crime* (2., unveränd. Aufl.). Stanford, CA: Stanford University Press (Erstauflage erschienen 1990).

Hahn, Gernot (2007). *Rückfallfreie Sexualstraftäter. Salutogenetische Faktoren bei ehemaligen Maßregelvollzugspatienten* (Reihe: Forschung für die Praxis – Hochschulschriften). Bonn: Psychiatrie-Verlag.

Hahn, Gernot (2008). Behandlung der Sexualdelinquenz. In DBH-Fachverband für Soziale Arbeit, Strafrecht und Kriminalpolitik (Hrsg.), *Betreuung und Kontrolle von gefährlichen Straftätern. Prävention von Rückfällen* (Reihe: DBH-Materialien, Bd. 61; S. 95–110). Köln: DBH.

Hahn, Gernot & Stiels-Glenn, Michael (Hrsg.) (2010). *Ambulante Täterarbeit. Intervention, Risikokontrolle und Prävention.* Bonn: Psychiatrie-Verlag.

Harten, Hans-Christian (1995). *Sexualität, Mißbrauch, Gewalt. Das Geschlechterverhältnis und die Sexualisierung von Aggressionen.* Opladen: Westdeutscher Verlag.

Heyden, Saskia & Jarosch, Kerstin (2010). *Missbrauchstäter. Phänomenologie – Psychodynamik – Therapie.* Stuttgart: Schattauer.

Hirsch, Mathias (1998). Opfer als Täter – über die Perpetuierung der Traumatisierung. *Persönlichkeitsstörungen, 2*(1), 32–35.

Hirschi, Travis (1967). *Causes of delinquency.* Berkeley, CA: University of California Press.

Hofmann, Arne (2014). *EMDR. Therapie psychotraumatischer Belastungssyndrome* (5., vollst. überarb. u. erw. Aufl.). Stuttgart: Thieme.

Kröber, Hans-Ludwig, Dölling, Dieter, Leygraf, Norbert & Sass, Henning (Hrsg.) (2010). *Handbuch der Forensischen Psychiatrie. Band 2: Psychopathologische Grundlagen und Praxis der Forensischen Psychiatrie im Strafrecht.* Berlin: Springer.

Lamott, Franziska (2000). Traumatische Reinszenierungen. Über den Zusammenhang von Gewalterfahrung und Gewalttätigkeit von Frauen. *Recht & Psychiatrie, 18*(2), 56–62.

Marshall, William, Marshall, Liam, Serran, Gerris & O'Brien, Matt (2011). *The rehabilitation of sexual offenders. A strength-based approach.* Washington, DC: American Psychological Association.

Mayer, Klaus (2009). Risikoorientierung in Bewährungshilfe und Massnahmenvollzug. In Klaus Mayer & Huldreich Schuldknecht (Hrsg.), *Dissozialität, Delinquenz und Kriminalität. Ein Handbuch für die interdisziplinäre Arbeit* (S. 291–302). Zürich: Schulthess.

Müller-Isberner, Rüdiger & Eucker, Sabine (2009). *Therapie im Maßregelvollzug.* Berlin: Medizinisch-Wissenschaftliche Verlagsgesellschaft.

Pelcovitz, David, Kolk, Bessel A. van der, Roth, Susan, Mandel, Francine, Kaplan, Sandra & Resick, Patricia (1997). Development of a criteria set and a structured interview for disorders of extreme stress (SIDES). *Journal of Traumatic Stress, 10*(1), 3–16.

Pelto, Vondra Loretto (1981). *Male incest offenders and non-offenders: a comparison of early sexual history.* Dissertation. Ann Arbor, MI: United States International University.

Sachsse, Ulrich (Hrsg.) (2009). *Traumazentrierte Psychotherapie. Theorie, Klinik und Praxis.* Studienausgabe (2., unveränd. Nachdr.). Stuttgart: Schattauer (Erstauflage erschienen 2004).

Schauer, Maggie, Neuner, Frank & Elbert, Thomas (2011). *Narrative exposure therapy. A short-term treatment for traumatic stress disorders* (2., überarb. u. erw. Aufl.). Cambridge, MA: Hogrefe & Huber.

Schneider-Lehmann, Agnes & Lohmer, Mathias (2008). Supervisorische Erfahrungen mit Forensischer TFP. In: Lackinger, Fritz, Dammann, Gerhard & Wittmann, Bernhard (Hrsg.), *Psychodynamische Psychotherapie bei Delinquenz. Praxis der Übertragungsfokussierten Psychotherapie* (S. 218–225). Stuttgart: Schattauer

Shapiro, Francine (2012). *EMDR – Grundlagen und Praxis. Handbuch zur Behandlung traumatisierter Menschen* (Reihe: Fachbuch – EDMR; 2., überarb. Aufl.). Paderborn: Junfermann (englisches Original erschienen 1995).

Stiels-Glenn, Michael (2003). Straftaten als Traumafolge – ein Widerspruch? *Forensische Psychiatrie und Psychotherapie, 10*(3), 29–48.

Stiels-Glenn, Michael (2014). „Du Opfer!" – Geschlecht und Trauma bei Straftätern. *Trauma & Gewalt, 8*(3), 222–231.

Christina Frank und Silke Birgitta Gahleitner

Den Schmerz erinnern

Frühe Traumatisierung und ihre Bedeutung für ältere Menschen

und wenn ich mich gar nicht erinnern *will*
darf ich noch etwas gegenwart erleben
beplaudern was mich eben jetzt beschäftigt
scheiss-therapeutenreden will von mir
die alte kotze
verleger wünschen sie sich neu aufgekocht
ich glaub ja an die wohltat des vergessens
nicht dass erinnerung an schmerz
ihn löscht und wunden heilt
(Gerstl, 1999, S. 25, Auszug aus „neuerliche enteignung?")

In Anbetracht der demografischen Entwicklung, die eine längere Lebenserwartung und damit einen starken Anstieg der älteren Bevölkerung mit sich bringt, muss für die körperliche, aber v.a. auch seelische Gesundheit der älteren Bevölkerung Sorge getragen werden: Dies erfordert auch, einen erkennenden Blick hinsichtlich posttraumatischer Störungsbilder von älteren Menschen zu entwickeln. Ein Trauma wird als ein kurz- oder langanhaltendes Ereignis bezeichnet, das für ein Individuum von außergewöhnlich bedrohlichem Charakter ist und ein katastrophales Ausmaß annehmen kann. Man unterscheidet u.a. sexuelle und körperliche Gewalterlebnisse, Kriegs-, Verfolgungs- und Fluchterlebnisse (Deportation, Zwangsarbeit, KZ-Haft, rassistisch motivierte Verfolgung etc.), Naturkatastrophen, schwere Verkehrsunfälle (vgl. zur Diagnostik Kreiner et al., in diesem Band). Die posttraumatische Belastungsstörung ist eine psychische Störung, die infolge einer Traumatisierung auftreten kann und eine spezifische Symptomatik mit sich bringt (z.B. Maercker, 2002, S. 246).

Geschehnisse, die traumatischen Charakter haben, können über die gesamte Lebensspanne auftreten. Zu den langfristigen Folgen von Traumaerlebnissen sowie den Besonderheiten traumatischer Ereignisse für ältere Menschen ist in den letzten Jahren vermehrt geforscht worden. Es bietet sich folgende Unterscheidung an: (1) ältere Menschen entwickeln eine chronische posttraumatische Belastungsstörung (PTBS) aufgrund einer frühen Traumatisierung, (2) sie entwickeln eine aktuelle PTBS aufgrund einer aktualen Traumatisierung sowie (3) sie entwickeln eine verzögert auftretende PTBS erst im höheren Lebensalter, die auf früheren Traumata beruht (ebd., S. 247). In diesem Beitrag steht die Betrachtung von frühen Traumata und deren Auswirkungen auf das Hier und Jetzt von älteren Menschen im Fokus.

Krause und Kollegen (2004) stellten fest, dass ältere Personen durchschnittlich zwei traumatische Ereignisse – bezogen auf ihre gesamte Lebensspanne – erfahren, wobei es sich vielfach um Erlebnisse während des Krieges handelt (vgl. auch Teegen & Cizmic, 2003). Die aktuellen Generationen älterer und hochaltriger Menschen teilen demnach schicksalhafte, traumatisierende Erlebnisse über einige, spezifische Kohorten hinweg: Dieser Beitrag wird verdeutlichen, wie sich frühe Traumatisierungen aufgrund von Geschehnissen während des zweiten Weltkrieges im fortgeschrittenen Alter betroffener Personen auswirken können, welche Möglichkeiten des Umgangs sowie der Integration besagter Geschehnisse auffindbar sind und welche Herausforderungen dadurch an eine traumasensitive Gesellschaft herangetragen werden.

Schweigen über das Trauma als Möglichkeit

Die Lyrikerin Elfriede Gerstl (1932–2009) wurde 1932 in Wien in eine liberale jüdische Familie geboren. Um der drohenden Deportation durch die NationalsozialistInnen zu entgehen, lebte sie vom Sommer 1942 bis zur Befreiung durch die Alliierten 1945 zusammen mit ihrer Mutter in einem Versteck. Das beengte Leben im Verborgenen, die Erfahrung des Ausgeschlossenseins, die drohende Verfolgung und Ermordung haben prägenden Einfluss auf ihr weiteres Leben gehabt. Ab Mitte der 1950er-Jahre begann sie, literarisch zu arbeiten. Über die Zeit nach 1945 sagte sie: „Ich hab die erste Zeit Schwierigkeiten … gehabt, in ein Geschäft zu gehen und Semmeln einzukaufen, weil das so ungewohnt war […] Ich bin ganz wenig allein weggegangen. Ich hab große Schwierigkeiten gehabt, ein Gespräch zu beginnen. Ich erinnere mich, wie ich mich Jahre später zu einem Zeichenkurs anmelden wollte, da bin ich drei Tage hingefahren, bin ins Haus, bin wieder heimgefahren, bis ich's endlich einmal geschafft hab, da reinzugehen und mich für den Kurs anzumelden. Das ist mir schon oft gesagt worden, dass ich das doch schriftstellerisch bearbeiten sollte. Das ist ja sehr unangenehm und selbstquälerisch, sich überhaupt an diese Zeit, an die ganze Situation zu erinnern. Das würde wirklich eine Analyse brauchen, und das hab ich mir halt immer erspart. Aber ich hab es in einigen Fällen aufgeschrieben, aber nicht so ausführlich, wie ich könnte. Ich glaube, die Opfer haben als Einzige das Recht, zu vergessen" (DÖW, 1992, S. 645 ff.; ebenso Steinthaler, 2008, S. 38 ff.). Die Schriftstellerin entschied sich also für die Möglichkeit des Vergessens oder Verdrängens des Erlebten. Sie ist keine Ausnahme.

Lange Zeit herrschte großes Schweigen in Bezug auf die Gräueltaten, die an Juden und Jüdinnen, Sinti und Roma, WiderstandskämpferInnen, politisch Verfolgten, homosexuellen Menschen, Menschen mit Behinderungen u. v. m. unter dem NS-Regime verbrochen wurden. Die Traumatisierungen durch das Erlittene schienen auf Opferseiten so schwer zu lasten, dass ein Sprechen darüber als Unmöglichkeit empfunden wurde: „Die massive Verneinung, die Verzerrungen und das abstumpfende Schweigen ließen auch nach der Befreiung nicht nach" (Dasberg, 2003, S. 51). Galt es doch nach 1945, ein neues Leben aufzubauen, eine Familie zu gründen, einen Beruf auszuüben, sich anzupassen und neu einzugliedern und daneben „den Ansturm maßloser Aggression, grenzenloser Traurigkeit und unsagbaren Schmerzes zu ertragen" (ebd., S. 50). Zahlreiche wissenschaftliche Untersuchungen bestätigten bereits früh die schwerwiegenden komplexen Traumatisierungen der Opfer (u. a. Tauber et al., 2004; Eitinger, 1990; Kępiński 1987; Friedman, 1949).

Auch auf der TäterInnenseite mussten – jedenfalls z. T. – schwere physische und seelische Narben hingenommen werden, die mit ebenfalls weitreichenden individuellen und gesellschaftlichen Folgen einhergingen. Das Ansprechen potenzieller Traumatisierungen ist und war aufgrund der Schuldverstrickungen einem Tabu unterlegen (z. B. Radebold et al., 2006). Daneben existiert eine berechtigte Angst darüber, das Leiden der Opfer des Holocaust könne in den Hintergrund geraten und die TäterInnen würden – auch im Sinne einer erwünschten Entlastung von Schuld – zu Opfern werden (vgl. Juelich, 2003, S. 93): Das Sprechen über Traumatisierungen könnte stellvertretend für das Sprechen über tabuisierte NS-bezogene Inhalte herangezogen werden (wie dies auch passiert(e), vgl. hierzu Quindeau & Einert, 2013; Welzer, 2008; Stargard, 2005). Die Auseinandersetzung mit dem erlebten Leid aufseiten der TäterInnen bzw. der nachfolgenden Generationen (vgl. Somer et al., in diesem Band; Kindler et al., 2013) lässt jedoch hoffen „dass über einfühlsame Annäherung an die eigenen seelischen Verwundungen auch das Verständnis für die Schmerzen systematisch Verfolgter wachsen kann" (Heuft, 2006, S. 111). Ab den 1960er-Jahren entstanden zahlreiche relevante Studien, einen Überblick dazu bietet ebenfalls der Beitrag von Somer und Kolleginnen, in diesem Band.

Lebensrückblicke: Wenn die Belastung zu groß wird

Ein vermutlich nicht geringer Anteil an Menschen scheint unter den erlebten schwerwiegenden Belastungen durch Kriegs-, Verfolgungs- und Fluchterlebnisse zunächst keine posttraumatische Belastungsreaktion zu zeigen. Diese Personen stehen mitten im Leben, sie gründen eine Familie und beschreiten Karrierewege, sind gesellschaftlich aktiv. Eine Verdrängung der traumatisierenden Inhalte scheint aus dieser Perspektive regelrecht von Nutzen zu sein. Zu den grundlegenden Erkenntnissen für ältere traumatisierte Menschen gehört jedoch: Einstige, gar frühe Traumatisierungen können im Alter wieder an Gewicht, an Dynamik gewinnen. Wie kann es zu einer Reaktivierung des erlebten Traumas im Alter kommen?

Viele ältere Menschen haben über die Lebensspanne ausgeklügelte Bewältigungsstrategien entwickelt, um dem Nachdenken über das Trauma „aus dem Weg zu gehen". Im Übergang vom mittleren zum hohen Erwachsenenalter finden jedoch zahlreiche biopsychosoziale Veränderungen statt, und die Belastung durch das Psychotrauma kann an Aktualität gewinnen: „Auch denjenigen, denen eine jahre-, ja jahrzehntelange passable Anpassung gelungen ist, kann … noch ein später Ausbruch oder eine Verschlimmerung der posttraumatischen Symptomatik während oder nach Durchschreiten der Lebensmitte zustoßen" (Aarts & Velde, 2000, S. 305).

So können Intrusions- und Übererregungssymptome lange durch Bewältigungsstrategien wie z. B. Ablenkung durch geistige und körperliche Tätigkeit vermieden werden – durch die erlebten Einbußen und Verluste der körperlichen und/oder auch geistigen Funktionsfähigkeit im höheren Alter, die als aversiv und irreversibel erlebt werden, gelingt diese Art der Bewältigung nur noch bedingt. Das Vulnerabilitätsniveau im höheren Alter kann als grundlegend höher eingeschätzt werden (vgl. Hankin, 1997; Teegen & Cizmic, 2003). Auch das mit höherem Lebensalter lichterwerdende soziale Netz dürfte ein wesentlicher Faktor für die Zunahme von Angstzuständen, Gefühlen sozialer Isolation, möglicher Überlebensschuld und persönlicher Insuffizienz sein (Kruse & Schmitt, 1998, hier bezogen auf die Opfer des Holocaust). Kruse und Schmitt (1998) konnten v. a. nach dem Verlust des oder der EhepartnerIn, gekoppelt mit einem eingeschränkten sozialen Umfeld, einen Anstieg an traumatischen Erinnerungen feststellen (ebd., S. 147 f.).

Aber nicht nur körperliche und geistige Abbauprozesse können zu einer Reaktivierung des Traumas beitragen: Ausgehend von einem Kompetenzmodell des Alterns (u. a. Olbrich, 1987; Kruse, 1987; 2006), das sich gegen eine defizitorientierte Sichtweise auf das Altern stellt und dem Individuum die Möglichkeit zuspricht, „Verantwortung für sein Leben zu übernehmen, dieses selbst zu gestalten, eine Aufgabe zu haben, die als ‚Herausforderung' erlebt wird, und Ziele und Werte zu verwirklichen" (Kruse, 1987, S. 356), sollten altersbedingte Einbußen als Erklärungsfaktor zwar nicht negiert werden, als Bedingung für eine Traumareaktivierung allein sind sie jedoch nicht ausreichend. Vielmehr versteht die moderne Alternspsychologie das Alter(n) als gestalt- und veränderbaren Prozess (Backes & Clemens, 1998). Nach der „Theorie der Entwicklungsaufgaben“ (Havighurst, 1972) ist die Entwicklung ein Ergebnis der Auseinandersetzung mit alterstypischen Anforderungen, wobei der Altersprozess im Kontext gesellschaftlicher Veränderungen betrachtet werden muss.

So bietet die Lebensphase Alter neben spezifischen Herausforderungen auch zahlreiche Chancen: Dem Verlust von sozialen Rollen, nahestehenden Personen, aber auch geistigen bzw. körperlichen Einbußen stehen z.B. eine Steigerung des Lebenssinnes (z.B. durch Weitergabe von Lebenserfahrungen an andere Personen), der Ich-Integrität (akzeptierende Haltung zum gelebten Leben) sowie erhöhte Selbstwirksamkeitserfahrung gegenüber (Maercker & Forstmeier, 2013, S. 49). Kruse und Schmitt (1998) stellten beispielsweise fest, dass nur ein Viertel der von ihnen befragten ehemaligen jüdischen EmigrantInnen und Lagerhäftlinge mit Niedergeschlagenheit und Vermeidung hinsichtlich der belastenden Ereignisse reagierte. Rund ein Drittel bemühte sich um eine Akzeptanz der eigenen Biografie und 40 Prozent der Befragten versuchten, die belastenden Ereignisse zu verarbeiten, indem sie sich durch soziales Engagement in gesellschaftspolitische und generationenübergreifende Belange einbrachten (S. 148f.). Die Annahme und Integration von belastenden Lebensereignissen und die Herstellung von Kohärenz und Selbstkontinuität (Coleman, 1986; Antonovsky, 1987/1997) dürften sich als zentrale Entwicklungsaufgaben für ältere Menschen erweisen. Kruse (2011) ergänzt um die Dimensionen der Offenheit für neue Entwicklungen und Generativität, also soziales Engagement im Dienste zukünftiger Generationen. Sich zu erinnern, steht im Zentrum der Bemühung um Integration. So kann im Alter mit Blick auf den näher rückenden Tod das Bedürfnis steigen, der eigenen Biografie, den (traumatischen) Erfahrungen aus der Vergangenheit Sinn zu verleihen (vgl. Horowitz, 1976/1986). Auch verschiebt sich das Gleichgewicht zwischen Kurzzeit- und Langzeitgedächtnis, Vergangenes gewinnt zunehmend an Bedeutung (vgl. Light, 1992). Sind diese Erinnerungen aus der Vergangenheit jedoch stark angstbesetzt, kann der Auseinandersetzungs- und Integrationsprozess erschwert werden (Kolk, 2000). Die Frage ist, welche individuellen, institutionellen und gesellschaftlichen Herausforderungen sich daraus ergeben würden, wenn man diese Phänomene ernst nähme.

Implikationen für die Praxis: Solidarität, Anerkennung des Leides und Hilfen

Die Ergebnisse aus der Resilienzforschung zeigen, dass ältere Menschen trotz massiver Belastungen imstande sind, aufgrund ihrer individuell abrufbaren Reaktionen ein tendenziell hohes Maß an psychischer Gesundheit aufrechtzuerhalten: das Kohärenzgefühl ist u.a. auch biografisch geformt und scheint im späteren Leben relativ konstant zu sein, es hilft bei der Bewältigung von Lebensbelastungen und körperlichen Alterungsprozessen. Traumata verändern das Kohärenzgefühl in einem negativen Maße (Schnyder et al., 2000), unterstützende Psychotherapie vermag diesen Umstand jedoch auszugleichen (z.B. Blomberg et al., 2001). „An PTSD leidende ältere Menschen sind gerne bereit, beeinträchtigende Denk- und Verhaltensmuster zu verändern. Selbst kleine Veränderungen können zu großen Verbesserungen der Lebensqualität führen. Ja mehr noch, die Würde und der Einfallsreichtum, die Ältere oft zeigen, ist oft ein beachtliches Zeugnis für die Widerstandskraft des menschlichen Geistes“ (Hankin, 1997, S. 358)

Als relevant erscheint es, den Blick auf jene individuell unterschiedlichen Prozesse zu werfen, die letztlich zu einer Dekompensation beitragen, um an der richtigen Stelle Interventionen anzubieten. Müller und Petzold (2002) fordern, auch die breiten Erfahrungshorizonte der älteren Menschen würdigend in die Therapie miteinzubeziehen. Eine intensive Unterstützung kann für traumatisierte ältere Menschen zu einer Stabilisierung des psychosozialen Zustandes führen, instabile Phasen werden zumeist nicht komplett vermeidbar sein: Unterstützungsangebote sollten demnach immer langfristig anberaumt werden. Notwendig sind interdisziplinäre Behandlungskonzepte, idealerweise gemeindenah organisiert. Sogenannte „traumainformed communities“ (Harris & Fallot, 2001) ermöglichen im Bedarfsfall schnelles Arbeiten und zeichnen sich durch interdisziplinäre Vernetzung zwischen Sozialarbeit, Psychotherapie, Pflege, Angehörigenarbeit und Medizin aus. Solch ein umfassendes Angebot fördert das Sicherheitsgefühl der Betroffenen. PTSD im Alter bedarf einer speziell klinischen Beachtung, einer auf gerontologische Aspekte fokussierenden Traumatologie.

Darüber hinaus ist es für alle im Altenbereich Tätigen von Relevanz, historisch zu denken: Neben der biopsychosozialen Sichtweise ist immer eine psycho-historische Perspektive vonnöten, um dem betroffenen Menschen eine umfassende und umsichtige Behandlung zukommen zu lassen (vgl. Radebold, 2004, S. 7). Einen interessanten Ansatz verfolgt auch Schmidbauer (2005), wenn er meint: „Beschäftigung mit der neueren Geschichte und längere Aufenthalte in anderen europäischen Ländern, in den USA und in Israel können dem Therapeuten eine Ahnung von diesen Traumatisierungen vermitteln, ohne deren Kenntnis ich mir eine Psychotherapie dieser Generation gar nicht mehr vorstellen kann" (S. 108). Grundvoraussetzungen in der Arbeit mit traumatisierten Menschen sind demzufolge historisches und fachliches Wissen, die Anerkennung des erfahrenen Leides sowie eine solidarische Grundhaltung.

Das Bild einer am Leistungsprinzip festhaltenden Gesellschaft gegenüber älteren Menschen ist tendenziell negativ, die Perspektive der „unvermeidlichen" Abbauprozesse weit verbreitet. Eine Fixierung auf das Defizit-Modell führt unweigerlich zu negativen Prognosen hinsichtlich der Sinnhaftigkeit von Psychotherapie und Beratung im Alter. So fortgeschritten das biologische Alter einer Person auch immer sein mag, es ist niemals eine Kontraindikation für professionelle psychotherapeutische und beratende Hilfsangebote (Heuft et al., 2006). Bescheid zu wissen über das Ausmaß und die Auswirkungen von traumatischen Ereignissen bei älteren Menschen, dient dem Verständnis für potenzielle, unbewusste, intergenerationelle Weitergaben von psychischen Störungen und Verhaltensauffälligkeiten (vgl. Radebold, 2004, S. 8). Möchte man mit älteren, traumatisierten Menschen therapeutisch oder beratend arbeiten, sollte man auch die „gewöhnlichen" Dominanz-, Ausgrenzungs- und Unterlegenheitserfahrungen in ihrer traumatisierenden Wirkung im Blick haben. Daneben erfordert die Rekonstruktion der individuellen Biografie jedmögliche Unterstützung. Dies birgt immer die Gefahr, das gesellschaftliche und kontextuelle Einflüsse, Repressionen und Normierungen unreflektiert bleiben (Herman, 1993, S. 197). Es ist die Aufgabe der Fachcommunity, auch alten, traumatisierten Menschen die Unterstützung zur Verfügung zu stellen, die sie für eine sinnhafte Auseinandersetzung mit sich und ihrer Biografie benötigen, um den Entwicklungsaufgaben des Alters gerecht zu werden, aber auch, um sich angemessen auf den Abschied aus dem Leben vorzubereiten.

Literatur

Aarts, Petra G.H. & Velde, Wybrand op den (2000). Eine früh erfolgte Traumatisierung und der Prozeß des Alterns. Theorie und klinische Implikationen. In Bessel A. van der Kolk, Alexander C. McFarlane & Lars Weisaeth (Hrsg.), *Traumatic Stress. Grundlagen und Behandlungsansätze. Theorie, Praxis und Forschung zu posttraumatischem Streß sowie Traumatherapie* (S. 289–308). Paderborn: Junfermann.

Antonovsky, Aaron (1997). *Salutogenese. Zur Entmystifizierung der Gesundheit* (Reihe: Forum für Verhaltenstherapie und psychosoziale Praxis, Bd. 36). Tübingen: DGVT (englisches Original erschienen 1987).

Backes, Gertrud M. & Clemens, Wolfgang (2008). *Lebensphase Alter. Eine Einführung in die sozialwissenschaftliche Alternsforschung* (Reihe: Grundlagentexte Soziologie; 3., überarb. Aufl.). Weinheim: Juventa.

Blomberg, Johan, Lazar, Anna & Sandell, Rolf (2001). Long-term outcome of long-term psychoanalytically oriented therapies: first findings of the Stockholm Outcome of Psychotherapy and Psychoanalysis Study. *Psychotherapy Research, 11*(4), 361–382. Online verfügbar: http://www.safranlab.net/uploads/7/6/4/6/7646935/sandall_2001.pdf [20.11.2014].

Coleman, Peter G. (1986). *Aging and reminiscence processes: Social and clinical implications.* New York: Wiley.

Dasberg, Haim (2003). Warum geschwiegen wurde. Spätfolgen in Israel. In Alexandra Rossberg & Johan Lansen (Hrsg.), *Das Schweigen brechen. Berliner Lektionen zu Spätfolgen der Schoa* (S. 49–58). Frankfurt: Lang.

Dokumentationsarchiv des österreichischen Widerstandes (DÖW) (Hrsg.) (1992). *Erzählte Geschichte. Berichte von Widerstandskämpfern und Verfolgten. Band 3: Jüdische Schicksale.* Wien: DÖW.

Eitinger, Leo (1990). KZ-Haft und psychische Traumatisierung. *Psyche, 44*(2), 118–132.

Friedman, Paul (1949). Some aspects of concentration camp psychology. *American Journal of Psychiatry, 105*(8), 601–605.

Gerstl, Elfriede (1999). *Alle Tage Gedichte. Schaustücke. Hörstücke.* Wien: Deuticke.

Hankin, Cheryl S. (1997). Chronische posttraumatische Belastungsstörungen im Alter. In Andreas Maercker (Hrsg.), *Therapie der posttraumatischen Belastungsstörungen* (S. 357–384). Berlin: Springer.

Harris, Maxime & Fallot, Roger D. (Hrsg.) (2001). *Using trauma theory to design service systems. New directions for mental health services.* San Francisco, CA: Jossey-Bass.

Havighurst, Robert J. (1972). *Developmental tasks and education* (3., überarb. Aufl.). New York: MacKay.

Herman, Judith Lewis (1993). *Die Narben der Gewalt. Traumatische Erfahrungen verstehen und überwinden.* München: Kindler (englisches Original erschienen 1992).

Heuft, Gereon (2006). Trauma-Reaktivierung, Retraumatisierung und neurotische Entwicklung. In Hartmut Radebold, Gereon Heuft & Insa Fooken (Hrsg.), *Kindheiten im Zweiten Weltkrieg. Kriegserfahrungen und deren Folgen aus psychohistorischer Perspektive* (S. 105–117). Weinheim: Juventa.

Heuft, Gereon, Kruse, Andreas & Radebold, Hartmut (2006). *Lehrbuch der Gerontopsychosomatik und Alterspsychotherapie* (Reihe: UTB; 2., überarb. und erw. Aufl.). München: Reinhardt.

Horowitz, Mardi J. (1986). *Stress response syndromes* (2., unveränd. Aufl.). New York: Jason Aronson (Original erschienen 1976).

Juelich, Dierk (2003). Erlebtes und ererbtes Trauma. In Alexandra Rossberg & Johan Lansen (Hrsg.), *Das Schweigen brechen. Berliner Lektionen zu Spätfolgen der Schoa* (S. 81–98). Frankfurt: Lang.

Kępiński, Antoni (1987). Das sogenannte „KZ-Syndrom". Versuch einer Synthese. In Hamburger Institut für Sozialforschung (Hrsg.), *Die Auschwitz-Hefte. Texte der polnischen Zeitschrift „Przeglad Lekarski" über historische, psychische und medizinische Aspekte des Lebens und Sterbens in Auschwitz. Band 2* (Reihe: Hamburger Dokumente; S. 7–13). Weinheim: Beltz.

Kindler, Marie-Luise, Krebs, Luise, Wachsmuth, Iris & Gahleitner, Silke Birgitta (Hrsg.) (2013). *„Das ist einfach unsere Geschichte". Lebenswege der „zweiten Generation" nach dem Nationalsozialismus.* Gießen: Haland & Wirth im Psychosozial-Verlag.

Kolk, Bessel A. van der (2000). Die Vielschichtigkeit der Anpassungsprozesse nach erfolgter Traumatisierung: Selbstregulation, Reizdiskriminierung und Entwicklung der Persönlichkeit. In Bessel A. van der Kolk, Alexander C. McFarlane & Lars Weisaeth (Hrsg.), *Traumatic Stress. Grundlagen und Behandlungsansätze. Theorie, Praxis und Forschung zu posttraumatischem Streß sowie Traumatherapie* (S. 169–194). Paderborn: Junfermann.

Krause, Neal, Shaw, Benjamin A. & Cairney, John (2004). A descriptive epidemiology of lifetime trauma and the physical health status of older adults. *Psychology and aging, 19*(4), 637–648. Online verfügbar: https://www.apa.org/pubs/journals/releases/pag-194637.pdf [20.11.2014].

Kruse, Andreas (1987). Kompetenz bei chronischer Erkrankung im Alter. *Zeitschrift für Gerontologie, 20*(5), 355–366.

Kruse, Andreas (2006). Alter zwischen Verletzlichkeit und Wachstum. Die Notwendigkeit differenzierter Altersbilder in der Altenhilfe erkennen. *Archiv für Wissenschaft und Praxis der Sozialen Arbeit, 37*(2), 4–18.

Kruse, Andreas (2011). Offenheit, Generativität und Integrität als Entwicklungsaufgaben des hohen Alters. In Carolin Kollewe & Elmar Schenkel (Hrsg.), *Alter: unbekannt. Über die Vielfalt des Älterwerdens. Internationale Perspektiven* (Reihe: Sozialtheorie; S. 243–260). Bielefeld: transcript.

Kruse, Andreas & Schmitt, Eric (1998). Erinnerungen an traumatische Erlebnisse in der Zeit des Nationalsozialismus bei (ehemaligen) jüdischen Emigranten und Lagerhäftlingen. *Zeitschrift für Gerontologie und Geriatrie, 31*(2), 138–150.

Light, Leah L. (1992). Memory and aging: Four hypotheses in search of data. *Annual Review of Psychology, 42*(3), 333–376.

Maercker, Andreas (Hrsg.) (2002). *Alterspsychotherapie und klinische Gerontopsychologie.* Berlin: Springer.

Maercker, Andreas & Forstmeier, Simon (Hrsg.) (2013). *Der Lebensrückblick in Therapie und Beratung.* Berlin: Springer.

Müller, Lotti & Petzold, Hilarion G. (2002). Gerontotherapie: Psychotherapie mit älteren und alten Menschen – Forschungsergebnisse, protektive Faktoren, Resilienzen. Grundlagen für eine Integrative Praxis. Teil 1. *Integrative Therapie, 28*(1), 52–89.

Olbrich, Erhard (1987). Kompetenz im Alter. *Zeitschrift für Gerontologie, 20*(6), 319–330.

Quindeau, Ilka & Einert, Katrin (2013). „Die Jugend dient dem Führer". Trauma im Alter durch Krieg und NS-Erziehung. *Sozialmagazin, 38*(5-6), 56–65.

Radebold, Hartmut (2004). Für alle im Altersbereich Tätigen stellt sich die Aufgabe, historisch zu denken! *Psychotherapie im Alter, 1*(3), 5–10.

Radebold, Hartmut, Heuft, Gereon & Fooken, Insa (Hrsg.) (2006). *Kindheiten im Zweiten Weltkrieg. Kriegserfahrungen und deren Folgen aus psychohistorischer Perspektive* (Reihe: Kinder des Weltkrieges). Weinheim: Juventa.

Schmidbauer, Wolfgang (2005). *Psychotherapie im Alter. Eine praktische Orientierungshilfe* (Reihe: Psychotherapie konkret). Freiburg: Kreuz.

Schnyder, Ulrich, Mörgeli, Hanspeter, Nigg, Christel, Klaghofer, Richard, Renner, Niklaus, Trentz, Otmar & Claus, Buddeberg (2000). Early psychological reactions to life-threatening injuries. *Critical Care Medicine, 28*(1), 86–92.

Stargardt, Nicholas (2005). *Witnesses of war: children's live under the Nazis.* London: Cape.

Steinthaler, Evelyn (Hrsg.) (2008). *Frauen 1938. Verfolgte, Widerständige, Mitläuferinnen* (Reihe: Zeitgeschichte). Wien: Milena.

Tauber, Traude, Vyssoki, David, Strusievici, Stefan & Schürmann-Emanuely, Alexander (2004). Trauma bei den Opfern der NS-Verfolgung. In Alexander Friedmann, Peter Hofmann, Brigitte Lueger-Schuster, Maria Steinbauer & David Vyssoki (Hrsg.), *Psychotrauma – die posttraumatische Belastungsstörung* (S. 197–212). Wien: Springer.

Teegen, Frauke & Cizmic, Lucas-David (2003). Traumatische Lebenserfahrungen und heutige Belastungsstörungen pflegebedürftiger alter Menschen. *Zeitschrift für Gerontopsychologie und Psychiatrie, 16*(2), 77–91.

Welzer, Harald (2008). Die Nachhaltigkeit historischer Erfahrungen. Eine sozialpsychologische Perspektive. In Hartmut Radebold, Werner Bohleber & Jürgen Zinnecker (Hrsg.), *Transgenerationale Weitergabe kriegsbelasteter Kindheiten. Interdisziplinäre Studien zur Nachhaltigkeit historischer Erfahrungen über vier Generationen* (Reihe: Kinder des Weltkrieges; S. 75–93). Weinheim: Juventa.

Angela Gotthardt-Lorenz und Kornelia Steinhardt

Supervision für Traumafachkräfte im Schnittpunkt persönlicher, professioneller und organisationeller Herausforderungen

Wovon wir hier sprechen

Verschiedenste Einrichtungen, in denen Fachleute als SpezialistInnen für die Bearbeitung von Traumaerleben zur Verfügung stehen, aber auch Organisationen, in denen VertreterInnen unterschiedlicher Professionen – oft ohne entsprechende Vorbereitung – mit der Thematik der traumatisierenden Gewalt konfrontiert sind, nutzen das Angebot der Supervision meist, um in irgendeiner Weise die emotional belastenden Situationen zum Ausdruck bringen zu können. Bezug nehmen wir hier v.a. auf Teams/Gruppierungen von PsychotherapeutInnen, ÄrztInnen, Ergo-, Logo-, PhysiotherapeutInnen, PsychologInnen, PädagogInnen, SozialarbeiterInnen, aber auch LehrerInnen, KindergärtnerInnen, TrainerInnen in Förderungsprojekten für Arbeitslose usw. – sehr häufig in einer interdisziplinären Konstellation. Speziell die dortigen Teamsupervisionen, die wir hier in den Fokus stellen, fordern SupervisorInnen in besonderer Weise heraus. Ihnen begegnet in recht unterschiedlichen Formen eine äußerst affektiv geladene Teamdynamik.

In unseren weiteren Überlegungen werden wir uns mit diesen affektiven Prozessen als wesentlichem Inhalt der Supervision beschäftigen und die unterschiedlichen Dimensionen herausarbeiten, die das affektive Erleben entscheidend beeinflussen.

Kommentierte Skizzen zu einer Teamsupervision

Die Dynamik in solchen Supervisionen ist oft geprägt durch die Schilderungen großer Belastungen und Herausforderungen im Arbeitsalltag. Dazu zählt z.B. die Kinder- und Jugendpsychiatrie, ein Arbeitsfeld, in dem sowohl im stationären als auch im ambulanten Bereich der Umgang mit traumatisierten Menschen zum „täglichen Brot" gehört. Die verschiedenen nachfolgenden Spots aus einem ersten Supervisionsjahr mit einem Team von Stations- und AmbulanzmitarbeiterInnen zeigen dies deutlich.

Was erzählt wird. *Ein Junge (12) wurde in einem desolaten Zustand am Ort einschlägiger Szenen der Stadt aufgegriffen, nachdem er aus der therapeutischen Wohngemeinschaft ausgebrochen war. Aus verschiedenen verständlichen Gründen weigert sich die WG, den Jungen wieder aufzunehmen. Die MitarbeiterInnen, die sehr viel zu tun haben, glauben, nun auch noch die Arbeit von anderen machen zu müssen.*

Ein von der Station entlaufenes Mädchen (16), das versuchte, sich in einem Fluss zu ertränken, wird von der Polizei zurückgebracht. Das Mädchen ist abweisend und „borstig" wie nie zuvor, obwohl vorher auf der Station schon gute Beziehungen aufgebaut werden konnten.

Auf der Station finden immer wieder Selbstverletzungen statt. Obwohl schnell und geübt vonseiten der Pflegekräfte reagiert wird, droht die Situation dadurch zu eskalieren, dass zwei ältere Jugendliche bewundernd dieses Modell der Verletzung innerhalb kürzester Zeit nachmachen, gleichzeitig aber zwei jüngere auf der Station panisch verängstigt verstummen.

Im Ambulanzbereich geraten ÄrztInnen in Streit, ob man einen völlig introvertierten Jugendlichen, der in einem gewaltbereiten Elternhaus wohnt, „weiterschicken" kann (ins Krisenzentrum oder Jugendamt) oder ob man ihn zur besseren Abklärung seiner Situation stationär aufnehmen soll.

Was dem Team wichtig ist. In den Supervisionen geht es immer wieder darum, die Geschichte dieser Kinder und Jugendlichen zu verstehen und ihre oft grausam tiefen Verletzungen aufgrund von physischer, psychischer bzw. sexueller Gewalt nachzuvollziehen. Dies geschieht im Hinblick auf die Frage, wie hier medizinisch, pädagogisch, therapeutisch unterstützend gearbeitet werden kann, dass die Kinder/Jugendlichen in kleinsten Schritten Vertrauen aufbauen und zunehmend ihren Platz finden – hier in der Klinik und danach. Es muss beständig überlegt werden, an welchen Stellen welche Unterstützung zu leisten ist, aber auch, welche Konfrontationen erfolgversprechend sein könnten. Vorstellungen und Pläne sind zu entwickeln, wie die (oft explosive) Dynamik in der PatientInnengruppe zu managen ist.

Dem interdisziplinären Team ist klar, dass es nur durch das gute Zusammenspiel der verschiedenen Professionen auf die Bedarfslagen der PatientInnen sinnvoll reagieren kann. Dazu zählen z.B. das massive Schutzbedürfnis von vielen traumatisierten PatientInnen, ihr häufig sehr großes Verlassenheitsgefühl, ihre immer wieder vorkommenden Beziehungsverweigerungen, ihre Ohnmachtsgefühle, ihr Hang zur Selbstzerstörung und bisweilen ebenso zur Gewaltbereitschaft gegenüber anderen – auch gegenüber den Professionellen der Ambulanz und Station. Die professionsübergreifende patientenorientierte Kooperation zu gewährleisten, gestaltet sich angesichts der täglichen Herausforderungen immer wieder schwierig. Das ist ja auch der erklärte Grund von Teams bzw. Leitungspersonen, dass hier – wie in vielen vergleichbaren Einrichtungen – Teamsupervision beauftragt wird.

Was im Verlauf der Supervision deutlich wird. Fallorientiertes Nachdenken zu den einzelnen PatientInnen ist vertraut. Gerne wird dazu häufig – insbesondere im Anschluss an katastrophenartige und herausfordernde Aktualitäten – auch die Supervision genutzt. Allerdings ist die gemeinsame Reflexion nicht immer gut möglich. Denn oft werden die 90 Minuten Supervision unterbrochen von Anforderungen der Station (Pflege oder ÄrztInnen werden aus der Supervision gerufen, weil schwierige Situationen auftreten, TeilnehmerInnen kommen oft sehr zu spät, weil ja noch viel zu tun war, ÄrztInnen müssen vorzeitig gehen oder sind gar nicht anwesend, weil sie woanders dringender gebraucht werden usw.).

In vielerlei Hinsicht ist das affektive Geschehen in den Teams einerseits geprägt von großer gegenseitiger Hilfsbereitschaft und andererseits von verhaltenen bis aggressiven wechselseitigen Bekundungen der Unzufriedenheit. Durchgehend wird das Thema der Überlastung besprochen. Eine besondere Schwierigkeit der Zusammenarbeit in der Supervision ist die rasche Veränderung im Team: Insbesondere AssistenzärztInnen wechseln häufig; aufgrund von Schichtdienst, Personalwechsel und laufenden Einschulungen junger KollegInnen tauchen im Pflegepersonal ständig neue Gesichter auf; PädagogInnen müssen aus vielerlei Gründen in größeren Phasen im Haus rotieren. Dienstzeiten und veränderte Teamkonstellationen sind der Grund für die häufig veränderte Zusammensetzung der TeilnehmerInnen der Supervision.

Bisweilen gibt es in der Supervision die Mitteilung, dass eigentlich nichts zu besprechen sei, jeder mache seine Arbeit, und es funktioniere schon. Die Frage nach der Funktion von Supervision wird dann eher mit Achselzucken beantwortet. In der phasenweise sich schleppend entwickelnden Analyse, die von der Supervisorin beharrlich angestoßen wird, kann allmählich die Situation des Teams besprochen werden und neue Verständnisebenen gefunden werden. Bestimmende Situationen und Gefühle der Professionellen, die dort zum Ausdruck kommen, sollen hier beispielhaft genannt werden:

- ÄrztInnen, die sowohl in der Ambulanz als auch auf der Station arbeiten, fühlen sich kräftemäßig überfordert und vermissen einen Schutz „von oben".

- Ein Verlassenheitsgefühl – eher eingekleidet in Wut – herrscht beim Pflegepersonal, das in der Nacht nur schwer bzw. erst nach vielen Versuchen den diensthabenden Arzt erreichen kann.
- Die Pflichten der aufwändigen Dokumentation lassen Pflegekräfte oft zweifeln, ob sie den richtigen Beruf gewählt haben. Phasenweise formulieren dies auch die ÄrztInnen. Sie spüren den Anspruch, immer mehr arbeiten zu sollen, geraten unter Druck und schimpfen auf „die da oben".
- PädagogInnen, die mit Jugendlichen am Nachmittag in die Stadt gehen, müssen sich auch immer wieder auseinandersetzen mit Versuchen der tätlichen Angriffe anderen Jugendlichen wie auch ihnen selbst gegenüber. Die Angst vor körperlichen Verletzungen ist ein großes Thema.
- Viel Verunsicherung herrscht über das Verständnis von interdisziplinärer Zusammenarbeit: Die einen genießen die Möglichkeit, dass im Krisenfall jeder „anpackt" und die beruflichen Positionen und Rollen situationsgerecht blitzschnell verhandelt werden; die anderen befürchten, dass aufgrund von Überschreitungen der eigenen Berufskompetenz Sanktionen zu erwarten sind.

Diese komprimierte Skizze macht die Vielschichtigkeit sozialer Prozesse deutlich, wie sie in Supervisionen dieses Arbeitsbereichs auftritt. Um sie besser zu verstehen, werden nun die unterschiedlichen Hintergründe analysiert. Relevant erscheinen uns dabei insbesondere jene Spannungsfelder und Anforderungen, die genuin die interdisziplinäre professionelle Arbeit mit Traumatisierten, die in Organisationen stattfindet, kennzeichnen.

Persönliche Betroffenheit

Wie die beschriebenen Supervisionssequenzen deutlich machen, werden die belastenden Erfahrungen „am eigenen Leib" gespürt. Sie „gehen nahe" und können die persönliche Integrität der einzelnen MitarbeiterInnen erschüttern. Es werden Affekte, v.a. Ängste ausgelöst, die individuell oft schwer zu verarbeiten sind und durch biografische Vorerfahrungen intensiviert werden können. Daher ist beständige Selbstreflexion und Selbsterfahrung in unterschiedlichen Settings eine wesentliche Anforderung an Professionelle, die mit Traumatisierten arbeiten.

Individuelle Selbstreflexion reicht jedoch nicht aus, um die vielschichtige Belastung im beruflichen Alltag zu bewältigen. Im dortigen Kontext professioneller Anforderungen sowie organisationeller Einbindungen wird persönliche Betroffenheit in einer spezifisch komplexen, aber schwer zugänglichen Art erlebt. Um dazu eine differenziertere Sicht zu erlangen, werden wir den Fokus unserer weiteren Betrachtung auf die Bedeutung von grundsätzlichen professionellen und organisationellen Dynamiken legen, die wir als wesentliche Einflussfaktoren für die persönlichen Herausforderungen in der traumabezogenen Teamarbeit sehen. Auf diesem Hintergrund konstituiert sich auch ein spezifisches Spektrum der Supervision, das wir hier aufzeigen möchten.

Professionelle Erschütterungen

Die MitarbeiterInnen in den hier geschilderten Supervisionsprozessen sind in unterschiedlichen Professionen ausgebildet. Sie haben je spezifisches fachliches Wissen erworben, das ihnen einen Verstehens- und (Be-)Handlungsrahmen für die Arbeit mit traumatisierten Menschen bieten soll. Die Arbeit von Professionellen ist dadurch charakterisiert, dass sie ihre wissenschaftlich fundierte Fachkompetenz nutzen, Menschen in Problemsituationen zu unterstützen, Strategien und Lösungen zu entwickeln. Die Zugehörigkeit zu einer Profession und die damit verbundene professionelle Identität geben grundsätzlich Sicherheit und Klarheit. Dazu trägt der beständige Zuwachs an Berufserfahrung bei, wenn diese vor dem Hintergrund von fachlichem Wissen reflektiert wird.

Die professionelle Beziehung. Die Basis professionellen Handelns stellt die Beziehung zwischen Professionellen und den KlientInnen bzw. PatientInnen dar, die im Zuge professionellen Handelns aufgebaut wird. Diese professionelle Beziehung ist die notwendige Grundlage für Entwicklungs- und Heilungsprozesse. Dies verlangt von den Fachkräften, sich emotional auf Beziehungen zu PatientInnen einzulassen und zugleich die nötige professionelle Distanz zu wahren, empathisch zu sein und zugleich Behandlungsmaßnahmen zu setzen, die als unpopulär und nicht ausreichend einfühlsam erlebt werden. Dieser Widerspruch ist kennzeichnend für Professionalität und lässt sich nicht auflösen. Professionelle sind beständig gefordert, diese Spannungen in Balance zu halten. Je mehr die professionelle Souveränität ausgebildet ist, desto eher gelingt dies. Und doch sehen sich Professionelle dann mit Unzufriedenheit, Enttäuschung und Ärger konfrontiert: wenn PatientInnen mehr persönliche Nähe wünschen und diese nicht bekommen, wenn Anforderungen und Regeln als streng erlebt und nicht akzeptiert werden. Da es keine verallgemeinernde Norm gibt, ist in jedem Einzelfall abzuwägen, ob die professionelle Haltung ausreichend in Balance ist. Die damit einhergehende Verunsicherung ist Teil professionellen Erlebens und braucht einen Raum wie z.B. die Teamsupervision, in dem sie reflektiert und hinterfragt werden kann. Es ist von Fachkräften zu akzeptieren, dass solche Verunsicherungen nicht vermeidbar, sondern auszuhalten sind und in der gemeinsamen Reflexion höchstens verringert werden können.

Die Widersprüchlichkeiten in der Arbeit mit traumatisierten PatientInnen, wie wir sie eingangs in der Kinder- und Jugendpsychiatrie skizziert haben, sind massiv belastend. Der Beziehungsaufbau ist häufig Störungen ausgesetzt oder gar von Abbrüchen bedroht, z.B. durch aggressive oder (selbst-) destruktive Handlungen von PatientInnen. Damit werden die Bemühungen um Entwicklung bzw. Heilung desavouiert oder gar verunmöglicht. Für die MitarbeiterInnen bleibt Enttäuschung, Kränkung und Ohnmacht, nichts oder nur wenig bewirken zu können. In Supervisionen bringen Professionelle diese Affekte zum Ausdruck, oft verbunden mit Resignation und Mutlosigkeit, mit diesen PatientInnen, die die Beziehung nicht aufrecht halten, nicht arbeiten zu können. So wird etwa formuliert, dass ein Jugendlicher nicht in die Einrichtung passt, sondern woanders besser aufgehoben wäre. Manche Teammitglieder möchten nicht mehr mit ihm arbeiten und drängen, ihn in eine andere Einrichtung zu geben, um von den belastenden Emotionen befreit zu werden. Vielfach wird es als persönliches Versagen wahrgenommen, keine tragfähige Beziehung aufgebaut zu haben. Dass dies Teil der professionellen Belastung ist, wird kaum gesehen. Als SupervisorInnen sind wir hier gefordert, diese Facette der oft belastenden Realität professionellen Handelns in den Blick zu rücken und mit dem Team über die widersprüchlichen Anforderungen nachzudenken, die im konkreten Fall so frustrierend sind. Es wird nachvollziehbar, dass diese Widersprüchlichkeiten zur inhärenten Logik von Professionalität gehören, was ein Nachdenken über den Fall ermöglicht und weg von der gelähmten Haltung zu mehr Handlungsspielraum führt.

„Reflection on action“. In der Arbeit mit traumatisierten Menschen haben Professionelle komplexe Probleme situationsbezogen zu bewältigen. Seit den Studien von Schön (1983, S. 49ff.) ist bekannt, dass Professionelle im Vollzug ihres Handelns unmittelbar darüber nachdenken und reflektieren, also Handeln und Nachdenken nicht getrennt sind – Reflexion im Handeln stattfindet, nach Schön (ebenda) *„reflection in action“*. Gelingt es nicht mehr, anstehende Probleme auf diese Weise zu lösen, steigt der/die Professionelle aus dem Handlungsprozess aus, um über sein Handeln nachzudenken: *„reflection on action“*. Mit diesem Prozess wird das Handlungswissen von Professionellen reflektiert und den Anforderungen entsprechend adaptiert. Je stärker traumatisiert und belastet die PatientInnen oder KlientInnen sind, desto komplexer sind die Situationen im Behandlungsalltag. Einen geschützten sozioemotionalen Raum (Tietel, 2003, S. 29) für „reflection on action“ stellt in der Arbeit mit traumatisierten Menschen Supervision dar. Diesen Raum zu nutzen, fällt oft schwer. Wenn beispielsweise in den Supervisionen wiederholt keine bearbeitbaren Themen auftauchen oder Professionelle meinen, sie klären schwierige Situationen unmittelbar nach deren Auftreten und brauchen keine weitere Reflexion, so wird verleugnet, dass Professionalität sich nur dort (weiter)entwickeln kann, wo differenziertes Reflektieren des Handlungswissens – losgelöst vom Alltagsdruck – üblich ist. Die oft latente Abwehr des Nachdenkens liegt auch darin begründet, dass die Reflexion des professionellen Handelns die Professionellen mit ihren eigenen Affekten konfrontiert, die heftig und schmerzvoll sein können. Dies kann oft hinter der (häufig berechtigten) Kritik an inadäquaten Strukturen und Ausstattungen verborgen werden.

Die heftigen Affekte der PatientInnen bzw. KlientInnen lösen bei den Traumafachkräften intensives affektives Erleben aus. Gefühle wie beispielsweise Wut, Überforderung, Ärger oder Resignation tauchen auf, die oft als verstörend erlebt werden und Verunsicherung erzeugen: „Sollte ich nicht souveräner sein und mich nicht so emotional berühren lassen – bin ich dann noch professionell?“ Wenn es in der Supervision gelingt, die Affekte als Spiegelung bzw. Resonanz der PatientInnen-Dynamik bei den Professionellen bzw. im Team wahrzunehmen und diese vor dem Hintergrund des professionellen Wissens zu reflektieren, können neue professionelle Handlungsräume eröffnet werden.

Als Stärke interdisziplinärer Teams wird immer die Möglichkeit gesehen, dass die Kompetenzen unterschiedlicher Professionen in der Arbeit mit traumatisierten PatientInnen bzw. KlientInnen sich sinnvoll ergänzen können. Doch in Krisenmomenten, in Phasen erhöhter Destruktivität sind ad hoc Handlungen erforderlich, die z. B. getroffene Vereinbarungen übergehen oder zu neuen Vereinbarungen führen. Daraus ergeben sich immer wieder wechselseitige Irritationen zwischen den Professionen („Warum erhöht die Ärztin die Medikation“, „wieso übergehen die Anderen meine Intervention beim Patienten?“). Die unterschiedlichen Professionslogiken werden dann schnell als persönliche Zurückweisung oder Kränkung erlebt und führen zu Spannungen im Team, oft in Gestalt von Gesprächsverweigerungen. Es braucht dann den durch die SupervisorIn gehaltenen Raum, in dem diese Emotionen besprechbar und auf der Ebene des unterschiedlichen professionellen Handlungswissens reflektiert werden.

Organisationelle Verunsicherungen

Unklarheiten in Organisationen sind an der Tagesordnung. Jedes Team weiß davon zu berichten. In den oben angeführten Skizzen sind einige Schwierigkeiten dieser Art aufgeführt, z. B. die schwere Erreichbarkeit von ÄrztInnen im Bereitschaftsdienst, die dauernde Fluktuation und Rotationen von Professionellen (ÄrztInnen, PädagogInnen, PflegerInnen), die Streitereien mit und Enttäuschungen über andere Organisationen (z. B. Wohngemeinschaften, Jugendamt). Aus der Distanz betrachtet zeigen sich hier typische Alltagskonflikte aus Organisationen, die durch die gesellschaftlichen Entwicklungen der bereits lang andauernden Ökonomisierung spürbar verschärft werden. Schlagend wird in den hier besprochenen Organisationen, die sich mit hilfs- und unterstützungsbedürftigen Menschen beschäftigen (wie Krankenhäuser, Sozialeinrichtungen), die fortschreitende Verknappung von Ressourcen insbesondere in der Personalausstattung.

Bedenkt man, dass einer der durchgängig vertretenen Ansätze der Traumabehandlung darin besteht, Traumatisierten einen „sicheren Platz" („Safe Place") zu bieten bzw. zumindest immer wieder Sicherheit zu vermitteln (Gahleitner et al., 2013, S. 167 ff.), so steht dem gegenüber, dass die Situation von Teams in komplexen Organisationen häufig durch Unsicherheiten gekennzeichnet ist. Buchinger und Schober (2005) zeigen auf, dass Sicherheit in Organisationen heute nur mehr durch die permanente Bewältigung der Unsicherheiten vermittelt werden kann: „Sicherheit kann nicht mehr durch Vorwegnahme des Ergebnisses gemäß ‚richtiger' Planung erlangt werden, sondern nur noch durch Professionalisierung des Prozesses, in dem die Unsicherheit, ob es gelingen wird, das erwünschte Ergebnis zu erreichen, strukturell als unvermeidliches Risiko erhalten bleibt" (ebenda, S. 13).

Verunsicherungen des Teams. MitarbeiterInnen von Organisationsteams, die mit herausfordernden PatientInnen arbeiten (z. B. Kinder- und Jugendpsychiatrie), sind, wie oben beschrieben wurde, in ihrem professionellen Alltag und ihren Handlungen permanent mit nicht aufhebbaren Unsicherheiten konfrontiert und gefordert, mit diesen konstruktiv umzugehen. Gerade hier wünschen sich die TeammitarbeiterInnen für sich selbst Sicherheiten und Verlässlichkeit in den Arbeitsbeziehungen. Der Wunsch richtet sich an Vorgesetzte, an Teammitglieder, an übergeordneten Stellen, die z. B. für die Zuteilung der Planstellen verantwortlich zeichnen.

Verunsichernde Enttäuschungen werden auf unterschiedlichen Ebenen erfahren: im Team, durch Vorgesetzte oder bei strittigen Punkten zwischen den Berufsgruppen. Allerdings gestaltet es sich oft sehr schwierig, über die persönlich erlebten organisationellen Verunsicherungen zu reden. Nach unserer Erfahrung ist es nicht leicht, die eigenen Wünsche nach Sicherheit bzw. die Verunsicherungen anzusprechen.

In der interdisziplinären Zusammenarbeit in komplexen Organisationen treffen immer wieder VertreterInnen unterschiedlicher Subsysteme aufeinander: sowohl auf Ebene der Berufsgruppenzugehörigkeit als auch auf verschiedenen Hierarchieebenen (Vorgesetzte/MitarbeiterInnen). In ihren unterschiedlichen Positionen und Professionen unterliegen sie diversen direkten und indirekten Einflüssen (z.B. durch den Geldgeber, durch politische Vorgaben, gesellschaftliches Image, Presse usw.). Entsprechend der Charakterisierung von Buchinger und Schober (2005, S. 13; Erg. v. Verf.) „entfalten sich [in komplexen Organisationen] die Unterschiede zwischen und in den einzelnen Bereichen, deren Interdependenz gleichzeitig sichtbar wird. Die verschiedenen Eigenlogiken treffen ungefiltert aufeinander und sind gezwungen, sich ihre Arbeitsfähigkeit im Aushandeln miteinander zu erwerben und zu erhalten." Der Wunsch, dass doch alles gut geregelt sei – ein klassischer Wunsch an hierarische Organisationen – wird permanent enttäuscht. So werden auch von Traumafachkräften, die mit sehr verunsicherten, haltlosen PatientInnen arbeiten, die eigenen organisationellen Positionen meistens weniger als feste Verankerungen erlebt, sondern eher als Quelle immer neuer verunsichernder Herausforderungen.

Teams in solchen komplexen Organisationen gehen unterschiedlich mit dieser Situation um. Zu beobachten ist: Je mehr Unruhen und dauernd zu managende neue Situationen auf Teams zukommen, umso mehr halten sie sich oft an das eingespielte Prozedere und verzichten bisweilen lieber auf die zur professionellen Arbeit dazugehörige Reflexion. Gerade solche sich herausbildenden Teamstrategien sind oft als wertvolle Gegenpole zu den organisationellen Verunsicherungen zu verstehen, andererseits aber auch als riskante Wege, welche die professionell unterstützende Reflexionsarbeit verdrängen können. Dies wiederum kann in der Supervision, die ihrerseits ebenfalls oft durch Stress- und Hektiksituationen gekennzeichnet ist (dauernde Störungen usw.), nur vorsichtig und behutsam besprechbar gemacht werden.

Rolle der Führungskräfte. Deutlich wird an dieser Stelle auch, welche zentrale Rolle Führungskräfte solcher Teams spielen, die die qualitätsvolle Arbeit mit den PatientInnen bzw. KlientInnen garantieren sollen. Wenn Buchinger und Schober (2005, S. 20) schreiben, „moderne Organisationen sind aufgefordert, in Diagnose und Gestaltung affektiver Prozesse professionelle Kompetenz zu erwerben, nicht etwa weil es ihr Interesse sein sollte, der Seelenhygiene zu dienen, sondern einzig weil es ihr um erfolgreiche Bewältigung von Sachaufgaben gehen muss", so kommt diese Aufgabe insbesondere den an den organisationellen Übergängen und zwischen unterschiedlichen Logiken stehenden Führungskräften zu. Wie es sich in vielen Supervisionssituationen zeigt, stehen Führungskräfte in Sozial- und Gesundheitseinrichtungen oft extrem hohen, kaum zu erfüllenden Anforderungen gegenüber, was die Intensität der organisationellen Verunsicherung um ein Weiteres verdeutlicht.

Komplexe Dynamiken

Die Doppelung und Verdreifachung der Unsicherheitsthematik in der Arbeit von Traumafachkräfen in organisationellen Kontexten ist der herausfordernde Inhalt in den Teamsupervisionen:

- extrem verunsicherte PatientInnen,
- Professionen, die ein permanentes professionelles Management von Verunsicherungen und dessen Reflexion erfordern,
- organisationelle Verunsicherungen, die entsprechend den gesellschaftlichen Umwälzungsprozessen permanent zunehmen und von den Teams immer wieder neue Orientierungen fordern.

SupervisorInnen kommt hier die Aufgabe zu, die auftretenden Stimmungslagen, ob Turbulenzen oder eher depressive Stimmungen, nicht allein durch die Brille der zweifelsohne stark wirkenden PatientInnendynamik im Sinne der Widerspiegelung bzw. möglicher professioneller Widersprüche zu sehen, sondern immer auch als organisationelle Thematik. Unsicherheiten und Undurchschaubarkeiten sind oft zu erklären durch die Verdichtung mehrerer Dynamikebenen, die subjektiv erfahrungsmäßig ähnliche Herausforderungen produzieren. Gerade sogenannte Kommunikationsschwierigkeiten oder auch Zuordnungen zu persönlichen Eigenschaften von MitarbeiterInnen sind unserer Meinung nach häufig eher als Summe der professionellen und organisationellen Dynamiken zu verstehen. Wenn es gelingt, hier einen Verstehenszugang zu gewinnen, wird es für die SupervisandInnen in der Regel möglich, eigene Vorstellungen zum Umgang mit verunsichernden Situationen mit Rückgriff auf die Ressourcen der unterschiedlichen Positionen und Professionen zu entwickeln.

Abschließend werden nun einige Thesen formuliert, einerseits zur zusammenfassenden Charakterisierung der dynamikorientierten Supervision für Traumafachkräfte in Organisationen, andererseits zur Skizzierung der damit zusammenhängenden Anforderungen an die fachliche und organisationelle Positionierung der Supervision und SupervisorInnen.

Thesen zur Teamsupervision von Traumafachkräften

- Teamsupervision beschäftigt sich immer mit der emotionalen Dichte, die sich in diesem Arbeitsbereich zunächst aus herausfordernden Verhaltensweisen von traumatisierten PatientInnen/KlientInnen herleitet. Im Team wird die emotionale Dichte zudem verstärkt und verändert durch kollektive organisationelle Erfahrungen, insbesondere, wenn das Erleben einen gewissen Gleichklang zu den Grundstimmungen von PatientInnen/KlientInnen hat.

- Entlastung kann in der Supervision dadurch erfolgen, dass Stück für Stück an der Analyse dieser Dynamiken gearbeitet wird. Supervision schafft einen Raum, der Verunsicherndes, Konflikthaftes, Unverständliches zulässt und dieses mit den verschiedenen Binnen- und Außenfaktoren der Arbeit zusammenbringt. Sowohl die Aufschlüsselung von PatientInnenspiegelungen als auch von emotionalisierten Themen organisationeller Herkunft kann Entlastung von persönlicher Betroffenheit bringen. Die oft durch diese Dynamik gehandicapten Kompetenzen der MitarbeiterInnen können freigesetzt und neue Perspektiven für die Arbeit mit den PatientInnen und KlientInnen entwickelt werden.
- Für Führungspersonen, deren primäre Rolle darin besteht, immer wieder die Basis für professionelle Arbeit herzustellen, ist Supervision als Unterstützungsangebot besonders indiziert (Heltzel, 2009, S. 368). Diese kann bisweilen ergänzend zur Teamsupervision oder auch alternativ durchgeführt werden, was bezogen auf die jeweiligen organisationellen Anforderungen genau zu prüfen ist.
- In jedem Fall obliegt es den SupervisorInnen, mit den relevanten Führungspersonen den Auftrag für die jeweiligen organisationsangebundenen Supervisionsformen zu entwickeln und zu klären – anknüpfend an die speziellen Aufgaben der Traumafachkräfte und ihre jeweiligen organisationellen Einbindungen und Bedingungen. Auf diesem Weg kann die Supervision organisationell sich deutlich als Instrument der Qualifizierung professioneller Arbeit platzieren.
- Umfasst die Supervision nicht nur ein Subssystem einer Organisation (wie im aufgeführten Beispiel Krankenhaus), sondern eine Gesamtorganisation (Kriseneinrichtung oder Beratungsstelle), so ist v.a. die Frage zu stellen: Kann Supervision einen Beitrag zur Weiterentwicklung dieser Stelle leisten oder gibt es einen geheimen Auftrag, „alles beim Alten zu lassen" (Pross, 2009, S. 71), um auf vermeintliche Art und Weise einen sicheren Hort zu bewahren, der vor weiteren Einflüssen zu schützen ist? Hier obliegt es den SupervisorInnen, die Einrichtung selbst in ihrer Entwicklung und speziellen Ausprägung zu betrachten und deren Relevanz für die Analyse aktueller Konflikte zu erkunden.
- Die hier skizzierte Supervision hebt sich konzeptmäßig deutlich von einer klassischen Fallsupervision im Sinne von Fallbesprechung ab, aber auch von dem in diesem Feld ebenfalls stark vertretenen Mentoring-Modell von Supervision, das eher die Anleitung für therapeutisches Handeln und die Reflexion der dazugehörigen eigenen Befindlichkeiten und Möglichkeiten umfasst.

- Supervision als Beratungssystem unterliegt ebenfalls der „Symptomatisierung“: Wie mit dem Supervisionssystem umgegangen, mit welchen Erwartungen und geheimen Aufträgen es versehen wird, das alles kann wiederum auch als ein Teil der jeweiligen organisationellen und patientenbegründeten Dynamik verstanden werden.
- Gerade im Hinblick auf die Komplexität der Fragestellungen dieser Teamsupervisionen und auch aufgrund der sie auch persönlich emotional berührenden Situationen der PatientInnen/KlientInnen bedürfen SupervisorInnen der ständigen Selbstreflexion, unterstützt durch kollegiale Besprechungen. Die Vielschichtigkeit der Arbeit ist hier eher zu bewerkstelligen, wenn die supervisorische Beratung von einem SupervisorInnenteam getragen werden kann – eine Entwicklung, die langsam in der professionellen Community der Supervision voranschreitet (vgl. Sanz & Gotthardt-Lorenz, 2014). Darüber hinaus verlangt es die Zugehörigkeit zum Professionssystem der Supervision, dass SupervisorInnen in begleitenden Beratungsformaten für die Klärung ihrer eigenen persönlich und organisationellen Involvierungen und für die dauernde Überprüfung ihrer fachlichen Position Rechnung tragen.

Literatur

Buchinger, Kurt & Schober, Herbert (2005). *Das Odysseusprinzip – Teamleadership.* Skript des Vortrags auf der 1. Augsburger Konferenz für Systemische Entwicklung und Beratung von Organisaitonen, 23./24.09.2005. Online verfügbar: http://www.kurt-buchinger.at/downloads/Vortrag-Kongress-Augsburg.pdf [18.11.2014].

Gahleitner, Silke Birgitta, Katz-Bernstein, Nitza & Pröll-List, Ursula (2013). Das Konzept des „Safe Place“ in Theorie und Praxis der Kinder- und Jugendlichenpsychotherapie. *Resonanzen, 1*(2), 184–204. Online verfügbar: http://www.resonanzen-journal.org/article/view/237/166 [18.11.2014].

Heltzel, Rudolf (2009). Supervision und Beratung in der Psychiatrie. In Harald Pühl (Hrsg.), *Handbuch Supervision und Organisationsentwicklung* (3., akt. u. erw. Aufl.; S. 353–370). Wiesbaden: VS.

Pross, Christian (2009). *Verletzte Helfer. Umgang mit dem Trauma; Risiken und Möglichkeiten, sich zu schützen* (Reihe: Leben lernen, Bd. 222). Stuttgart: Klett Cotta.

Sanz, Andrea & Gotthardt-Lorenz, Angela (Hrsg.) (2014). Kooperationen [Themenheft]. *supervision, 32*(2).

Tietel, Erhard (2003). *Emotion und Anerkennung in Organisationen. Wege zu einer triangulären Organisationskultur* (Reihe: Arbeitsgestaltung, Technikbewertung, Zukunft, Bd. 14). Münster: Lit.

Erfahrungsreflexionen

Luise Reddemann

Zur Dimension der Würde in der Traumatherapie[1]

Zunächst soll hier ein Statement des Chirurgen Christian Friedrich Vahl (2014) im Deutschen Ärzteblatt Raum bekommen, das mich nachdenklich gestimmt hat: „Ein guter Chirurg setzt so wenig Chirurgie wie möglich ein. … Ein guter Chirurg ist nicht ein fanatischer Diener einer imaginären Göttin namens ‚Chirurgie', … sondern ein Mensch, der seine Meisterschaft von anderen Meistern erworben hat und diese im Dienst der Patienten mit Augenmaß einsetzt" (S. 4). Dies lässt sich m. E. auf „TraumatherapeutInnen" übertragen. Im *„Dienst der Patienten mit Augenmaß"* kann aus meiner Sicht nur bedeuten: unter Berücksichtigung der Würde der PatientInnen.

Seit vielen Jahren beschäftigt mich das Thema Beachtung des Würdeaspekts in der Psychotherapie. Daher sollen zuerst allgemeine und auch für die Psychotraumatologie grundlegende Gesichtspunkte des Würdeaspekts in der Psychotherapie beleuchtet werden, um dann auf einige spezifischere Fragen bezüglich des Würdeaspekts in der Psychotraumatologie zu kommen. Ohne Einbezug politischer Dimensionen kann ich mir eine Auseinandersetzung mit Würde und Trauma nicht vorstellen, daher werde ich hier einige Bezüge herstellen.

Viele werden argumentieren, Würde sei der Psychotherapie quasi inhärent. Leider trifft das keinesfalls zu. Es gibt auch in der Psychotherapie Würdeverletzungen, teils massive, z. B. durch sexuelle Übergriffe, teils subtile. Bei diesen subtilen Würdeverletzungen geht es meist darum, dass PatientInnen Vorstellungen von der „richtigen" Behandlung oder der „richtigen" Deutung mehr oder weniger aufgedrängt werden – in der Chirurgie wären das operative Eingriffe ohne ausreichende Notwendigkeit. So scheint mir der Satz „Würde ist nicht eine einzige Sache, sondern viele. Es kommt darauf an zu verstehen, wie diese vielen Sachen im Leben eines Menschen

---

1 Der Beitrag basiert auf einem Vortrag, den Frau Reddemann für die 11. Kremser Tage zum Thema vorbereitet hat, Hiermit sei nochmals ausdrücklich Charlotte Aykler gedankt, die als eine langjährige Wegbegleiterin von Luise Reddemann, den Vortrag kurzfristig übernommen hatte.

zusammenhängen" (Bieri, 2013, S. 3) sehr viel Wahres zu enthalten. Oder um den Palliativmediziner Gian Domenico Borasio mit seinem wichtigsten Rat für angehende ÄrztInnen zu zitieren: „Mut, *Demut* und Achtsamkeit" (Borasio, 2013, Hervorhebung L.R.).

Dies bedenkend scheint es mir in der Psychotherapie unter Würdeaspekten vor allem darum zu gehen, die Individualität von PatientInnen mit Demut zu respektieren und nicht der Versuchung zu unterliegen, unreflektiert in Manualen – welcher Art auch immer – empfohlene Interventionen PatientInnen quasi überzustülpen. Nach dem kürzlich in Deutschland verabschiedeten Patientenrechtegesetz ist das übrigens auch nicht mehr erlaubt. Es gilt, dass wir nur tun dürfen, womit die PatientInnen ausdrücklich einverstanden sind, nachdem wir sie umfassend aufgeklärt und sie auch über Alternativen informiert haben. Ausnahmen bestehen nur bei Lebensgefahr, die es so in der Psychotherapie aber nicht gibt. Das Patientenrechtegesetz halte ich für einen wichtigen Schritt in Richtung auf die Anerkennung der Würde von PatientInnen, wie ich sie in Anlehnung an Philosophen, vor allem Kant, deute.

Es scheint einen gesellschaftlichen Trend zu geben, die zunehmende Legitimität der sozialen Kontrolle durch die Medizin, wozu ich auch die Psychotherapie rechne, anzuerkennen, was einige Vorteile haben kann, jedoch erscheint bedenklich, dass die Definitionsmacht und Autorität des professionellen Gesundheitswesens gegenüber anderen Subsystemen und Professionen zunimmt (Meyer, 2011).

Heute haben wir einerseits die Situation, dass die Medikalisierung zunimmt, aber andererseits auch vermehrt partiell umstritten ist (ebd.). Nach Meyer (2011) ist die Medikalisierung u.a. umstritten, weil traditionelle Autoritäten wie auch ÄrztInnen und bis zu einem gewissen Grad sicher auch PsychotherapeutInnen einem Prozess der Illegitimisierung unterliegen. So wird dann der Arzt bzw. die Ärztin durch neue Autoritäten ersetzt. Interessanterweise handelt es sich dabei nicht mehr um Menschen, sondern z.B. um empirische, wissenschaftliche Evaluation und um Maschinen. Darauf weist Rainer Funk, ein Schüler von Erich Fromm, in seiner Analyse postmoderner Menschen hin (Funk, 2005).

Diversity wird als Chance gesehen und Individualisierung in einer „Multioptionsgesellschaft" geschätzt. Und andererseits finden massive Restriktionen statt, „deren Grundlagen die Evidence Based Medicine, die Analyse von Wirkungen, und Fragen nach der Zweckmäßigkeit, Wirtschaftlichkeit und Qualität der medizinischen Maßnahmen" (Meyer, 2011, o.S.) sind. Diese Analysen könnten sinnvoll sein, solange sie nicht den Interessen spezifischer Gruppen dienen. Wir werden uns daher fragen müssen, ob die Restriktionen unter den oben genannten Bedingungen sogar das Unerwünschte verstärken. Der gottähnliche Arzt wird jetzt durch die gottähnliche Wissenschaft und den gottähnlichen Markt ersetzt. Nicht zuletzt deshalb erscheint mir die Orientierung an einem Wert wie dem der Menschenwürde bedeutsam. Denn es geht ja immer noch um „lebende Wesen“, die Kant vernünftige Wesen nennt.

Eine Betroffene schrieb mir in Reaktion auf mein Buch zur Würde (Reddemann, 2008/2013): „Während meiner Therapiezeiten hat die Defizitorientierung bei mir zuweilen zu richtigen Auswüchsen geführt. Schließlich war ich nicht mehr stolz auf eigene Leistungen und Fähigkeiten, sondern stolz, wenn ich weitere Übel in mir entdeckt hatte. Das hat meinen Therapeutinnen immer sehr gut gefallen. Und ich selbst war dem Wahn, der Hoffnung verfallen, dass ich nur auf diese Weise wieder heil werden kann.“ Und sie ergänzte: „Die Therapeutinnen wurden mehr oder minder aggressiv, wenn es ihnen nicht gelang, ihre eigene Theorie in meinem Kopf zu installieren.“ Das gibt zu denken. Hier ermutigt das Patientenrechtegesetz die Patientin, der übergroßen Macht der BehandlerInnen entgegenzutreten. Wenn der neue Gott der Evidenz-Basierung im Interesse der Patientin angebetet wird, mag das angehen.

Schopenhauer war es wohl bewusst, wie schwer es Menschen mit der Würde haben, und beklagte die Leerheit des Ausdrucks Würde. Er erklärte den Begriff für eine „hohle Hyperbel“ (Schopenhauer, 1836, S. 169). Ich verstehe Schopenhauer so, dass er darauf hinweisen wollte, wie wenig der Würdegedanke in Taten umgesetzt worden ist und wird. Würde braucht Handlungen, kein Gerede.

Bei dem Philosophen Peter Bieri fand ich in seinem jüngst erschienenen Buch „Eine Art zu leben: Über die Vielfalt menschlicher Würde“ (Bieri, 2013) eine mich überzeugende Definition: Es gehe darum, ein Subjekt zu sein und damit UrheberIn meines Verhaltens, also selbstbestimmt zu sein und darüber hinaus ein Selbstzweck zu sein und als solcher behandelt zu werden (ebd., S. 2). Bieris auf Kant zurückgehende Definition, die er in seinem Buch sehr praxisnah reflektiert, halte ich gerade auch für unsere psychotherapeutische Arbeit für hilfreich.

Was heißt in einer Psychotherapie, PatientInnen als „UrheberInnen ihres Verhaltens“ zu betrachten, und wozu fordert das BehandlerInnen heraus? Zunächst einmal zu starkem Interesse an diesem einmaligen Menschen in seiner Vielfalt, an seinen Problemen und an seinen gesunden Seiten und nicht nur an seiner Diagnose. Das bedeutet für mich konkret, ich behandle Menschen, nicht Traumafolgestörungen. Eine ausschließlich störungsspezifische Behandlung halte ich für würdeverletzend, weil dem Subjekt seine Einzigartigkeit abgesprochen wird.

Was kann heißen, PatientInnen als „Selbstzweck“ ernst zu nehmen? Ich verstehe darunter, unbeirrbar an der Idee festzuhalten, dass Menschen, wie beschädigt sie auch sein mögen, in sich sehr viel Weisheit und Wissen über sich selbst haben, mehr jedenfalls, als wir als anderer Mensch je für ihn oder sie haben könnten; und dass sie auch über Fähigkeiten und Fertigkeiten verfügen, sodass wir uns behutsam fragend und nicht besser wissend einbringen sollten mit dem, was uns richtig erscheint. Woher können wir die Gewissheit nehmen, was der Selbstzweck eines Menschen ist? Bieri (2013) bezieht sich – aus gutem Grund, wie ich meine – auf Immanuel Kants „Grundlegung zur Metaphysik der Sitten" (1785/1969, S. 428): „Nun sage ich: der Mensch, und überhaupt jedes vernünftige Wesen, existiert als Zweck an sich selbst, nicht bloß als Mittel zum beliebigen Gebrauch für diesen oder jenen Willen, sondern muß in allen seinen, sowohl auf sich selbst, als auch auf andere vernünftige Wesen gerichteten Handlungen jederzeit zugleich als Zweck betrachtet werden." Und weiter: „Der praktische Imperativ wird also folgender sein: Handle so, daß du die Menschheit, sowohl in deiner Person, als in der Person eines jeden anderen, jederzeit zugleich als Zweck, niemals bloß als Mittel brauchest" (ebd., S. 429).

„Die Menschheit, sowohl in meiner Person als in der Person eines jeden anderen" und jemanden niemals nur als Mittel zur Erreichung von Zwecken zu brauchen, erscheint mit vor allem deshalb bedeutsam, weil Kant uns auffordert, auch unsere eigene Würde zu bedenken. Wir schaden uns und der Menschheit in uns selbst und außerhalb von uns selbst, wenn wir gegen Würdegrundsätze verstoßen. Wenn Kant Recht hat, dass wir „unter dem Gesetz der Vernunft" stehen, andere nicht als Mittel zur Erreichung von Zwecken zu gebrauchen, dürfte es derzeit um die Vernunft schlecht stehen. Möglicherweise ist sie an dieser Stelle auch überfordert, und Kant hätte sie überschätzt. Wir brauchen eine Begleiterin der Vernunft, das Mitgefühl. Ich komme darauf zurück.

Unser derzeitiges, vom Neoliberalismus geprägtes Denken und Handeln widerspricht den Kant'schen Ideen diametral und scheint Schopenhauers zynischer Beobachtung recht zu geben. Mir scheint es wichtig, die schleichend sich einnistenden Auswirkungen der neoliberalen Konzepte auf uns und die Menschen unserer Umgebung zu erkennen und zu benennen, um ihre Menschenverachtung zu durchschauen.

Was heißt das nun für den Bereich psychotherapeutischer und psychotraumatologischer Arbeit?

Heute bestimme das Messen und Messbarkeit in erster Linie, was Qualität sei. Dadurch entstehe ein Tunnelblick. Was nicht vom Messsystem erfasst werden könne, liefere keine Ergebnisse, weshalb es sich nicht lohne, Zeit dafür zu opfern, so beschreibt es der belgische Psychoanalytiker und Professor für Psychologie Paul Verhaeghe (2013) in einer scharfsinnigen Analyse zur Frage, inwieweit der Neoliberalismus uns alle im Griff hat.

„Man glaubt tatsächlich, die Qualität psychologischer und sozialer Hilfeleistung mit Methoden messen zu können, die aus der pharmakologischen

Forschung herübergeweht sind“ (ebd., S. 132). Mir scheint, man glaubt es nicht nur, sondern hält es für eine unumstößliche Wahrheit.

Verhaeghe (ebd.) zieht das Fazit: Es „lautet die Schlussfolgerung, dass nur die begrenzte Gruppe von Behandlungsmöglichkeiten wirksam sei ..., dass die übrigen Therapiemodelle ihre Existenzberechtigung ... einbüßen und sogar aus dem Studienangebot verschwinden“. Oder wie jüngst in der Süddeutschen Zeitung zum Neoliberalismus zu lesen war: „Humanitär und legitim ist jetzt, was den Menschen angeblich nützt, nicht was ‚gerecht‘ oder ‚unantastbar‘ ist“ (Zielcke, 2014, o.S.). Zur Erinnerung: Im deutschen Grundgesetz heißt es, dass die Würde des Menschen unantastbar sei.

So kann der Eindruck entstehen, dass klinische Erfahrungen diskriminiert werden, damit die Gesetze des angeblich sich selbst regulierenden Marktes auch in unserem Bereich voll zur Anwendung kommen, koste es auch die Würde der Behandelten und der BehandlerInnen.

Dem Begriff der Würde kann man sich am besten annähern, wenn man bei ihrem Gegenteil beginnt. Das sind Entwürdigung, Demütigung, Beschämung. Alle drei beinhalten die Erfahrung, dass uns unsere Würde genommen wird. Daraus erfolgt ein Ohnmachtserleben, gepaart mit einem Erleben von Willkür, und Beschämung und Scham, meint Bieri (2013, S. 34). Beim Täter rufe das einen „Genuß“ hervor, den anderen „ohnmächtig zu sehen“ (ebd., S. 34f.). PsychotherapeutInnen, die sich sagen lassen müssen, ihre Arbeit sei nicht anerkennenswert, da sie sich ja nicht an das, was inzwischen als einzig existenzberechtigte Psychotherapie gilt, nämlich die evidenzbasierten Methoden, halten, sehen sich zunehmend am Pranger. Um nicht beschämt zu werden, werden dann Techniken – man beachte den verräterischen Begriff – angewendet, selbst wenn man PatientInnen damit instrumentalisiert, also zumindest partiell entwürdigt.

Um dies durchzusetzen, wird übrigens der Begriff der Evidenzbasierung missbraucht, was leider die wenigstens wissen. Zwar ist die klinische Erfahrung in diesem Konzept weniger hoch angesehen als randomisiert kontrollierte Studien, aber es trifft nicht zu, dass sie nicht doch einen Stellenwert hat, insbesondere dann, wenn RCTs für die zu behandelnde Gruppe kaum oder gar nicht vorliegen, was gerade für schwer traumatisierte PatientInnen immer noch gilt und vermutlich auch in Zukunft gelten wird. Schwer traumatisierte PatientInnen kann man auch aus ethischen Gründen kaum in RCTs erfassen, es sei denn, man nähme eine Schädigung bewusst in Kauf. Fragebögen werden von diesen PatientInnen oft schon als bedrohlich erlebt, sodass viele von ihnen schon daran scheitern.

Die Suche nach Evidenzbasierung war ursprünglich dafür gedacht, PatientInnen umfassend über den Stand der Forschung informieren zu können, damit diese selbst dann zu einem Urteil gelangen können, für welche Behandlungsform sie sich entscheiden möchten, was natürlich sinnvoll ist.

RCTs können im Übrigen immer nur Aussagen über Gruppen machen, niemals über Individuen, wer also stets und ständig Evidenzbasierung reklamiert, setzt sich über das Recht eines Menschen, seinen Zweck selbst als Individuum zu bestimmen, hinweg.

Bei der Entscheidung für eine Behandlung spielen für viele PatientInnen Parameter eine Rolle, die in den bisherigen auf RCTs basierenden Studien überhaupt nicht vorkommen und erst neuerdings mehr in den Blick der Forscher geraten, vor allem die Persönlichkeit der BehandlerInnen. Neuerdings sagen uns die PsychotherapieforscherInnen, dass sie die Forschung über Methoden und die Streitigkeiten darüber nicht mehr interessieren, sondern es jetzt darum gehe, über welche Merkmale BehandlerInnen verfügen sollten, damit eine fruchtbare ÄrztIn-PatientIn-Beziehung gelingt (Strauß, 2013). Es darf schon jetzt vermutet werden, dass nicht wenige PatientInnen solchen BehandlerInnen den Vorzug geben, die ihre Würde in vollem Umfang achten. Denn die Beachtung der Würde gerade in einer Beziehung, in der ein gewisses Gefälle nie ganz zu vermeiden ist, hilft PatientInnen, Hoffnung zu entwickeln, dass ihnen geholfen wird.

Rechte sind, so hebt Bieri (2013) hervor, ein Bollwerk gegen Abhängigkeit und Willkür. In diesem Sinn sind PatientInnenrechte ein wichtiger Schutz, unter anderem gegen Ohnmacht, damit wir uns als mündige Wesen erleben und artikulieren können. Denn wir wollen verstehen und nachvollziehen können, was von uns erwartet wird und was mit uns geschieht, und wir wollen uns als TherapeutInnen wie als PatientInnen mit unserer Individualität respektiert wissen (ebd., S. 37 f.)

Hier kommt für mich im Kontext der Würde insbesondere die Diskursethik ins Spiel: Denn dieser Ansatz vertritt, dass jede Stimme ein Recht darauf hat, gehört zu werden. Das wiederum gilt ja genau genommen auch, wenn wir Freud mit seiner Grundregel ernst nehmen oder auch therapeutische Ansätze, die mit Konzepten menschlicher Vielfalt arbeiten, sowie humanistische therapeutische Ansätze. Die Diskursethikerin Seyla Benhabib (1992/1995) fordert uns auf, die kritische Untersuchung „ungeprüfter normativer Dualismen" (S. 130) zu wagen, und dies dann auch noch unter dem Aspekt von Gender-Kontexten und -Subtexten. Ein normativer Dualismus ist der der randomisiert kontrollierten Studien versus klinische Erfahrung. Auch andere Gegensatzpaare spielen in unsere Arbeit hinein, insbesondere Normen versus Werte, z. B. repräsentiert als „so schnell wie möglich" versus „mit so viel Zeit wie nötig", Interessen versus Bedürfnisse u. a. im Kontext von männlich geprägter Medizin und Psychotherapie versus Bedürfnisse z. B. von Frauen, z. B. nach frauengerechter Psychotherapie.

Die Anwendung von Benhabibs (1992/1995) Diskursethik finde ich für unsere Arbeit besonders lehrreich, da es in der Psychotherapie ja immer um Diskurse geht. Und wenn wir ihre Maßstäbe auch nur zeitweise anlegen, können wir bemerken, wie häufig dagegen verstoßen wird. So werden PatientInnen gerne als „ansprüchlich" bezeichnet oder mit anderen diskriminierenden Etiketten belegt, wenn sie um die Anerkennung ihrer als authentisch erlebten Bedürfnisse kämpfen, auch als „aggressiv" oder eben „widerständig". Häufig mit Begriffen, die uns zur Rechtfertigung unseres Nichtverstehens dienen oder dazu, dass wir Grenzen haben, ohne diese offen zu machen, was nach meiner Erfahrung von den allermeisten Patienten verstanden und anerkannt werden kann.

Benhabib (ebd.) plädiert für eine kontrafaktische Vorannahme von Gleichheit – keine Gleichheit der Fähigkeiten, aber eine Gleichheit hinsichtlich der Ansprüche –, fehle diese, resultiere daraus schlechte Pädagogik oder erstickende, übertriebene, „bestrafende Fürsorge" (ebd., S. 284). Ich möchte ergänzen: Wenn diese Gleichheit nicht ernst genommen wird, entsteht ein therapeutischer Diskurs, der diesen Namen nicht mehr verdient, denn jegliche Neugier auf Noch-nicht-Einzuordnendes wird zerstört.

Ein weiterer Bereich, der mit Würde zu tun hat, ist der der Gender-Gerechtigkeit, die mir im Bereich der Psychotherapie nicht durchgängig zu gelten scheint: Bernhard Taureck, Philosoph in Braunschweig, weist ausdrücklich auf den Widerspruch hin, der in der Aussage „Freiheit, Gleichheit, Brüderlichkeit" steckt (Taureck, 2006). Hätte uns nicht längst der Satz: Freiheit, Gleichheit, Geschwisterlichkeit einfallen können? Wer denkt darüber in der Mainstream-Psychotherapie je nach?

Die Unsichtbarmachung von Frauen in der deutschen Psychotherapie-Sprache scheint mir nicht der optimale Umgang mit Frauen in unserer Gesellschaft zu sein. In Österreich und in der Schweiz sieht es anders aus. Dort scheint es nicht zu umständlich zu sein, die weibliche Form genauso zu nutzen wie die männliche. In Deutschland wird frau/man dafür noch immer verspottet (Reddemann, 2014).

Vielleicht hat das auch damit zu tun, dass „Frauen und ihre Belange … weiterhin unsichtbar in zeitgenössischen Gerechtigkeits- und Gemeinschaftstheorien" bleiben (Benhabib, 1992/1995, S. 23). Benhabib sagt pointiert, es handle sich dabei um ein epistemologisches Defizit, nicht nur eine politische Unterlassungssünde oder einen blinden Fleck auf dem moralischen Auge. Um einen erkenntnistheoretischen Irrtum also. Das ist eine deutliche Aussage. So bedürfen auch unsere erkenntnistheoretischen Diskurse einer kritischen Reflexion und Revision, denn, so Benhabib: „Man muss dem Subjekt der Moraltheorie ein Geschlecht geben – nicht, um Moralforderungen zu relativieren, das heißt, sie den unterschiedlichen Geschlechterrollen anzupassen, sondern um eine Sensibilität für und ein Wissen um diese Unterschiede zu erreichen" (ebd., S. 16). Immer wieder geht es um Vielfalt, um Verschiedenheit, die anerkannt sein wollen.

Nach Benhabib (ebd., S. 130) ist das Diskursmodell „ein äußerst wirksames Instrument zur Entschleierung von Herrschaftsdiskursen und ihrer impliziten Zielsetzungen". Das sehe ich auch so, aber beliebt sind diese Diskurse nicht. Es sollte daraus folgen, dass der praktische Diskurs „frauenorientierter" wird, nicht zuletzt deshalb, weil eine Mehrzahl der PatientInnen weiblich ist und eine Mehrzahl der TherapeutInnnen auch. „Nur Beziehungen auf der Grundlage egalitärer Reziprozität, der gegenseitigen Achtung der Teilnehmer und des Austauschs zwischen ihnen (können) … fair sein" (ebd., S. 125). Konkret auf den Punkt gebracht, bedeutet das z. B., dass traumatisierte Frauen das Recht haben, von Frauen behandelt zu werden, wenn sie das wünschen, und dass es Räume für Frauen gibt, wo sie unter sich sein können, wenn sie es wollen. Und nicht mit dem Hinweis abgewimmelt werden, sie müssten ja in der Welt auch mit Männern zurechtkommen. Das ist zumindest eine faule Ausrede, aber auch eine Würdeverletzung der betroffenen Frauen. Übrigens gilt für mich selbstverständlich auch das Umgekehrte, das heißt, traumatisierte Männer haben ein Recht auf Behandlungen durch Männer und Räume nur für Männer. Gibt es hierzulande Kliniken, die sich daran halten?

TheoretikerInnen argumentieren ähnlich. Doch wie sieht die Praxis aus?

Dazu müssen wir unsere Menschenbilder, die in Psychotherapien wirksam sind, unter die Lupe, ja vielleicht sogar unters Mikroskop legen, und was wir in der Praxis tun. Handeln wir nach dem Prinzip der Egalität, wenn wir Konzepte umsetzen, statt geduldig Phänomene zu betrachten auf der Basis der Überzeugung, dass es letztlich die PatientInnen selbst sind, die wissen, was sie brauchen? Handeln wir nach egalitärer Reziprozität, wenn wir, ohne unsere Hypothesen für unsere Vorannahmen genau zu begründen, diagnostizieren und dann auch behandeln auf der Basis von derzeit in Mode gekommenen Ansätzen? In den gut 40 Jahren meiner ärztlichen Berufstätigkeit gab es etliche Moden des Diagnostizierens und auch des Behandelns, von denen man heute kaum noch oder gar nichts mehr hört. Grundsätzlich entspricht das wohl dem Lauf der Welt, aber es könnte uns wacher machen, mit unseren eigenen „heiligen Kühen" und deren Milch etwas vorsichtiger umzugehen; es könnte sein, dass die Milch, die so manchen PatientInnen frühzeitig sauer aufstößt, die wir aber für nahrhaft halten – u. a. deshalb, weil wir sie selbst gar nicht probieren! –, auch uns irgendwann nicht mehr schmeckt. Warum nehmen wir dann – unter Würde- und Diskursaspekten – nicht gleich die Einwände unserer PatientInnen ernst? Es sei der Hinweis erlaubt, dass in aktuellen Gerechtigkeitsdiskursen das Recht jeder/jedes Einzelnen auf ihre/seine Sicht der Dinge sehr hervorgehoben wird, so vor Kurzem auf einem Kongress zum Thema „Beyond Aid – Von Wohltätigkeit zu Solidarität" (medico international, 2014).

Auch dort wird das Problem betont, dass es meist Interessen von Einzelnen oder auch mächtigen Gruppen sind, die diese Interessen als allgemeine bzw. allgemein verbindliche ausgeben. „Es geht nicht so sehr um die Identifikation des ‚allgemeinen Interesses' als vielmehr um die Aufdeckung jener Teilinteressen, die sich als allgemeine ausgeben", hebt Benhabib (1992/1995, S. 65) hervor. Sodass „in der diskursiven Rechtfertigung und Einschätzung von Wahrheitsansprüchen kein Moment das Privileg (hat), eine Gegebenheit, ein endgültig bewiesenes, nicht mehr hinterfragbares Gefüge zu sein" (ebd., S. 1; Ergänzung L. R.). Kürzlich hat der – an Jahren junge – Philosoph Markus Gabriel in seinem Essay „Warum es die Welt nicht gibt" (Gabriel, 2013) dargelegt, dass es „eine Vielzahl der Welten" (ebd., S. 17) gibt. Das erscheint mir ein brauchbarer Ausgangpunkt für Diskurse. Wir alle fühlen uns mehr oder weniger Schulen verpflichtet, das sollten wir in unseren Diskursen berücksichtigen, nicht um Schulenorientierung zu verteufeln, sondern um wachsam für deren Grenzen zu sein bzw. zu werden.

Machtinteressen, die die Würde beschädigen, sollten benannt werden.

So weist u. a. Fürstenau (2007, S. 165 ff.) auf die verschwiegenen Macht- und Geldinteressen im Zusammenhang der deutschen Psychotherapierichtlinien und deren Anerkennung von nur einigen wenigen Verfahren hin. Maddux, Snyder und Lopez (2004, S. 325 ff.) zeigen die Macht von Interessengruppen im Kontext der Modelle von Krankheit und Gesundheit auf, die das therapeutische Handeln bestimmen. Die jeweiligen Diskurse können verschleiernd sein und verschleiern dann auch Würdeverletzungen. Für uns könnte das bedeuten, stets unsere Diagnosen quasi wie in Anführungszeichen zu setzen, wir benötigen sie – vielleicht –, aber sie sind keine Aussagen über Wahrheiten. Kürzlich hörte ich eine Kollegin über einen Patienten sagen, er habe eine bipolare Störung, aber vielleicht auch Burn-out? Geht das?

„Nur weil man Analphabet ist, fehlt es einem nicht an Würde" (Mankell, 2003/2004, S. 60), sagten die afrikanischen Gesprächspartner von Henning Mankell in Bezug auf die weißen Hilfswilligen und deren Konzepte über richtigen und falschen Umgang mit Aids. Nur weil man kein psychotherapeutisches Fachwissen hat, fehlt es einem nicht an Würde und dem Wunsch, als Individuum ernst genommen zu werden.

Das Recht auf Würde sei zu achten wie ein Grundbedürfnis, meint der Philosoph Peter Baumann (2003). Das heißt, Einfühlung in dieses Grundbedürfnis führt dazu, dass man die Würde achten kann und will. Wir brauchen uns nur klar zu machen, dass es wirklich ein Grundbedürfnis ist und es jeder und jedem von uns auch darum geht.

Der amerikanische Philosoph Richard Rorty (1998/2000) äußert den interessanten Gedanken, dass nicht Erkenntnis, sondern Mitgefühl zu ethischem Verhalten führe. Harriet Beecher Stowe mit ihrem Roman „Onkel Toms Hütte" (Beecher Stowe, 1852) habe mehr für die Menschenrechte getan als jede Ethik (Rorty, 1998/2000, S. 244). Das könnte uns PsychotherapeutInnen ansprechen. Laut neuerer neurobiologischer Forschung ist es nämlich der mitfühlende Arzt, der am erfolgreichsten ist (Benedetti, 2011).

Dazu benötigen wir ein Verständnis für soziale Verhältnisse als Hintergrundfolie und Sinn für Gerechtigkeit.

Unter Würdegesichtspunkten erscheint es dringlich, den Einfluss sozialer Verhältnisse auch in der Psychotherapie wieder mehr zu beachten, und dass sich Identität durch gesellschaftliche Einflüsse und mehr oder weniger bewusste Ideologien bildet. Während in den 1970er- bis 1980er-Jahren sozialpsychiatrische Ideen beinahe Allgemeingut waren und sozialkritische Überlegungen auch in psychotherapeutischen Schulen einen Platz hatten, z.B. diejenigen von Paul Parin (1975) in der Psychoanalyse und Tiefenpsychologie, scheinen derartige Überlegungen entweder der Akzeptanz des Neoliberalismus wegen Sachzwängen oder dem Jammern darüber gewichen zu sein.

Paul Verhaege (2013) meint, jede Identität gehe auf eine zusammenhängende Ideologie zurück, „als Gesamtheit von Ansichten über zwischenmenschliche Ansichten und die bestmögliche Art, diese zu regeln" (S. 29). So kommt er zu dem Schluss, dass Identität „nur zusammen mit Ethik gedacht werden" (S. 37) kann.

Was kann das für psychotherapeutisches Handeln allgemein und für traumatherapeutisches im Besonderen bedeuten? Ich erinnere noch einmal an Kant (1785/1969, S. 428): „Nun sage ich: der Mensch, und überhaupt jedes vernünftige Wesen, existiert als Zweck an sich selbst, nicht bloß als Mittel zum beliebigen Gebrauch für diesen oder jenen Willen, sondern muß in allen seinen, sowohl auf sich selbst, als auch auf andere vernünftige Wesen gerichteten Handlungen jederzeit zugleich als Zweck betrachtet werden."

Daraus ergibt sich für mich:

1. Respekt vor der Autonomie der anderen zu entwickeln und diese unbedingt zu berücksichtigen, will sagen, unbedingt den Willen unserer PatientInnen zu respektieren, denn sie sind im Vollbesitz ihres Verstandes und ihres Wollens.
2. Würde der Verletzlichkeit und des Scheiterns anzuerkennen. Das bedeutet in der Behandlung Traumatisierter, anzuerkennen, dass manche von ihnen aufgeben wollen, statt zu kämpfen.
3. Respekt vor den Wünschen nach Verbundenheit ernst zu nehmen. Das verstehe ich so, dass manche Menschen sich auch von denen, die ihnen schaden und geschadet haben, nicht trennen wollen und können.
4. Würde der Individualität und Verschiedenheit zu achten. Das heißt, um die Beschränkungen jeglichen Manuals zu wissen. Und nicht zuletzt:
5. Würde der Intimität ernst zu nehmen. Patienten haben ein Recht darauf, über bestimmte Dinge nicht sprechen zu wollen.

Welche Konsequenzen könnten sich daraus ergeben? Ich stelle hier einen berühmten Menschen vor, der sein Leid erschütternd zum Ausdruck bringen konnte. Wie würden wir mit ihm arbeiten, wenn er zu uns als Patient käme und uns das Folgende erzählte? Ich zitiere ihn aus einem seiner Werke:

> *„Wer, wenn ich schriee, hörte mich denn aus der Engel*
> *Ordnungen? Und gesetzt selbst, es nähme*
> *einer mich plötzlich ans Herz: ich verginge vor seinem*
> *stärkeren Dasein. Denn das Schöne ist nichts*
> *als des Schrecklichen Anfang, den wir grade noch ertragen,*
> *und wir bewundern es so, weil es gelassen verschmäht,*
> *uns zu zerstören. Ein jeder Engel ist schrecklich.*
> *Und so verhalt ich mich denn und verschlucke den Lockruf*
> *dunkelen Schluchzens. Ach, wen vermögen*
> *wir denn zu brauchen? Engel nicht, Menschen nicht,*
> *und die findigen Tiere merken es schon,*
> *dass wir nicht sehr verlässlich zu Haus sind*
> *in der gedeuteten Welt.“*

Das ist der Anfang von Rilkes 1. Duineser Elegie (Rilke, 1923, S. 7). Diese Elegien sind ganz ohne Zweifel ein Meisterwerk der Weltliteratur. Und doch war Rilke auch ein Mensch mit komplexen Traumatisierungen, Vernachlässigung und emotionalem Missbrauch als Kind und sexualisierter Gewalt und Gewalt in der Jugend, sowie vielfältigen Kränkungserfahrungen.

Wie würden wir die Würde eines so beschädigten Menschen zu achten versuchen? Vielleicht würden wir uns an Lévinas (1994/2006) Idee orientieren, dass die Sorge für den Anderen über die Sorge um uns selbst und unsere Konzepte siegen sollte. Lévinas nennt diese Haltung „Heiligkeit“ (S. 173). Unsere Menschlichkeit bestehe darin, dass wir den Vorrang des Anderen anerkennen können. Die Sprache wende sich immer dem Anderen zu, so als ob man gar nicht denken könne, ohne sich bereits um den anderen zu sorgen“ (ebd.). Oder in etwas anderen Worten: „Liebe deine Nächsten *als* dich selbst“, so scheint es im Original zu heißen, jedenfalls gibt der Benediktinerpater David Steindl-Rast (2011, S. 159; Hervorhebung L.R.) das so weiter. Und wie setzen wir solche Einsichten in traumatherapeutisches Handeln um?

Dazu formuliere ich Fragen:

Würden wir diesen Patienten als Individuum und seine Autonomie ernst nehmen, wenn wir uns ausschließlich an Leitlinien orientieren würden, die gar nicht für Behandlungsherausforderungen durch Individuen konzipiert sind?

Wäre Rainer Maria Rilke geholfen, wenn ihm möglichst rasch ein traumakonfrontierendes Vorgehen vorgeschlagen würde? Könnte er dann das Gefühl haben, dass sein Schrei gehört würde? Wäre ihm geholfen durch das Angebot von imaginativen Übungen, ihm, der selbst voller Bilder von tiefer Weisheit ist?

Was wäre aber, wenn wir ihm Zeit lassen würden – zehn Jahre hat er an seinen Elegien gearbeitet, sie sind der Ausdruck einer Selbsttherapie –, und wir würden ihm nur manchmal Mut machen, seine eigenen heilsamen Imaginationen mehr zu nutzen? Die Elegien sind voll davon und andere seiner Werke ebenso. Vielleicht würden wir ihn fragen, ob es ihm hilfreich erscheint, sich wieder und wieder mit seiner Todessehnsucht zu trösten, vielleicht würde er sie tatsächlich über lange Zeit brauchen und dass wir, die wir ihn begleiten, das respektieren und ihm weder Medikamente noch eine stationäre Therapie aufdrängen.

Wären wir bereit, seine tiefe Verbundenheit mit der Natur und seine Spiritualität als Ressource zu achten, ohne ihn zu drängen, seine Beziehungsprobleme zu bearbeiten, solange er das nicht explizit erbitten würde? Und würden wir ihm trotzdem sein Bild von den „bösen" destruktiven Engeln lassen können, weil ihm das hilft, sich metaphorisch über die Qualen, die ihm bedeutsame Andere zugefügt haben, zu äußern?

Wären wir bereit, auch nach langer Zeit zu akzeptieren, dass er eine traumakonfrontierende Behandlung ablehnt und ihm seine Art der Auseinandersetzung mit den Katastrophen seines Lebens lassen? Zumindest später wüssten wir ja, dass er nach den Duineser Elegien die „Sonette an Orpheus" schreiben konnte. Wir könnten auch wissen, dass er möglicherweise eine Art selbsttherapeutisch-konfrontierende Arbeit schon früh mit seinem „Cornett" gemacht hätte. Würden wir also seine Ressourcen respektieren und damit seine Würde?

Sie können mir jetzt sagen, dass Rilke ein Sonderfall ist. Ja einerseits, nein andererseits, würde ich einwenden, nicht alle unsere PatientInnen sind große DichterInnen, das ist wahr, aber fördern wir in unseren Therapieansätzen noch die Kreativität unserer PatientInnen, die vielleicht auch für die, die keine Rilkes sind, Räume eröffnen würde, sich selbst zu entdecken?

Ich vermute, dass eine explizite Würdeorientierung in der Psychotraumatologie nicht nur dazu führen würde, dass wir Demütigungen, Beschämungen und Entwürdigungen unserer PatientInnen erkennen, was wir ja gut können, sondern auch, dass wir mehr Interesse an ihrer je individuellen Lebendigkeit entwickeln könnten – „Leben, das leben will, inmitten von Leben, das leben will", wie es Albert Schweitzer (1923/1990, S. 330) ausgedrückt hat. Und natürlich wären da auch PatientInnen, die uns dankbar wären, wenn wir ihnen eine Traumakonfrontation so rasch wie möglich anbieten und wenn wir diese gekonnt durchführen würden.

Wäre Ethik und Würdeorientierung im „Kleinen“ der Psychotraumatherapie vielleicht ein Gewinn, und sollten wir diesem Kleinen, das so klein gar nicht ist, so viel Beachtung schenken wie den „großen“ Problemen wie z. B. Verstoß gegen das Abstinenzgebot durch sexuelle Ausbeutung?

Gerade traumatisierte Menschen benötigen aufgrund der ihnen zugefügten Würdeverletzung eine Zuwendung, die sie in ihrem So-Sein annimmt. Behandlungsansätze nach Leitlinien, die auf das individuelle Kreative ebenso wenig eingehen wie auf das je spezifische Leiden, scheinen mir nicht gänzlich ungeeignet, weil sie uns, wenn wir verunsichert sind, was als Gegenübertragungsphänomen natürlich gerade in der Behandlung von traumatisierten Menschen häufig der Fall ist, eine gewisse Sicherheit geben können. Wir sollten sie also beherrschen, und doch ist es unter Würdegesichtspunkten mein Wunsch, dass wir den Mut haben, uns dem je individuellen Menschen zuzuwenden, uns für seine ganz und gar individuelle Geschichte unter Berücksichtigung gesellschaftlicher und geschichtlicher Prägungen zu interessieren, um dann gemeinsam eine Behandlungsplanung vorzunehmen und immer wieder zu überdenken, die seinen Bedürfnissen entspricht. Und vor allem sollte diese Behandlungsplanung alles berücksichtigen, was dieser Mensch bereits an Selbstheilungspotenzial hat und dies nicht durch Therapie erschüttern oder gar außer Kraft setzen.

Literatur

Baumann, Peter (2003). Menschenwürde und das Bedürfnis nach Respekt. In Ralf Stoecker (Hrsg.), *Menschenwürde. Annäherung an einen Begriff* (Reihe: Schriftenreihe der Wittgenstein-Gesellschaft, Bd. 32; S. 19–34). Wien: öbv+hpt.

Beecher Stowe, Harriet (1852). *Uncle Tom's cabin. Or, life among the lowly.* Boston, MA: Jewitt.

Benedetti, Fabrizio (2011). *The patient's brain: The neuroscience behind the doctor-patient relationship.* Oxford: Oxford University Press.

Benhabib, Seyla (1995). *Selbst im Kontext. Kommunikative Ethik im Spannungsfeld von Feminismus, Kommunitarismus und Postmoderne* (Reihe: Gender Studies). Frankfurt: Suhrkamp (englisches Original erschienen 1992).

Bieri, Peter (2013). *Eine Art zu leben. Über die Vielfalt menschlicher Würde.* München: Hanser.

Borasio, Gian Domenico (2013). Mut, Demut und Achtsamkeit. *Ärzteblatt Sachsen, 24*(4), 133–137. Online verfügbar: https://www.slaek.de/media/dokumente/04presse/aerzteblatt/archiv/2013/aebl0413.pdf [22. 08. 2014].

Funk, Rainer (2005). *Ich und Wir. Psychoanalyse des postmodernen Menschen.* München: dtv.

Fürstenau, Peter (2007). *Psychoanalytisch verstehen, systemisch denken, suggestiv intervenieren* (Reihe: Leben lernen, Bd. 144; 3., erw. Aufl.). Stuttgart: Klett-Cotta.

Gabriel, Markus (2013). *Warum es die Welt nicht gibt.* Berlin: Ullstein.

Kant, Immanuel (1969). Grundlegung zur Metaphysik der Sitten. In Immanuel Kant, *Gesammelte Schriften. Bd. 7: Kritik der reinen Vernunft. Prolegomena. Grundlegung zur Metaphysik der Sitten. Metaphysische Anfangsgründe der Naturwissenschaft* (S. 385–463). Berlin: Reimer (Original erschienen 1785).

Lévinas, Emmanuel (2006). *Die Unvorhersehbarkeiten der Geschichte*. Freiburg: Alber (französisches Original erschienen 1994).

Maddux, James E., Snyder, Charles R. & Lopez, Shane J. (2004). Toward a clinical psychology. Deconstructing the illness ideology and constructing an ideology of human strength and potential. In P. Alex Linley & Shane J. Joseph (Hrsg.), *Positive psychology in practice* (S. 320–334). Hoboken, NJ: Wiley.

Mankell, Henning (2004). *Ich sterbe, aber die Erinnerung lebt*. Wien: Zsolnay (schwedisches Original erschienen 2003).

medico international (2014). *Beyond Aid – Von Wohltätigkeit zu Solidarität*. Dokumentation der Zweiten Frankfurter Hilfe-Konferenz (20.–22.02.2014). Frankfurt: medico international. Online verfügbar: http://www.medico.de/themen/aktion/dokumente/beyond-aid/4553/ [22.08.2014].

Meyer, Peter C. (2011). *Gesellschaftliche Hintergründe der Medikalisierung*. Vortrag auf der Tagung „Medizin total. Die Medikalisierung des Alltags als ethisches Problem", Bern, 01.07.2011.

Parin, Paul (1975). Gesellschaftskritik im Deutungsprozeß. *Psyche, 29*(2), 97–117.

Reddemann, Luise (2013). *Würde – Annäherung an einen vergessenen Wert in der Psychotherapie* (Reihe: Leben lernen, Bd. 212; 2., durchges. Aufl.). Stuttgart: Klett-Cotta (Erstaufl. erschienen 2008).

Reddemann, Luise (2014). Frauensensibler Umgang in der Psychotherapie. In Inge von Bönninghausen (Hrsg.), *Die Sprachwandlerin – Luise F. Pusch. Zurufe und Einwürfe von Freundinnen und Weggefährtinnen. Eine Femmage zum 70. Geburtstag von Luise F. Pusch* (S. 90–94). Göttingen: Wallstein.

Rilke, Rainer Maria (1923). *Duineser Elegien*. Leipzig: Insel.

Rorty, Richard (2000). *Wahrheit und Fortschritt*. Frankfurt: Suhrkamp (englisches Original erschienen 1998).

Schopenhauer, Arthur (1836). *Ueber den Willen in der Natur. Eine Erörterung der Bestätigungen, welche die Philosophie des Verfassers, seit ihrem Auftreten, durch die empirischen Wissenschaften erhalten hat*. Frankfurt: Schmerber.

Schweitzer, Albert (1990). Die Kulturenergien der Ethik der Ehrfurcht vor dem Leben. In Albert Schweitzer, *Kulturphilosophie. Bd. 2: Kultur und Ethik* (S. 329–344). München: Beck (Original erschienen 1923).

Steindl-Rast, David (2013). Credo – ein Glaube, der verbindet. In Hans-Otto Mühleisen (Hrsg.), *Das Mögliche verwirklichen. Die Perspektiven der humanistischen Psychologie* (S. 153–161). Freiburg: Kreuz.

Strauß, Bernhard (2013). *Forschungsergebnisse zu Risiken und Nebenwirkungen von Psychotherapie*. Vortrag auf der Tagung „Verwickeln und Entwickeln, Ethische Fragen in der Psychotherapie", Bad Honnef, 15.–16.11.2013.

Taureck, Bernhard H.F. (2006). *Die Menschenwürde im Zeitalter ihrer Abschaffung. Eine Streitschrift*. Hamburg: Merus.

Vahl, Christian Friedrich (2014). Was ist ein guter Chirurg? Die Antwort eines Chirurgen auf die beliebten Chirurgenrankings in zehn Thesen. *Deutsches Ärzteblatt, 111*(6), 2–4. Online verfügbar: https://www.aerzteblatt.de/pdf/111/6/s2.pdf [22.08.2014].

Verhaeghe, Paul (2013). *Und ich? Identität in einer durchökonomisierten Gesellschaft.* München: Kunstmann.

Zielcke, Andreas (2014). Sieg über das Gesetz. *Süddeutsche Zeitung,* 03.05.2014, [o.S.]. Online verfügbar: http://www.sueddeutsche.de/politik/transatlantisches-freihandels-abkommen-ttip-sieg-ueber-das-gesetz-1.1948221 [22.08.2014].

Autorinnen und Autoren

Maximiliane Brandmaier, Dipl.-Psychologin, aktuell Promotion an der Alpen-Adria-Universität Klagenfurt in Sozialpsychologie zur Handlungsfähigkeit von Geflüchteten und Asylsuchenden unter Bedingungen sozialer und rechtlicher Exklusion in organisierten Unterkünften. Weiterbildung zur Systemischen Therapeutin. Arbeitsschwerpunkte: Flucht, Asyl, Lebensbedingungen im Exil, Trauma, Auswirkungen von Folter, Gender Studies.
Kontakt: mbrandma@edu.uni-klu.ac.at

Konstanze Eppensteiner, Dipl.-Pädagogin, Psychotherapeutin (IT/IG), Lehrtherapeutin (IT) am Department für Psychotherapie und Biopsychosoziale Gesundheit der Donau Universität Krems, Leiterin des Caritas Familienzentrums Wien, in diesem Rahmen Leitung des Teams „Sintem“: Interkulturelle psychologische und psychotherapeutische Angebote für Flüchtlinge. Arbeitsschwerpunkte: Kinder und Jugendliche, Supervision für Kindertherapie und für pädagogische Berufe, Referentin im Bereich Erwachsenenbildung.
Kontakt: Konstanze.Eppensteiner@caritas-wien.at

Christina Frank, Mag.^{a}, Soziologin. Seit 2013 wissenschaftliche Mitarbeit am Department für Psychotherapie und Biopsychosoziale Gesundheit der Donau Universität Krems. Arbeitsschwerpunkte: Kinder- und Jugendhilfe, Trauma, Gender Studies.
Kontakt: Christina.Frank@donau-uni.ac.at

Juliana Fritz, Dipl.-Sozialarbeiterin, Promotion an der Goethe-Universität Frankfurt, 2004–2009 wissenschaftliche Mitarbeit am Institut für Suchtforschung der Fachhochschule Frankfurt/Main, 2005–2013 Lehrbeauftragte. Redaktionelle Mitarbeit bei der Erstellung des Forschungsbriefs der Hessischen Landesstelle für Suchtfragen. Ausbildung zur Kinder- und Jugendlichen-Psychotherapeutin (VT). Derzeit am Klinikum Aschaffenburg, Klinik für Psychiatrie und Psychotherapie des Kindes- und Jugendalters tätig.
Kontakt: tilifritz@gmx.net

Silke Birgitta Gahleitner, Prof.^{in} Dr.^{in}, Sozialarbeiterin und Psychotherapeutin. Seit 2006 Professorin für Klinische Psychologie und Sozialarbeit an der

Alice Salomon Hochschule Berlin. Seit 2012 Univ.-Prof.[in] für Integrative Therapie und Psychosoziale Interventionen an der Donau Universität Krems.
Kontakt: sb@gahleitner.net

Angela Gotthardt-Lorenz, Mag.[a], Supervisorin (ÖVS), Coach und Organisationsberaterin, Vorsitzende des Instituts für Supervision und Organisationsentwicklung Wien, Lehr- und Kontrollsupervisorin, Lektorin in verschiedenen Supervisions-/Coaching-Ausbildungen, Vertreterin des soziodynamischen Konzepts der Organisationssupervision (www.isvoe.at).
Kontakt: a.gotthardt@lorenz.co.at

Gernot Hahn, Dr., Studium der Sozialarbeit/Sozialpädagogik und Sozialtherapie, Promotion in Sozialer Arbeit. Leiter einer forensischen Ambulanz, Dozent in der Aus- und Weiterbildung für Sozialarbeit. Redaktionsleitung der wissenschaftlichen Zeitschrift „Klinische Sozialarbeit", Gesellschafter/Geschäftsführer der Zentralstelle für Klinische Sozialarbeit (ZKS). Arbeitsschwerpunkte: Sozialtherapie psychisch kranker Sexual- und Gewaltstraftäter, Resozialisierung, Kriminalprognose.
Kontakt: info@gernot-hahn.de

Lydia Hantke, Dipl.-Psychologin, Hypnotherapeutin, Systemische Therapeutin und Supervisorin (SG). Seit 2001 Entwicklung des Curriculum Traumaberatung/Traumapädagogik am eigenen institut berlin (www.institut-berlin.de) und Ausbilderin am Institut für Traumatherapie Oliver Schubbe in Berlin. Dozentin u. a. an der Alice Salomon Hochschule Berlin. Entwickelte ein ressourcenorientiertes Traumakonfrontationsverfahren mit Schwerpunkt auf einer stabilen Selbstregulation der Klientinnen (Strukturierte Traumaintegration stib).
Kontakt: hantke@institut-berlin.de

Barbara Juen, Ao. Univ.-Prof.[in] Dr.[in] am Institut für Psychologie der Universität Innsbruck, Klinische und Gesundheitspsychologin, Forschungsschwerpunkte: Akuttraumatisierung und Psychotraumatologie, Fachliche Leiterin Psychosoziale Dienste im Österreichischen Roten Kreuz, Scientific Advisor des European Network for Psychosocial Support sowie des IFRC Reference Centre for Psychosocial Support. Arbeitsschwerpunkte: Klinische Psychologie, Notfallpsychologie, Krisenintervention.
Kontakt: Barbara.Juen@uibk.ac.at

Nitza Katz-Bernstein, Univ.-Prof.[in] (i. R.) Dr.[in] Kinder- und Jugendlichenpsychotherapeutin (ASP/FPI). Langjährige therapeutische Arbeit und Su-

pervisionstätigkeit. Professur an der Technischen Universität Dortmund (1993–2008) und Leitung des interdisziplinären Zentrums für Beratung und Therapie der Fakultät. Seit 1995 Gastprofessorin an der Tel-Aviv-University. Arbeitsschwerpunkte: Psychogene Redestörungen, Entwicklung, Diagnostik und Förderung der Symbolisierungs- und Erzählfähigkeiten von Kindern u. a.
Kontakt: katprac@bluewin.ch

Marie-Luise Kindler, Alice Salomon Hochschule Berlin, ist klinisch praktizierende Sozialarbeiterin in der Kinder- und Jugendhilfe und studiert berufsbegleitend Klinische Sozialarbeit (M. A.) an der Alice Salomon Hochschule Berlin sowie der Hochschule Coburg. Sie forscht und publiziert seit mehreren Jahren im Bereich Generationen- und Biografieforschung. Freiberuflich ist sie als Lehrbeauftragte u. a. im Bachelorstudiengang Soziale Arbeit tätig.
Kontakt: marieluise.kindler@gmail.com

Alexander Korittko, Dipl.-Sozialarbeiter, Systemischer Lehrtherapeut und Lehrsupervisor (DGSF), bis 2013 in einer kommunalen Jugend-, Familien- und Erziehungsberatungsstelle tätig, Mitbegründer des Zentrums für Psychotraumatologie und Traumatherapie Niedersachsen (zptn), Fort- und Weiterbildungsreferent in Einrichtungen der Jugendhilfe und in zahlreichen systemischen Weiterbildungsinstituten.
Kontakt: alexander.korittko@t-online.de

Luise Krebs, Dipl.-Sozialarbeiterin, Beschäftigung mit Genderphänomenen sowie Fragen der Generationenforschung. Daneben Studium der Transdisziplinären Geschlechterstudien (MA) an der Humboldt-Universität zu Berlin.
Kontakt: luise.krebs@posteo.de

Barbara Kreiner, Mag.[a], Dr.[in], MSc, Psychotherapeutin (IT) und Klinische, Gesundheits- und Arbeitspsychologin. Arbeit in freier Praxis und im Bereich der allgemeinen Psychiatrie an der Landesnervenklinik Sigmund Freud in Graz. Tätigkeit als Lektorin an der Karl-Franzens-Universität Graz und an der Fachhochschule Joanneum.
Kontakt: barbara.kreiner@uni-graz.at

Nina Kuplewatzky, Dipl.-Sozialarbeiterin, Mitarbeit in Projekten der Suchthilfe. 2009–2013 Wissenschaftliche Mitarbeit am Institut für Suchtforschung der Fachhochschule Frankfurt/Main zu den Themen Frauen – Sucht und Alter – Sucht. 2008–2013 Lehrbeauftragte. Seit 2014 stellvertretende Leitung der Übergangseinrichtung für Drogenabhängige des Vitos Riedstadt und

Studium der Klinischen Sozialarbeit (MA) an der Alice Salomon Hochschule Berlin.
Kontakt: GreenFlame@web.de

Anton Leitner, Univ.-Prof. Dr., MSc, Leitung des Departments für Psychotherapie und Biopsychosoziale Gesundheit an der Donau Universität Krems, Mitglied im Psychotherapiebeirat und Obersten Sanitätsrat Bundesministerium für Gesundheit Österreich.
Kontakt: anton.leitner@donau-uni.ac.at

Christoph Pieh, Univ.-Prof. Dr., Facharzt für Psychosomatische Medizin und Psychotherapie. Berufung zum Univ.-Prof. für Differenzielle Psychotherapie und Beratungsforschung an der Donau Universität Krems und Leitung des Zentrums für Psychosomatische Medizin und Supervision ab 2013. Forschungsschwerpunkte: Qualitätssicherung in der Psychotherapie, somatoforme Störungen u. a.
Kontakt: Christoph.Pieh@donau-uni.ac.at

Hildegard Pruckner, MSc, Psychotherapeutin (PD), Coach und Supervisorin, langjährige pädagogische und klinische Erfahrung, Lehrtherapeutin der Fachsektion Psychodrama im Österreichischen Arbeitskreis für Gruppentherapie und Gruppendynamik (ÖAGG) in Kooperation mit der Donau Universität Krems. Arbeitsschwerpunkte: Psychodramatische Arbeit mit Kindern und Jugendlichen, Arbeit mit Traumatisierten, Arbeit auf der Begegnungsbühne.
Kontakt: office@hildegardpruckner.at

Katharina Purtscher-Penz, Prim.^{a} Dr.^{in}, Fachärztin für Kinder- und Jugendpsychiatrie, Psychotherapeutin, Ärztliche Leiterin der Abteilung für Kinder- und Jugendpsychiatrie und -psychotherapie an der Landesnervenklinik Sigmund Freud Graz, Wissenschaftliche Leitung Krisenintervention und Interkonfessionelle Akutbetreuung (KIT) Land Steiermark.
Kontakt: katharina.purtscher@kages.at

Luise Reddemann, Prof.^{in} Dr.^{in} med., Fachärztin für Nervenheilkunde und Psychotherapeutische Medizin, Psychoanalytikerin, leitete 19 Jahre eine psychosomatische Klinik, jetzt Lehrtätigkeit, seit 2007 als Honorarprofessorin für Psychotraumatologie an der Universität Klagenfurt. Arbeitsschwerpunkt: Fort- und Weiterbildungen auf dem Gebiet der Psychotraumatologie.
Kontakt: L.reddemann@t-online.de

Christina Rothdeutsch-Granzer, Mag.a phil., Erziehungs- und Bildungswissenschaftlerin, Sozialpädagogin, Traumapädagogin und Traumazentrierte Fachberaterin (DeGPT/BAG-TP), Arbeitsschwerpunkte seit 2001: ambulante Jugend- und Familienhilfe, Drogenstreetwork Zürich, traumapädagogische Wohneinrichtung, derzeitiger Fokus Pflegefamilienarbeit und -forschung.
Kontakt: Christina.Rothdeutsch@gmx.at

Sabine Scheffler, Prof.in Dr.in, Dipl.-Psychologin, Psychotherapeutin, Supervisorin (DGSv), Professorin (i. R.) an der Fachhochschule Köln, Institut für Geschlechterstudien; Gastprofessorin für Psychologie, Frauen- und Genderforschung Wien, Krems; Lektorat Bildungswissenschaften Innsbruck; therapeutische und Beratungspraxis. Schwerpunkte: Frauen- und Geschlechterforschung, Arbeit mit Folgen von Gewalt und Diskriminierung, Sozialpsychologie.
Kontakt: kontakt@dr-sabine-scheffler.de

Marlene Schrimpf, Kindergarten- und Hortpädagogin, derzeit Bachelorstudium (BSc) der Psychologie. Seit 2014 freie Dienstnehmerin am Department für Psychotherapie und Biopsychosoziale Gesundheit der Donau Universität Krems.
Kontakt: Marlene.Schrimpf@donau-uni.ac.at

Eli Somer, Univ.-Prof., Ph. D., Klinischer Psychologe und Psychotherapeut in freier Praxis sowie Professor an der Universität Haifa, Israel, Past-President der European Society for Trauma and Dissociation (ESTD) und der International Society for the Study of Trauma and Dissociation (ISSTD). Arbeitsschwerpunkte: Trauma und Dissoziation.
Kontakt: somer@research.haifa.ac.il

Kornelia Steinhardt, Dr.in Supervisorin (ÖVS), Coach und Organisationsberaterin, Gruppen- und Psychoanalytikerin (WPV, ÖAGG), in der Lehrgangsleitung des Universitätslehrgangs Supervision & Coaching an der Universität Wien, Vertreterin des Konzepts der psychodynamischen Beratung in Organisationen (www.vcg.co.at).
Kontakt: kornelia.steinhardt@univie.ac.at

Irmgard Vogt, Dipl.-Psychologin, Dr.in phil., PD am Fachbereich Gesellschaftswissenschaften der Goethe-Universität Frankfurt, Professorin an der Fachhochschule Frankfurt/Main, Fachbereich Soziale Arbeit und Gesundheit (bis 2009). Arbeitsschwerpunkte: Beratung in der Sozialen Arbeit, Dro-

genpolitik/Sucht/Behandlung, Frauengesundheitsforschung, Soziale Arbeit in der Suchthilfe in China.
Kontakt: vogt@fra-uas.de

Iris Wachsmuth, Dr.in phil., Soziologin, Biografieforscherin. Promotion zum Thema Tradierung von Familiengeschichte im Nationalsozialismus in drei Generationen. Lehre und Vorträge u.a. zu den Themen Nationalsozialismus, Holocaust, individuelle und kollektive Erinnerung, Geschlechterforschung. Daneben freiberufliche Tätigkeit (u.a. für die Stiftung Denkmal für die ermordeten Juden Europas, Freie Universität Berlin, Alice Salomon Hochschule Berlin).
Kontakt: iris.wachsmuth@fu-berlin.de

Ruth Warger, Mag.a Dr.in, Klinische und Gesundheitspsychologin, Sportpsychologin, Notfallpsychologin in Österreich und Italien, Stellvertretende Fachliche Leitung Psychosoziale Dienste im ÖRK-Tirol und Stellvertretende S7 im Landesrettungskommando des ÖRK im Landesverband Tirol, Projektmitarbeiterin am Institut für Psychologie der Universität Innsbruck (EU-Projekt OPSIC). Arbeitsschwerpunkte: Klinische Psychologie, Sportpsychologie, Notfallpsychologie, Krisenintervention.
Kontakt: Ruth.Warger@yahoo.de

Wilma Weiß, Dipl.-Pädagogin, Dipl.-Sozialpädagogin, Mitbegründerin der Bundesarbeitsgemeinschaft Traumapädagogik BAG-TP (zusammen mit Martin Kühn), Leiterin des Zentrums für Traumapädagogik der Welle gGmbh in Hanau. Arbeitsschwerpunkte: Traumatisierte Mädchen und Jungen in der Jugendhilfe, frauenspezifische Sozialtherapie, strukturelle Familientherapie, Traumaverarbeitung nach sexuellem Missbrauch.
Kontakt: wilmweiss@gmx.net